全国中医药行业高等职业教育"十二五"规划教材

五官科护理

（供护理专业用）

主　编　范　真（南阳医学高等专科学校）

副主编　王丽鸣（长春中医药大学）

　　　　迟立萍（山东中医药高等专科学校）

　　　　钟响玲（重庆三峡医药高等专科学校）

编　委　（以姓氏笔画为序）

　　　　王　磊（黑龙江中医药大学佳木斯学院）

　　　　王海峰（四川中医药高等专科学校）

　　　　崔栓龙（河北中医学院）

　　　　梁卡军（南阳医学高等专科学校）

中国中医药出版社

· 北　京 ·

图书在版编目（CIP）数据

五官科护理 / 范真主编 . —北京：中国中医药出版社，2015.8
全国中医药行业高等职业教育"十二五"规划教材
ISBN 978 – 7 – 5132 – 2527 – 4

Ⅰ . ①五… Ⅱ . ①范… Ⅲ . ①五官科学—护理学—高等职业教育—教材
Ⅳ . ① R473.76

中国版本图书馆 CIP 数据核字（2015）第 112401 号

中 国 中 医 药 出 版 社 出 版
北京市朝阳区北三环东路 28 号易亨大厦 16 层
邮政编码　100013
传真　010 64405750
廊坊市晶艺印务有限公司印刷
各地新华书店经销

*

开本 787×1092　1/16　印张 17.75　字数 399 千字
2015 年 8 月第 1 版　2015 年 8 月第 1 次印刷
书号　ISBN 978 – 7 – 5132 – 2527 – 4

*

定价 59.00 元
网址　www.cptcm.com

张美林（成都中医药大学附属医院针灸学校党委书记、副校长）

张登山（邢台医学高等专科学校教授）

张震云（山西药科职业学院副院长）

陈　燕（湖南中医药大学护理学院院长）

陈玉奇（沈阳市中医药学校校长）

陈令轩（国家中医药管理局人事教育司综合协调处副主任科员）

周忠民（渭南职业技术学院党委副书记）

胡志方（江西中医药高等专科学校校长）

徐家正（海口市中医药学校校长）

凌　娅（江苏康缘药业股份有限公司副董事长）

郭争鸣（湖南中医药高等专科学校校长）

郭桂明（北京中医医院药学部主任）

唐家奇（湛江中医学校校长、党委书记）

曹世奎（长春中医药大学职业技术学院院长）

龚晋文（山西职工医学院/山西省中医学校党委副书记）

董维春（北京卫生职业学院党委书记、副院长）

谭　工（重庆三峡医药高等专科学校副校长）

潘年松（遵义医药高等专科学校副校长）

秘　书　长　周景玉（国家中医药管理局人事教育司综合协调处副处长）

前　言

中医药职业教育是我国现代职业教育体系的重要组成部分，肩负着培养中医药多样化人才、传承中医药技术技能、促进中医药就业创业的重要职责。教育要发展，教材是根本，在人才培养上具有举足轻重的作用。为贯彻落实习近平总书记关于加快发展现代职业教育的重要指示精神和《国家中长期教育改革和发展规划纲要（2010—2020 年）》，国家中医药管理局教材办公室、全国中医药职业教育教学指导委员会紧密结合中医药职业教育特点，充分发挥中医药高等职业教育的引领作用，满足中医药事业发展对于高素质技术技能中医药人才的需求，突出中医药高等职业教育的特色，组织完成了"全国中医药行业高等职业教育'十二五'规划教材"建设工作。

作为全国唯一的中医药行业高等职业教育规划教材，本版教材按照"政府指导、学会主办、院校联办、出版社协办"的运作机制，于2013年启动了教材建设工作。通过广泛调研、全国范围遴选主编，又先后经过主编会议、编委会议、定稿会议等研究论证，在千余位编者的共同努力下，历时一年半时间，完成了84种规划教材的编写工作。

"全国中医药行业高等职业教育'十二五'规划教材"，由70余所开展中医药高等职业教育的院校及相关医院、医药企业等单位联合编写，中国中医药出版社出版，供高等职业教育院校中医学、针灸推拿、中医骨伤、临床医学、护理、药学、中药学、药品质量与安全、药品生产技术、中草药栽培与加工、中药生产与加工、药品经营与管理、药品服务与管理、中医康复技术、中医养生保健、康复治疗技术、医学美容技术等17个专业使用。

本套教材具有以下特点：

1. 坚持以学生为中心，强调以就业为导向、以能力为本位、以岗位需求为标准的原则，按照高素质技术技能人才的培养目标进行编写，体现"工学结合""知行合一"的人才培养模式。

2. 注重体现中医药高等职业教育的特点，以教育部新的教学指导意见为纲领，注重针对性、适用性及实用性，贴近学生、贴近岗位、贴近社会，符合中医药高等职业教育教学实际。

3. 注重强化质量意识、精品意识，从教材内容结构、知识点、规范化、标准化、编写技巧、语言文字等方面加以改革，具备"精品教材"特质。

4. 注重教材内容与教学大纲的统一，教材内容涵盖资格考试全部内容及所有考试要求的知识点，满足学生获得"双证书"及相关工作岗位需求，有利于促进学生就业。

5. 注重创新教材呈现形式、版式设计新颖、活泼，图文并茂，配有网络教学大纲指导教与学（相关内容可在中国中医药出版社网站 www.cptcm.com 下载），符合职业院校学生认知规律及特点，以利于增强学生的学习兴趣。

在"全国中医药行业高等职业教育'十二五'规划教材"的组织编写过程中，得到了国家中医药管理局的精心指导，全国高等中医药职业教育院校的大力支持，相关专家和各门教材主编、副主编及参编人员的辛勤努力，保证了教材质量，在此表示诚挚的谢意！

我们衷心希望本套规划教材能在相关课程的教学中发挥积极的作用，通过教学实践的检验不断改进和完善。敬请各教学单位、教学人员及广大学生多提宝贵意见，以便再版时予以修正，提升教材质量。

国家中医药管理局教材办公室

全国中医药职业教育教学指导委员会

中国中医药出版社

2015 年 5 月

编写说明

为适应21世纪护理教育改革和发展的需要，实现《中国护理事业发展规划纲要（2011—2015年）》的目标，由中国中医药出版社组织全国高等职业教育院校的有关教师编写了全国中医药行业高等职业教育"十二五"规划教材，供高等职业教育护理专业使用，《五官科护理》即是其中的一本。

在编写过程中，我们在突出"三基"（基本理论、基本知识和基本技能），强化"五性"（思想性、科学性、先进性、启发性、适用性）的基础上，着重体现"教学做"一体化的职业教育理念，强调以提高护士生职业能力为本位，力求教材的内容与护理岗位的需求相一致，提高学生学习的主动性和创造性，达到与临床工作零距离接轨的目标，同时还要着力体现出中医特色。

本教材分为眼科护理、耳鼻咽喉科护理和口腔科护理3部分，对应一般临床分科。与一般教材相比，本教材在编写上有如下特点：

一是结构分级，层次清晰。在编排上没有按常规将疾病进行罗列，而是把常见疾病按病变的解剖结构分章，如眼附属器疾病患者的护理、眼球壁疾病患者的护理、眼内容物疾病患者的护理等，每一章再按不同解剖部位分节，如眼睑病患者的护理、泪器病患者的护理等，这样层次清晰，更有利于临床观察及护理时保持清晰的思路。

二是目标明确，突出能力。每章均提出明确的学习目标，使学生的学习目的更为明确，同时也将执业考试的要点体现其中，达到与护士执业考试接轨的目的。

三是任务引领，工学统一。每章前有针对重点疾病的案例引入，以任务作为引领，后面的思考题中有情景案例以及时检测学习效果，这样可以使学生的学习过程与临床工作过程一致，一方面可提高学生学习兴趣，另一方面可达到学以致用，真正体现"教、学、做"一体化的现代职业教育理念。

四是中西结合，凸显特色。为凸显中医药出版社教材特色，适应中医药机构护理岗位的需要，本书针对五官各结构和各疾病引入了中医相应名称，以方便学生了解、认识及就业后的查阅。

为编好此书，各位编委合理分工，任务明确。其中绪论、第一篇由范真、钟响玲、梁卡军、王海峰编写，第二篇由王丽鸣、迟立萍、王磊编写，第三篇由范真、王磊、崔栓龙编写。

为了更加与临床工作接轨，充分体现当前临床工作的新进展、新要求，本教材在编写过程中特别邀请了梁丽（南阳医专附属医院眼科主任医师）、马振亚（南阳医专附属医院耳鼻喉科主任医师）、刘中寅（南阳市口腔医院口腔科主任医师）三位临床专家对教材内容的科学性、先进性、准确性严格把关。在教材编写过程中，承蒙各编委老师的通力合作和出版社编辑的辛勤付出，在此谨向所有对本教材做出贡献的教师表示衷心的感谢！

由于水平和时间所限，教材中若有不足，恳请广大师生提出宝贵意见，以供再版时修订和提高。

《五官科护理》编委会

2015 年 6 月

目　录

绪　论

一、五官科护理学的概念

五官科护理学是阐述眼科、耳鼻咽喉科和口腔科疾病特点和护理方法的学科，属于临床护理学的一个分支。本学科从护理学视角，观察眼、耳、鼻、咽、喉、口腔等器官的健康状况和疾病状态，进行护理评估，做出护理诊断，制定护理计划，提出预期目标，采取适当的护理措施，协同医生做好各种治疗护理工作，促使其从疾病状态向健康状态转化。

五官科护理既有一般护理工作的规律性，又有其专科的特殊性，学习本学科旨在对五官各器官的疾病特点有所认识，进而有针对性地开展护理工作。

二、《五官科护理》课程的学习目标

本门课程按照临床基本分科情况，将内容分为眼科护理、耳鼻咽喉科护理和口腔科护理三个部分，分别包括各科的护理总论和患者的护理两大部分。通过本门课程的学习，要求学生达到以下目标：

1. 能够观察到五官各器官的健康状况，初步判断疾病部位及严重程度。

2. 能够熟练应用护理程序对五官科疾病患者进行护理，通过询问、分析和体检收集资料，进行护理评估，提出护理诊断，制定护理目标，并采取适当的护理措施。

3. 能协同医生进行诊断和治疗，对患者进行一般的专科检查和专科治疗。

4. 有足够的五官科疾病知识，能够为患者提供健康教育和指导。

三、五官科疾病的特点及本课程的学习方法

（一）五官科疾病的特点

1. 位置特殊，功能重要　眼、耳、鼻、咽、喉和口腔均位于头颅部，是颅脑的"门户"，结构复杂精密，功能涉及人的重要感觉和功能，如视觉、听觉、嗅觉、味觉、饮食、呼吸和言语等。它们对人们的健康和正常生活至关重要，甚至是性命攸关的。若对这些器官疾病治疗不及时，护理不当，将会遗留永久性残疾如盲、聋、哑，导致患者生理和心理上的障碍，也给家庭和社会增加诸多负担。

2. 相互联系，相互影响　五官各器官之间在解剖、生理和病理上均有着密切的关

系。鼻和咽喉有着共同的生理功能，构成了上呼吸道，而只有上呼吸道功能正常，耳部才能执行正常的功能，且其影响程度非常显著。鼻和鼻窦的炎性改变，常可引起咽喉炎和中耳炎；鼻窦肿瘤常影响到眼眶和口腔；口腔某些牙齿疾病亦可影响到鼻窦等。

3. 局部全身，互为关联 五官科疾病有些是全身疾病的病因，如反复发作的扁桃体炎可引起 IgA 肾病；鼻窦长期化脓感染可成为"脓毒病灶"，导致各种精神神经症状；化脓性中耳炎可引起各种颅内并发症等。而很多五官科疾病又是全身疾病的表现和结果，如高血压病可引起鼻出血、视网膜病变，甲状腺功能亢进可导致眼球突出，心脏病可引起耳鸣等。另外，有些眼、耳、鼻、咽、喉疾病与遗传和环境因素有关，还有些疾病是由药物的毒副作用引起，如耳毒性听力损害、药物性鼻炎、中毒性白内障、药物性白内障等。

（二）本课程的学习方法

在医学模式和护理模式转变的推动下，五官科护理与其他各科一样发生着深刻的变化，由被动执行医嘱的护理，转向面对患者的需要和各种问题，主动促使其全面康复的护理；从单纯的疾病护理，扩展为对患者的整体护理；从局限在医院内的护理，开始走向为社区人群健康服务的护理。由于心理活动对疾病的影响越来越受到人们的普遍重视，所以，心理护理对疾病的转归和患者的康复起着事半功倍的作用。综上所述，学习五官科护理，必须：

1. 树立主动护理观念 从深入认识各器官的结构特点入手，只有清楚地掌握疾病的发生、发展，才能在工作中主动观察病情变化、主动分析护理问题、主动采取护理措施。

2. 树立整体护理观念 注意局部与全身的关系，心理、社会环境对疾病的影响及药物史、家族史等，从而真正实现整体护理。另外，在从事其他各科护理时也应了解和掌握一些五官科与全身疾病的关系和规律，从而及时发现病情，减少贻误。

3. 注意理论联系实际 学习中一方面加强能力训练，充分利用实训室条件对模型或互相之间进行各种检查和护理治疗技能训练；另一方面加强临床见习和实习，充分利用学校附属医院及其他社会医院、诊所等资源，主动、深入地见习、实习，这样才能达到本门课程的学习目标，从根本上提高对五官各科疾病患者的护理能力。

第一篇 眼科护理

第一章 眼科护理总论

学习目标

1. 掌握眼科手术前后的护理要点、护理评估的基本方法及常用的眼科护理技术；掌握眼及眼屈光系统的组成及功能，眼球壁各层的结构特点、分部、功能特点及临床意义，房水的产生及循环途径。

2. 熟悉晶状体的调节过程，眼附属器各结构的特点及功能；熟悉眼科常用的检查项目和意义；熟悉眼科常用的护理诊断及医护合作性问题。

3. 了解眼科患者的基本特征、门诊护理管理、病房护理管理、暗室护理管理和手术室护理管理。

4. 能运用护理程序对眼科患者进行护理，并在护理过程中体现人文关怀。

第一节 眼科的布局与管理

一、眼科的布局与环境

随着科学技术的迅猛发展，眼科不论从检查设备、手段，还是手术方式上都有了突飞猛进的提高，故其在布局上也提出了新的挑战。即在分科上更加细化，体现出较高水平的专科特色，包括眼表疾病、青光眼、白内障、泪器病、眼底病、斜视及小儿眼科、眼整形科、视光科、眼眶病等。眼科的发展，从分科及布局上，体现了眼科的特点，突出了眼科的特色，使不同的眼病患者，得到更加专业的、高效的、先进的诊治及服务，给患者创造了一个方便、舒适、满意的就医氛围。

随着时代的发展，患者不仅要求高质量、高标准的诊疗水平，同时也需要良好的就医环境和一流的服务。比如就诊大厅，场地要求宽敞、明亮、清洁、开阔、通风好，周围合适的位置上有健康卫生知识及常见眼病的宣传教育，让就诊患者能接触到一些科普知识，增加对疾病的认识和预防性常识；在恰当的位置上显示出各种标志，如不同的诊室、检查室、处置室等的标志。耳目一新、井然有序、清晰舒适的现代化就医环境，让患者感到心情顺畅。暗室是眼科检查常用的特殊环境，要做到地面不滑，无反光，墙壁呈墨绿色或深灰色，窗户安装遮光窗帘，以确保室内的黑暗状态。眼科手术特别是内眼手术，对无菌要求很严，因此，对眼科手术室的设备、消毒及无菌操作等必须要有严格的规定。手术室的位置布局要合理，应把手术室划分为非限制区、半限制区和限制区三部分，各区及各区的清洁工具要严格分开，不得交叉使用，无菌手术间与一般手术间要分开。

总之，要合理地布局眼科各科室，创造和保持一种良好的就医环境，以更好地服务于医疗工作，服务于患者，让患者满意。

二、眼科的基本配置

眼病的诊断与治疗，离不开必要的检查设备。眼科的设备既突出了它的专科特色，也反映了眼科发展的成果。

（一）眼科检查的基本设备

远视力表，近视力表，色盲图谱，裂隙灯，直接检眼镜，间接检眼镜，验光仪，眼压计，角膜曲率计，角膜内皮镜，光投影弧形视野计（图1-1），眼A/B超，超声生物显微镜（UBM），眼底血管造影，光学相干断层成像（OCT）。

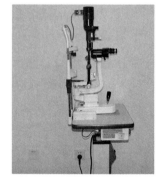

图1-1 光投影弧形视野计

（二）眼科常用器械

齿镊，平镊，开睑器，持针器，角膜剪，囊膜剪，虹膜恢复器，撕囊镊，烧灼器，劈核器，调位钩，注吸手柄，注吸针头，托匙，眼科用直剪，眼科用弯剪，测量尺，小梁剪，巩膜咬切器，刀柄，晶状体镊，泪小点扩张器，泪道探针，斜视钩，镊式持针器，血管钳，拉钩，刀柄，睑板垫，囊肿夹，泪囊牵开器，布巾钳。

三、眼科的护理管理

眼科护理管理工作是长期眼科护理实践的科学总结，有着丰富的理论内涵，并正在不断发展和完善。眼科护理管理不仅包括了对护理人员的科学管理，以不断提高护理人员的素质和工作质量，更包括了对就医环境和患者的科学管理，对整个医疗护理水平的提高有重要作用。

（一）门诊护理管理

眼科门诊是医院面向社会的窗口，是眼科医疗工作的第一线，是直接给人民群众提供预防、诊断和治疗眼部疾病的场所。必须由专科护士担任，主要任务是做好开诊前准备、安排患者就诊、协助医生进行检查、搞好卫生宣教与护理指导等，需要时登记预约复诊时间，并根据患者的实际情况给予生活、用药等方面必需的护理指导及健康教育。

（二）病房护理管理

眼科病房护士要热情接待入院患者，主动介绍病房的环境和各项规章制度，做好患者应有的各项护理工作并加强病情观察，经常与患者交流沟通，做到耐心、细致，积极做好眼科常见疾病的健康教育，同时协助医生做好各项医疗处置的必要准备。

（三）暗室护理管理

暗室是眼科的特殊检查环境，要求其墙壁为深灰色或墨绿色，窗户应设置遮光窗帘以保证室内的黑暗状态；但又必须保证患者安全，因此要求地面不打滑，各种仪器安放合理，使用方便；同时，要引导和帮助好患者协助医生检查。

暗室内有各种精密光学仪器，要注意保持室内干燥和空气流通。应制定严格的精密仪器使用、保养规程，如切忌用手触摸光学仪器的镜头、镜片，可用擦镜纸轻拭。每天下班前切断仪器电源、加盖防尘罩，关好水龙头、门窗等。

（四）手术室护理管理

眼科手术室护士应具备较强的无菌观念，做好物品和手术室空气的消毒工作。提前备好各种手术用品及药品，手术中能及时、认真配合医生，并做好手术患者的心理护理。

第二节 眼的应用解剖生理

眼是视觉器官，包括眼球、视路和眼附属器三部分。眼球接受外界光线成像，通过视路传导至大脑视皮质，产生视觉。眼附属器可运动和保护眼球。

一、眼球结构与功能

眼球（eye ball）近似球形（正常成人眼球前后径平均为24mm，垂直径平均为23mm，水平径平均为23.5mm），中医称眼珠，位于眼眶前部，大部分受眶骨壁保护，借筋膜、韧带与眶联系，周围有眶脂肪垫衬，以减少眼球的震动，前面有眼睑保护。

眼球由眼球壁和眼球内容物两部分组成（图1-2）。

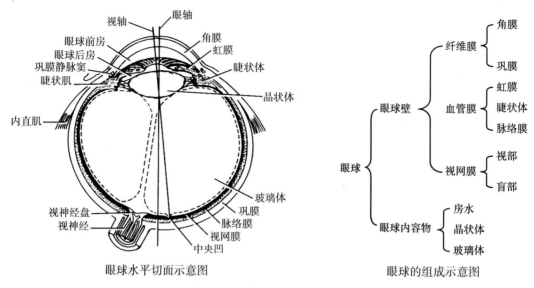

图 1-2　眼球水平切面示意图及眼球的组成示意图

（一）眼球壁

眼球壁由外、中、内三层膜构成。

1. 外层　即纤维膜（fibrous tunic），由坚韧致密的纤维结缔组织构成，有保护眼内组织和维持眼球形状的功能。纤维膜前 1/6 为透明的角膜，有屈光作用；后 5/6 为瓷白色不透明的巩膜；二者移行区域为角巩膜缘。

（1）角膜　中医称黑睛。角膜（cornea）位于眼球正前方，略呈横椭圆形，横径 11.5 ~ 12mm，垂直径 10.5 ~ 11mm。中央部较薄，厚 0.5 ~ 0.6mm，周边厚 0.8 ~ 1mm。角膜中央前突，形似凸透镜，其曲率半径前表面约 7.8mm，后表面约 6.8mm。

组织学上角膜由外向内分五层（图 1-3）：①上皮细胞层：为未角化的复层扁平上皮，有 5 ~ 6 层。该层对细菌的抵抗力强，再生能力也强，损伤后修复较快，不遗留瘢痕。②前弹力层（bownman 膜）：是一层均匀无细胞成分的透明膜，无再生能力。③基质层：占角膜厚度的 90%，由约 200 层与角膜表面平行的胶原纤维束组成，排列极为规则，具有同等的屈光指数。此层损伤后不能再生，代之以不透明的瘢痕组织。④后弹力层（descemet 膜）：为较坚韧富弹性的透明膜，对化学物质和细菌毒素的抵抗力强，损伤后可迅速再生。⑤内皮细胞层：由单层六角形扁平细胞构成，具有角膜－房水屏障作用，正常情况下房水不能透过此层渗入角

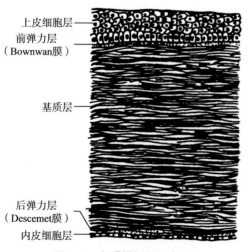

图 1-3　角膜横切面示意图

膜组织。本层对角膜正常生理及光学性能的保持具有重要作用。该层受损不能再生，只能依靠附近的内皮细胞扩展和移行来填补。

角膜的生理特点及临床意义：①透明性：角膜无血管、无角化层、无色素，保证了光线的透入，角膜表面的泪膜有防止角膜干燥和上皮细胞角化的作用，从而保证角膜的平滑和光学特性。②屈光性：角膜屈光指数为 1.337，有 +43D 的屈光力，约占眼球总屈光力的 3/4。正常角膜各径线曲度规则，有利于不同方向的光线进入后形成清晰的物像。曲度不规则可出现散光。③代谢缓慢：角膜本身无血管，其营养物质和氧气只能从角巩膜缘血管网、房水、泪液和大气中摄取，故代谢缓慢，损伤后修复过程亦较缓慢。④感觉敏锐：三叉神经眼支的末梢纤维密布于上皮细胞和基质层内，故感觉敏锐，炎症时疼痛剧烈。

（2）巩膜　巩膜（sclera）由致密的胶原纤维及弹性纤维交错构成，质地坚韧，不透明，呈瓷白色。巩膜厚度为 0.3～1mm，各处厚薄不均，眼外肌附着处较薄，视神经周围最厚，视神经穿过处最薄，呈网眼状，称巩膜筛板。

巩膜的生理特点及临床意义：①坚韧性：对维持眼球形态、保护眼球内容物起关键作用。②代谢缓慢：深层血管神经少，故炎症时症状不急剧，但病程迁延。③筛板受压易凹陷：巩膜筛板较薄，抗压力弱，当眼内压长期升高时形成特殊的凹陷，临床上称为青光眼杯。

（3）角巩膜缘　角膜和巩膜的移行区称角巩膜缘（limbus）。透明的角膜像手表的玻璃表面镶入表壳一样嵌入不透明的巩膜内，并逐渐过渡到巩膜，故移行处呈半透明状，约有 1mm 宽。该区表面有结膜覆盖，深面与虹膜、睫状体相交形成前房角，此处有血管网、小梁网和 Schlemm 管（巩膜静脉窦）等重要结构（图 1-4）。

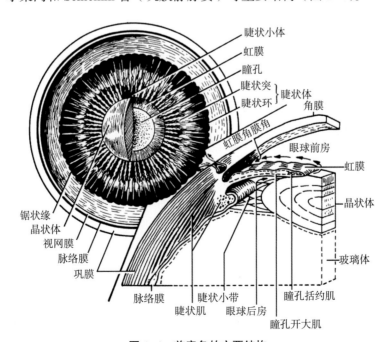

图 1-4　前房角的主要结构

血管网由结膜和巩膜的血管形成,供应角膜营养。此血管网包括两层:浅层由结膜血管分支构成,位于结膜内,血管行径弯曲;深层由睫状前血管分支构成,位于巩膜浅层,行径较直。小梁网是前房角处由弹性纤维交织而成的网状结构,具有大量孔隙,小梁网外侧有环形管状结构,称 Schlemm 管。该管向内经小梁网与前房角相通,向外与巩膜内静脉沟通,后者又与巩膜表面的睫状前静脉相通。

角巩膜缘的生理特点及临床意义:①小梁网及 Schlemm 管是房水排出的重要通道;②该区是内眼手术切口的重要入路;③当角膜、巩膜、虹膜或睫状体炎症时,此处血管网充血,称睫状充血,具有重要的临床意义;④该处结构薄弱,眼球外伤时易发生破裂;⑤此处还是角膜干细胞所在之处。

2. 中层 即血管膜(vascular tunic),又称色素膜(tunica pigmentosa)、葡萄膜(uvea),因含丰富的血管、色素而得名,有营养眼球,遮蔽瞳孔区以外光线的作用。自前向后分为虹膜、睫状体和脉络膜三部分。

(1)**虹膜** 中医称黄仁。虹膜(iris)呈圆盘状,位于角膜后面,晶状体前面,黄种人一般为棕褐色。虹膜表面有辐射状凹凸不平的皱褶,称虹膜纹理。中央的圆孔即瞳孔(pupil),直径 2.5 ~ 4mm,中医称瞳神。虹膜组织内有两种肌肉:环绕瞳孔周围的瞳孔括约肌(副交感神经支配),司缩瞳作用;向虹膜周边部呈放射状排列的瞳孔开大肌(交感神经支配),司散瞳作用。虹膜周边与睫状体连接处称虹膜根部。

虹膜的生理特点及临床意义:①虹膜根部很薄,眼球钝挫伤时易离断。②虹膜在角膜与晶状体之间,当晶状体脱位或手术摘出后,虹膜失去依托,在眼球转动时可发生虹膜震颤。③瞳孔可随外界光线的强弱而缩小或扩大,以调节进入眼内的光线,保证视网膜成像清晰。光照下瞳孔缩小,称为瞳孔对光反射。当注视近物体时,瞳孔也缩小,同时发生调节和辐辏,称为近反射。瞳孔的大小还与年龄、屈光状态、神经精神状态等因素有关,一般婴儿、老年者瞳孔小,交感神经兴奋时瞳孔散大。④虹膜内血管丰富,炎症时以渗出反应为主。⑤虹膜密布第 V 脑神经眼支的神经末梢,炎症时疼痛剧烈。

(2)**睫状体** 睫状体(ciliary body)前接虹膜根部,后接脉络膜,外侧与巩膜贴附,内侧环绕晶状体赤道部,有悬韧带互相联结,为宽约 6mm 的环状组织,其横切面略呈三角形。睫状体前 1/3 较肥厚,称睫状冠(corona ciliaris),宽约 2mm,内表面有 70 ~ 80 个放射状突起,称睫状突(ciliary processes),可产生房水;后 2/3 薄而扁平称睫状环或称睫状体平部(pars plana)。睫状体内有丰富的纵行、放射状和环形三种睫状肌纤维,受副交感神经支配。

睫状体的生理特点及临床意义:①睫状突的上皮细胞产生房水,与眼压及眼球内部组织的营养代谢有关。②调节晶状体的屈光力。睫状肌收缩与舒张,可以松弛或拉紧悬韧带,从而调节晶状体的厚度,使屈光力根据需要增强或减弱。③睫状体内富含血管和三叉神经末梢,当炎症时可产生渗出物并引起显著疼痛。④睫状冠中血管丰富,而平部血管少,又无重要组织,所以可作为玻璃体手术的切口入路。

(3)**脉络膜** 脉络膜(choroid)为血管膜的后部,前续睫状体,后止于视乳头周围，介于视网膜与巩膜之间，有丰富的血管和色素细胞，无感觉神经分布。

脉络膜的生理特点及临床意义：①色素丰富，有充分的遮光作用，在眼内形成"暗房"，能提高视网膜的像质。②血管多，血容量大，有眼球"血库"之称，为视网膜外层、晶状体、玻璃体等提供营养，同时血中病原体易经脉络膜扩散。③因无感觉神经，故脉络膜炎症不引起疼痛。

3. 内层　即视网膜（retina），为眼球壁的最内层，紧贴虹膜和睫状体内面部分无感光能力，称视网膜盲部，贴脉络膜内面的部分为视网膜视部，其内与玻璃体相邻。视网膜后极部有一直径 1~3mm 的椭圆形凹陷区，称为黄斑（macula lutea），由于该区含有丰富的叶黄素而得名。黄斑区无血管，但此区色素上皮细胞含有较多色素，因此在检眼镜下颜色较暗。其中央有一小凹为黄斑中央凹（fovea centralis），是视觉最敏锐的部位。黄斑鼻侧约 3mm 处有一直径约 1.5mm，境界清楚的淡红色圆形结构称为视乳头（optic papilla），又称视盘（optic disc），是视神经纤维汇集穿出眼球的部位，其表面中央有一小漏斗状凹陷，称为生理凹陷。视乳头处无感光能力，在视野中称为生理盲点（图1-5）。

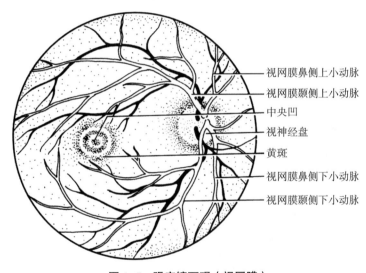

视网膜鼻侧上小动脉
视网膜颞侧上小动脉
中央凹
视神经盘
黄斑
视网膜鼻侧下小动脉
视网膜颞侧下小动脉

图 1-5　眼底镜下观（视网膜）

视网膜的组织结构（图 1-6）分为两层，外层为色素上皮层，内层为神经层。神经层由三级神经元组成。第一级神经元是光感受器（即视细胞），分视杆细胞和视锥细胞两种，二者在数量、分布和功能上各不相同。视杆细胞感受弱光（暗视觉），无辨色能力，视锥细胞感受强光（明视觉）和色觉。双极细胞和神经节细胞是视网膜上的第二、三级神经元，起传导作用。视信息在视网膜内形成视觉神经冲动，由外向内依次经光感受器→双极细胞→神经节细胞，神经节细胞的轴突形成视神经纤维沿视路将视信息传递到视中枢形成视觉。

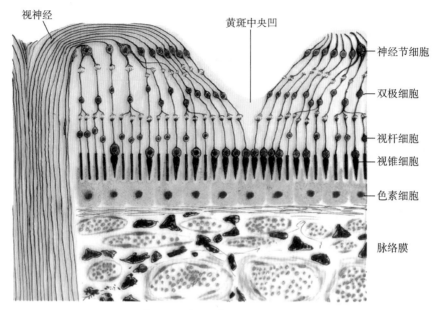

视神经　　　　　　黄斑中央凹

神经节细胞

双极细胞

视杆细胞

视锥细胞

色素细胞

脉络膜

图 1-6　视网膜组织学示意图

视网膜的生理特点及临床意义：①视网膜的神经层与色素上皮层之间有潜在间隙，临床上视网膜脱离即由此处分离。②视盘处视神经穿过，此处的眼球壁缺乏视网膜和脉络膜，无视细胞，故为生理盲点。视神经外面被神经鞘膜包裹，此鞘膜由三层脑膜延续而来，故鞘膜间隙与颅内同名间隙连通，蛛网膜下腔的脑脊液同样存在于视乳头，当颅内压升高时，可发生视乳头水肿。③黄斑处视细胞集中，故感觉敏锐。视锥细胞主要集中在黄斑中央凹附近，所以当黄斑区病变时，视力明显下降。视杆细胞在距中央凹0.13mm 处开始出现并逐渐增多，在 5mm 左右达到最高极限，再向周边逐渐减少。故当周边部视网膜病变时，视杆细胞受损则发生夜盲。④视杆细胞在感光时需要维生素 A参与合成视紫红质，故缺乏维生素 A 可导致夜盲。⑤视网膜血管可用检眼镜直接观察到，其结构与心脑血管相似，故可以通过观察眼底血管状态估计心脑血管功能，有助于高血压病、动脉硬化、糖尿病等的临床诊断和病情的判定。

（二）眼球内容物

眼球内容物包括房水、晶状体和玻璃体，均为无血管和神经的透明物质，是光线进入眼内到达视网膜的通路，具有屈光的作用，与角膜一起称为眼的屈光系统。

1. 房水　位于角膜与晶状体之间（即眼房）的无色透明液体称房水（aqueous humor）中医称神水。房水由睫状体的睫状突上皮细胞产生，为 0.25 ~ 0.3mL，主要成分是水，占 98.75%，还含有少量的氯化物、蛋白质、维生素 C、尿素及无机盐等。pH值为 7.3 ~ 7.5，呈弱碱性。

眼房被虹膜分为前房与后房，房水由睫状突产生后进入后房，经瞳孔到前房，在前房角处经小梁网进入 Schlemm 管，再经房水静脉进入巩膜表层的睫状前静脉，最终回到血液循环。

房水的生理特点和临床意义：①营养作用：房水具有营养角膜、晶状体、玻璃体的作用。②维持眼压：房水的产生和排出在正常情况下处于平衡状态，从而保证正常的眼内压，当产生过多或排出障碍时，眼压增高。眼压持续增高可致青光眼。③屈光作用：屈光指数为1.3336，房水量或质的变化均可导致视力改变。

2. 晶状体　晶状体（lens）是富有弹性的双凸透镜状透明体，中医称晶珠，位于虹膜、瞳孔之后，玻璃体之前。直径9～10mm，厚4～5mm，前表面中央为前极，后表面中央为后极，前后表面相结合处为赤道部。晶状体由晶状体囊和晶状体纤维组成。晶状体囊为一层具有弹性的均质薄膜，晶状体纤维为赤道部上皮细胞向前后伸展、延长而成。一生中晶状体纤维不断生成并将旧的纤维挤向中心，逐渐硬化而形成晶状体核，晶状体核外较新的纤维称为晶状体皮质。晶状体通过悬韧带与睫状体联系，故睫状体的舒缩可改变晶状体形态，称为调节作用。

晶状体的生理特点及临床意义：①屈光性：晶状体的屈光指数为1.4371，屈光力为17.35D，且可随凸度变化而变化。②透明性：晶状体无血管，依靠房水循环提供营养和排出代谢产物。当晶状体囊受损或房水代谢发生变化时，晶状体将发生混浊形成白内障。③富弹性：视近物时，睫状肌收缩，牵拉晶状体的悬韧带松弛，晶状体可因自身弹性而变凸，从而增加屈光力。随年龄增大，晶状体核增大而硬，晶状体囊弹性减弱，调节力减退，表现为老视。

3. 玻璃体　玻璃体（vitreous）为透明的胶质体，中医称神膏，体积为4.5mL，占眼球容积的4/5，主要成分为水，占98.5%～99.7%，另含有微量胶原纤维、蛋白质及酸性黏多糖等物质，有黏性。玻璃体前面有一凹面，称膝状窝，容纳晶状体，后面与视乳头周围结合紧密。

玻璃体的生理特点及临床意义：①屈光作用：屈光指数为1.336。②支撑作用：对视网膜和眼球壁起支持作用，若玻璃体脱失、液化、变性时，易致视网膜脱离。因外伤或手术造成玻璃体丢失时，其空间由房水充填。③无血管，代谢缓慢，不能再生：其营养来自脉络膜和房水，当周围组织病变时，往往影响到玻璃体的正常代谢而发生液化和混浊，影响视力。随年龄增加，玻璃体内黏多糖解聚，呈凝缩和液化状态，表现为眼前出现漂浮物（即飞蚊症）。

二、视路

视觉信息从视网膜到大脑枕叶视中枢的传导路径称为视路（visual pathway），包括视神经、视交叉、视束、外侧膝状体、视放射和枕叶视中枢。

视网膜神经节细胞发出的纤维在眼底视乳头处汇集成视神经，穿巩膜筛板出眼球，向后向内至眶尖穿视神经管进入颅腔，在蝶鞍处连于视交叉。两侧视神经来自视网膜鼻侧的纤维交叉到对侧，与同侧的视网膜颞侧纤维合成左右视束，视束绕过大脑脚外侧终止到外侧膝状体，在此更换神经元后，新的视纤维在内囊形成视放射，最后终止于大脑枕叶视中枢（图1-7）。

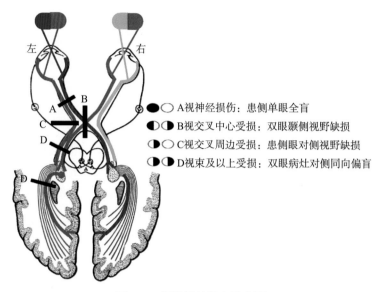

图 1-7　视路及其损害示意图

A视神经损伤：患侧单眼全盲
B视交叉中心受损：双眼颞侧视野缺损
C视交叉周边受损：患侧眼对侧视野缺损
D视束及以上受损：双眼病灶对侧同向偏盲

由于视觉纤维在视路各段排列不同，所以在神经系统不同的部位发生病变或损害时对视觉纤维的损害各异，临床表现为特定的视野异常。因此，可通过检查患者视野缺损的特征性变化对中枢神经系统的病变进行定位诊断。

三、眼附属器的结构和功能

眼附属器包括眼睑、结膜、泪器、眼外肌和眼眶。

（一）眼睑

眼睑（eye lids）位于眼眶前部，覆盖于眼球表面，中医称胞睑。眼睑分上睑和下睑，游离缘称睑缘，上、下睑缘间的裂隙称睑裂，眼睑内外联结处分别称内眦和外眦。睑缘分前唇和后唇，前唇钝圆，有 2 ~ 3 行排列整齐的睫毛，毛囊周围有皮脂腺（Zeis腺）及变态汗腺（Moll 腺）开口于毛

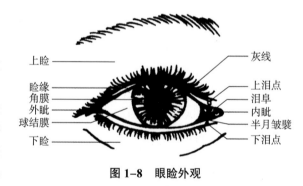

图 1-8　眼睑外观

囊；后唇较薄锐，与眼球表面紧密接触。两唇间可见一条深色线，称灰线，是皮肤与结膜的交界处。灰线与后唇之间有一排细孔，是睑板腺的开口（图 1-8）。眼睑的感觉由三叉神经第一和第二支支配。

眼睑的组织结构由外至内分为五层（图 1-9）：

1. 皮肤　与其他处皮肤结构相同，但比较薄且细嫩，富有弹性。

2. 皮下组织　比较疏松，利于运动，但肾病和局部炎症时易水肿，外伤时易淤血。

3. 肌层　有眼轮匝肌和上睑提肌，分别由面神经和动眼神经支配。面神经麻痹时，眼睑闭合不良；动眼神经麻痹时，上睑下垂。

4. 睑板　由致密的结缔组织、丰富的弹力纤维和大量睑板腺组成，质硬如软骨，是睑的支架，具有重要的保护功能。睑板腺并行与睑缘垂直排列，开口于睑缘，分泌物呈油脂状，可润滑睑缘，防止泪液外溢。该腺体如果阻塞，便形成了睑板腺囊肿。

5. 睑结膜　为眼睑的内表面，紧贴睑板，湿润光滑。

眼睑的主要生理功能是保护眼球，避免其受到直接损伤。眼睑的瞬目运动可使泪液润湿眼球表面，保持角膜光泽，清除结膜囊灰尘及细菌。

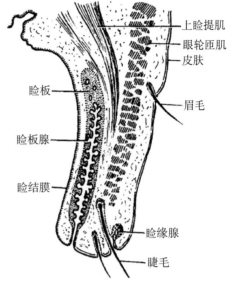

图 1-9　眼睑矢状切面

（二）结膜

结膜（conjunctiva）是一层菲薄的黏膜组织，表面光滑，质地透明，覆盖于眼睑内面及眼球前部的巩膜面。按其解剖部位分为睑结膜、球结膜和二者移行部的穹隆结膜三部分。这三部分结膜和角膜在眼球前面形成一个以睑裂为开口的囊状间隙，称结膜囊（conjunctival sac）（图 1-10）。

1. 睑结膜　睑结膜（palpebral conjunctiva）覆盖于睑板内面，与睑板紧密粘连不能被推动，正常情况下可透见其上垂直走行的小血管和部分睑板腺管。

2. 球结膜　球结膜（bulbar conjunctiva）覆盖于眼球前部的巩膜表面，止于角巩膜缘。球结膜与巩膜间有疏松的眼球筋膜相连，故球结膜可被推动。结膜下注射药物常取近穹隆部的球结膜。在角巩膜缘部，结膜上皮细胞移行为角膜上皮细胞，因而，结膜疾病易累及角膜浅层。当巩膜黄染或结膜下出血时，通过透明的结膜可显而易见。

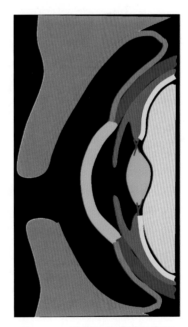

图 1-10　结膜及结膜囊示意图

在内眦处有一个小的肉样隆起称泪阜，在泪阜的颞侧有一个半月形球结膜皱褶称半月皱襞（plica semilunaris），相当于低等动物的第三眼睑。

3. 穹隆结膜　睑、球结膜在眼球上、下移行处称穹隆结膜（fornical conjunctiva），上穹隆部较深，下穹隆部较浅。此处结膜组织疏松，多皱褶，便于眼球活动。

结膜血管来自眼睑动脉弓及睫状前动脉。睑动脉弓穿过睑板分布于睑结膜、穹隆结膜，走向距角膜缘 4mm 以外的球结膜，此处的动脉称结膜后动脉，充血时称结膜充血。睫状前动脉由眼动脉发出，在距角膜缘 3～5mm 处分支，一支穿入巩膜，另一支细小称为结膜前动脉，并继续前行组成角膜周围血管网，分布于球结膜，此血管网充血时称睫状充血。两种不同的充血对眼部炎症部位的诊断有重要意义。由于结膜血液供给丰富，抵抗力强，故受损后修复愈合快。球结膜血管是人体唯一用肉眼能直接观察到的血管，其形态和血流的变化不仅与眼病有关，亦可能是某些全身性疾病在眼部的表现。

结膜的感觉由三叉神经第一、二支传导。

（三）泪器

泪器（lacrimal apparatus）包含分泌泪液的泪腺和排泄泪液的泪道两部分（图1-11）。

1. 泪腺　泪腺（lacrimal gland）位于眼眶外上方的泪腺窝内，中医称泪泉，被上睑提肌肌腱分隔为较大的眶部和较小的睑部泪腺，排泄管开口于外上穹隆部结膜。副泪腺位于穹隆结膜下，其功能与泪腺相同。

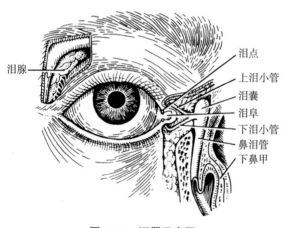

泪腺分泌浆液性泪液，为弱碱性的透明液体，其中约 98.2% 为水，以及少量无机盐和蛋白质，此外尚含有溶菌酶、免疫球蛋白 A（IgA）、补体系统、β溶素及乳铁蛋白。故泪液除具有润滑结膜和角膜，维护其生理功能外，尚具有杀菌和预防感染的作用。此外，当眼部遭到外来有害物质刺激时，泪腺则反射性地分泌大量泪液，以冲洗和稀释有害物质。

图 1-11　泪器示意图

（图中标注：泪腺、泪点、上泪小管、泪囊、泪阜、下泪小管、鼻泪管、下鼻甲）

泪液的分泌由面神经的副交感神经纤维支配。正常状态下 16 小时内（清醒时）分泌泪液 0.5～0.6mL，每分钟分泌 0.9～2.2μL，睡眠时泪液分泌基本停止，而在情绪激动和疼痛时则大量分泌，如果每分钟分泌超过 100μL，即使泪道正常亦会出现溢泪。

2. 泪道　泪液的排出通道统称为泪道（lacrimal passages），包括泪小点、泪小管、泪囊和鼻泪管。

（1）泪小点　在上、下睑缘内侧端的乳头状突起上，各有一直径为 0.2～0.3mm 的小孔，称为泪小点（lacrimal puncta），是泪液引流的起点。正常情况下，泪小点经常贴附于眼球表面。

（2）泪小管　连接泪小点与泪囊的小管称泪小管（lacrimal canaliculi）。从泪点开始后的一小段泪小管与睑缘垂直，长 1～2mm，然后呈水平位转向泪囊，长约 8mm。上、下泪小管多先汇合成泪总管后进入泪囊，亦有上、下泪小管不汇成总管而分别进入泪囊者。

（3）泪囊　泪囊（lacrimal sac）位于泪骨的泪囊窝内，其上方为盲端，下方与鼻泪管相连接，长约 12mm，前后宽 4 ~ 7mm，左右宽 2 ~ 3mm。

（4）鼻泪管　鼻泪管（nasolacrimal duct）位于骨性鼻泪管内，上接泪囊，向下开口于下鼻道，全长约 18mm。鼻腔疾病可引起鼻泪管感染或阻塞。

泪液排入结膜囊后，经瞬目运动分布在眼球的前表面，大部分直接蒸发，其余的泪液聚于眼表面内眦处的泪湖，再由接触眼表面的泪小点和泪小管的虹吸作用进入泪道，泪道阻塞可引起溢泪症。

（四）眼外肌

眼外肌（extraocular muscles）是司眼球运动的肌肉，中医称眼带。每只眼的眼外肌有 6 条，即 4 条直肌和 2 条斜肌（图 1-12）。

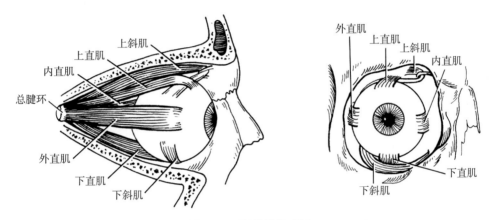

图 1-12　眼外肌模式图

4 条直肌为上直肌、下直肌、内直肌和外直肌。它们均起自眶尖部视神经孔周围的总腱环，向前展开越过眼球赤道部，止于巩膜上。四肌附着点分别距角膜缘后 5.5mm、6.5mm、6.9mm、7.7mm。

2 条斜肌是上斜肌和下斜肌。上斜肌亦起自总腱环，沿眼上壁向前至眶内上缘，穿过滑车向后转折，经上直肌下面到达眼球赤道部后方，附着于眼球的外上部巩膜上。下斜肌起自眼眶下壁前内侧，经下直肌与眶下壁之间，向后外伸展附着于赤道部后外侧的巩膜上。

眼外肌的血液供应均由眼动脉分出的肌支供给。眼外肌的作用及神经支配见表 1-1。

表 1-1　眼外肌的作用与神经支配

眼外肌	作用	神经支配
上直肌	眼球转向上内方	动眼神经
下直肌	眼球转向下内方	动眼神经
内直肌	眼球内转	动眼神经

续表

眼外肌	作用	神经支配
外直肌	眼球外转	展神经
上斜肌	眼球转向外下方	滑车神经
下斜肌	眼球转向外上方	动眼神经

所有的眼外肌在三对脑神经（Ⅲ、Ⅳ、Ⅵ）支配下，相互配合与协调，保持正常的眼位和复杂精细的眼球运动，从而实现双眼单视（立体视觉）功能。眼外肌发生病变可形成斜视、弱视和立体视功能障碍。

（五）眼眶

眼眶（orbit）为四边锥形骨腔，眶口向前，眶尖向后，成人眶深 40~50mm，主要对其内的眼球起保护作用。眶外侧壁稍偏后，眼球暴露较多，有利外侧视野开阔，但也增加了外伤的机会。

眼眶上、内、下、外四壁分别由额骨、蝶骨、筛骨、泪骨、上颌骨和颧骨等构成（图 1-13）。外侧壁较坚硬，其余则骨质较薄，尤以内侧壁最薄，且分别与额窦、上颌窦和筛窦、蝶窦相邻，因此，鼻窦的疾病可波及眶内组织。

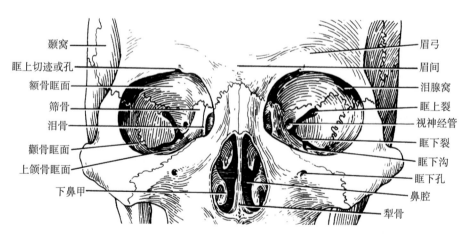

图 1-13 眼眶前面观

眶内除有眼球、视神经、眼外肌、泪腺、血管、神经和筋膜外，各组织间还充有脂肪，起软垫作用。眶内无淋巴管和淋巴结。眼眶病变可损害眼球和视神经，还可引起鼻旁窦和颅内病变。

眼眶壁上重要的结构有两孔、两裂和两窝。

1. 视神经孔 位于眶尖部，孔径为 4~6mm，为视神经管的眶内开口，视神经和眼动脉由此通过视神经管进入颅中窝。

2. 眶上孔 眶上缘中内 1/3 交界处有一小孔或凹陷，称眶上孔或眶上切迹，有眶上神经和眶上动脉通过。临床上此为眶上神经痛的压痛点。

3. 眶上裂 位于视神经的外侧，在眶上壁与眶外壁的交界处，亦为蝶骨小翼和蝶骨大翼的间隙，与颅中窝相通，有动眼神经、滑车神经、三叉神经第一分支、展神经和眼上静脉等穿过。此处受损则出现眶上裂综合征。

4. 眶下裂 位于眶外侧壁与眶下壁之间，与翼腭窝相通，有三叉神经第二分支、眶下神经、眶下动脉及眼下静脉等通过。

5. 泪腺窝 位于眶外上方额骨颧突稍后的浅凹内，即为泪腺窝。

6. 泪囊窝 在眶内侧壁的前方，由上颌骨额突与泪骨形成的卵圆形骨窝，为泪囊窝，容纳泪囊。

在眼眶深部，相当于视神经和外直肌之间，距眶尖约 1cm 处，有一睫状神经节。其节前纤维由三个根组成，长根为感觉根，由鼻睫状神经发出；短根为运动根，自第Ⅲ对脑神经发出，含有至瞳孔括约肌和睫状肌的副交感神经；交感根含有至眼内血管和瞳孔开大肌的交感纤维。其节后纤维即组成睫状短神经。在眼球手术时常施行球后麻醉阻滞该神经节，对虹膜、睫状体有镇痛作用，并可稍降低眼压。

第三节 眼科疾病患者的护理概述

一、眼科疾病的基本特征

1. 症状、体征突出 由于眼的精细结构与特殊功能，眼部发生病变时的症状、体征均很突出。如视功能障碍、眼痛、流泪、角膜混浊等。

2. 心理症状明显 由于眼是人体最重要的感觉器官，故患眼病时的痛苦感受尤为显著，容易产生紧张、焦虑和恐惧心理。例如情绪激动可诱发闭角型青光眼，突然的视力障碍可使患者产生焦虑、恐惧心理。

3. 与全身相关性疾病关系密切 有些眼病是全身性疾病的眼部表现或并发症，如糖尿病可引起白内障和视网膜病变，高血压动脉硬化可引起眼底出血等。另外，还有不少眼病可引起全身性反应，如急性闭角型青光眼可引起恶心、呕吐等消化道症状，眶周蜂窝织炎可引起头痛、高热等全身症状。

二、眼科疾病患者的护理评估

眼科护理工作的主要对象是眼科患者。以人的健康为中心的现代护理观要求我们，护理的着眼点不仅仅在"病"，更应当强调"人"，要从人的身心、社会、文化的需要出发考虑患者的健康和护理问题。眼科患者的护理评估是一个有计划地、系统地搜集资料的过程，是整个护理程序的基础。

（一）健康史

搜集患者过去的健康状况及工作、生活环境等资料，评估眼科疾病的影响因素。

1. 既往史　充分了解眼睛和全身的既往史，有助于对目前的眼病进行诊断和治疗。

2. 家族遗传史　许多眼病与遗传有关，如先天性色盲、视网膜色素变性、原发性青光眼、视网膜母细胞瘤等。

3. 药物史　某些药物全身或局部长期使用可导致药物性眼病，如长期滴用皮质类固醇滴眼液可引起青光眼、白内障，亦可诱发局部的真菌感染。

4. 生活史　如职业因素：长期接触三硝基甲苯及红外线（如玻璃厂炉工）可导致白内障，接触紫外线可导致电光性眼炎等；生活方式：日常工作、生活、起居、饮食有无规律等。

5. 发病诱因　情绪激动可诱发闭角型青光眼的急性发作；高度近视伴视网膜退行性病变者，过度的头部震荡可导致视网膜脱离；角膜外伤或戴角膜接触镜污染可导致感染性角膜溃疡等。

（二）身体状况

1. 视功能障碍　视功能（尤其是视力）的改变能反映眼部病情的变化，反映治疗护理的效果，为最重要的评估项目。①视力下降：突然视力障碍，无眼痛，常见于视网膜中央动（静）脉栓塞、视网膜脱离、眼底出血等；突然视力障碍伴眼痛，见于急性闭角型青光眼、角膜炎、虹膜睫状体炎；逐渐视力下降，无眼痛，见于白内障、屈光不正、开角型青光眼等；视力下降而眼部检查（包括眼底检查）正常，可见于球后视神经炎、弱视、癔症等。②视野缺损：见于眼底病、青光眼、视路及视中枢病变等。③夜盲：见于维生素 A 缺乏、视网膜色素变性等。④色盲：先天性者多属性染色体隐性遗传，男性较多；后天性者见于视网膜、视神经疾病等。

2. 眼痛　了解疼痛的性质、部位、程度和伴随情况。角膜炎、青光眼、急性虹膜睫状体炎等眼痛明显；阅读后轻度眼胀痛，伴头痛、恶心等，应考虑屈光不正或老视等引起的视力疲劳；眼部异物感、刺痛则见于急性结膜炎等。

3. 感知异常　结膜炎常有眼痒、干涩、灼热、异物感等；视网膜病变除视力下降外，可出现视物变形、变大、变小、变色、夜盲等；斜视、外伤、晶状体病变等可引起复视。

4. 流泪和溢泪　泪液分泌增多而溢出眼睑外，称为流泪，见于情感因素、异物、外伤、眼前部组织炎症等；泪液分泌正常而排出受阻溢出眼睑外，称为溢泪，见于各种类型的泪道狭窄或阻塞等。

5. 眼部充血　分为结膜充血、睫状充血和混合充血三种类型（表1-2）。若结膜充血和睫状充血同时存在，则为混合充血，其临床意义同睫状充血，但病情更为严重。

6. 眼部分泌物　了解其性状和量。黏液性或脓性分泌物多见于急性细菌性结膜炎，浆液性分泌物多见于病毒性结膜炎，呈黏稠丝状的分泌物多见于过敏性结膜炎。

表 1-2　结膜充血与睫状充血的鉴别

	结膜充血	睫状充血
血管来源	结膜血管	睫状前血管
颜色	鲜红	暗红
部位	愈靠近穹隆部充血愈明显	愈靠近角巩膜缘充血愈明显
形态	分支、网状	放射状
移动性	推动球结膜血管可随之移动	推动球结膜血管不随之移动
常见疾病	结膜炎	角膜炎、虹膜睫状体炎、青光眼等

7. 角膜混浊　角膜混浊可见于角膜水肿、炎症和瘢痕。角膜水肿多见于眼压急剧升高，呈雾状混浊。炎症性混浊包括角膜浸润和角膜溃疡。角膜瘢痕性混浊按厚薄程度可分为云翳、斑翳和白斑。

（三）心理-社会状况

眼是人体最重要的感觉器官之一。眼病患者的症状体征突出，对工作、学习和生活影响极大。如低视力和盲目则会失去生活自理能力，给个人、家庭、社会带来不幸和痛苦。因此，患者易出现焦虑、失眠、悲观、失望等心理失衡，也可表现为孤僻、多疑等性格异常。全社会如何增强助残意识，健全各种社会、医疗保险制度，加强导盲公共设施建设及家人亲友的关爱支持等，可直接影响视力障碍者的心理、康复及生活质量。

（四）眼科常用的检查

1. 视功能检查　视功能包括形觉（视力和视野）、色觉和光觉三个方面。

（1）视力检查法　视力即视敏锐度（visual acuity），亦称中心视力，是眼辨别最小物象的能力，反映视网膜黄斑部中心凹的视功能。视力检查分为远视力检查和近视力检查，后者为阅读视力，主要反映眼的调节功能，远近视力结合检查可初步判断眼的屈光状态。世界卫生组织规定，患者的双眼矫正视力均低于 0.3 为低视力，有读写困难，矫正视力低于 0.05 为盲。

①远视力检查：远视力检查常用国际标准视力表或对数视力表。视力表的高度以 1.0 行视标与受检眼同高为宜，充足的自然光线或人工照明，检查距离为 5m 或在被检者眼前 2.5m 处置一平面反光镜。检查前向被检者说明方法、要求，一般按先右后左、从上到下的顺序仔细检查。另眼用遮眼板或手掌遮盖，但勿压迫眼球。嘱被检者说出或用手势指出 E 字缺口方向。如被检者能辨认 0.6 行，则记录视力为 0.6；如对 0.6 行视标有 3 个能辨认，2 个不能辨认，则记录为 0.6^{-2} 或 0.5^{+3}，余依次类推。1.0 以上即为正常视力。戴镜者应记录裸眼视力及镜片的屈光度和矫正视力。

若被检者在 5m 处不能辨认 0.1 行视标，可让其逐步向视力表走近至看清 0.1 行视标为止，并按以下公式计算视力：视力 =0.1× 被检查者所在的距离（m）/5m；或者按被检者的距离（m）× 0.02 计算。

如被检者距离 3m 处认出 0.1 行视标，则：视力 =0.1 × 3/5=0.06。

如被检者在 1m 处仍看不清 0.1 行视标，则检查指数。检查距离从 1 米开始，逐渐移近，记录能辨清指数的距离，如指数 /30cm。如不能辨认指数，则在被检者眼前摆动检查者的手，并记录能辨清手动的距离，如手动 /20cm。对于不能辨认眼前手动者，应在暗室检查光感和光定位，另眼严密遮盖，自 5m 开始让被检者辨认烛光或手电光，并记录看到光亮的距离，如 5m 光感。对有光感者还要检查光定位，将点状光源置于距离被检眼（固视前方不动）1m 处，在 9 个方位检查对光源的分辨力。以 "+""-" 表示光定位的 "阳性""阴性"。如眼前不能辨认光感，即为无光感。

视力表示方法我国一般采用如上所示的小数表示法，也有缪氏对数视力的 5 分记录法，每排视标的增进率恒定。国际上还有分数、Log MAR 等级法记录法等。

婴幼儿可通过视动性眼球震颤的检测，了解其视力情况；学龄前儿童可采用幼儿视力表或简单的图形检查其视力；优先观看法或视觉诱发电位检查可客观、定量检查小儿视力。

②近视力检查：常用标准近视力表或对数视力表。检查距离一般为 30cm，方法及注意事项与远视力检查基本相同，但可以调整距离。近视力记录时应同时记录视力和距离。如 1.0/20cm、1.0/40cm 等。

（2）视野检查法　视野（visual field）是指眼向前方固视时所见的空间范围，反映周边部视网膜的功能。视野检查分为周边视野检查和中心视野检查。视野对人的工作及生活有很大影响，视野狭小者不能从事驾驶或活动范围较大的工作。世界卫生组织规定，视野小于 10º 者，即使视力正常也属于盲。视野检查在眼底病、视路疾病及青光眼等的诊断中有重要意义。

①周边视野检查：用弧形视野计检查，了解视野的范围，有无偏盲、缺损等。

对比法：简单易行，可以大致估计被检查者的视野有无异常。方法为检查者与被检查者相对而坐，距离约 1m，检查一眼时另眼遮盖。如检查右眼时，被检查者右眼与检查者左眼相对注视，检查者将手指置于两者之间分别从各方向向中央移动，如被检查者与检查者在各方向同时看到手指，即视野大致正常。

光投射弧形视野计检查法：受检者坐在视野计前，头颏固定在额颏架上，分别测试两眼，遮盖另眼，调整高度使被检眼注视视野计的中心注视点，用 3mm 或 5mm 直径大小的白色视标（必要时加彩色视标），沿弧板周边向中心缓缓移动，受检者看清视标后立即记录弧上刻度，每转 30º 查 1 次，最后用弧线连接各记录点，即为该眼的视野范围。绘制周边视野记录图要注明日期，眼别，视标的直径、颜色，签名等。正常视野范围用 3mm 白色视标检查为颞侧 90º，下方 70º，鼻侧 60º，上方 55º。蓝、红、绿色依此递减 10º 左右。

②中心视野检查：检查中心 30º 以内的视野有无病理性暗点。位于注视点颞侧 15.5º，水平线之下约 1.5º，有一呈垂直椭圆形的生理盲点。方法是受检者坐在 1m × 1m 黑色呢绒制成的平面视野屏前 1m 处，先测生理盲点，再查各径线视野，发现异常改

变，用大头针插在屏布上，最后绘制在中心视野图上。

现代视野检查日趋标准化、自动化，如电脑控制的静态定量视野计；而且多与其他视功能检查相结合，如蓝黄色的短波视野、运动觉视野、高通视野、频闪光栅刺激的倍频视野等。

（3）色觉检查法　色觉（color vision）为视网膜视锥细胞的功能之一。视锥细胞含有红、绿、蓝3种原色的感光色素。如感光色素缺乏，则出现色觉障碍。按其程度不同可分为色盲与色弱，色盲以红、绿色盲为多，能够认出但辨认时间延长者为色弱。色盲多为先天性性连锁隐性遗传病，男性多见，后天性者多为视网膜或视神经等疾病所致。色觉障碍者不宜从事军事、交通、美术、医学、化学、计算机等工作。

色觉检查时将色盲本置于明亮的自然光线下，距离50cm，双眼同时注视图表，让其在5秒内读出图中的数字或图案，对照检查图所附的说明书来判断其色觉障碍的种类和程度，并记录检查结果。

（4）暗适应检查　当眼从强光下进入暗处时，起初一无所见，随后能逐渐看清暗处物体，并达到最佳状态的过程称为暗适应（dark adaptation）。其检查可对夜盲进行量化评价。暗适应检查最简单的方法是读夜光表上的时针，与检查者进行对比。如需准确测定，可选用暗适应计。

还有一种比较简单且粗略的检查法，方法为：①将夜光表放在铺有白布的桌子上，用75W电灯投照桌面，检查者与患者并肩而立，同时向桌面白布注视5分钟，达到明适应。②关闭电灯并继续注视桌面，直至看到表上的荧光，此即暗适应过程。③检查者暗适应必须正常，如双方同时、同距离发现荧光，则被检者的暗适应也基本正常；如被检者需移近距离才能发现荧光，按距离的平方反比定律，可推算出光觉损害的程度。

（5）立体视觉检查　立体视觉（stereoscopic vision）也称深度视觉，是眼感知物体立体形状及不同物体相互远近关系的能力。立体视觉须以双眼单视为基础。许多职业要求具有良好的立体视觉，如驾驶员、精细加工、绘画雕塑等。

立体视觉检查可采用同视机，或Titus、颜少明立体检查图谱等。

（6）对比敏感度检查　视力检查反映了高对比度（黑白反差明显）时的分辨能力，而日常生活中物体间明暗对比并非如此强烈。对比敏感度检查根据灰度调制曲线的变化，制成不同宽窄、明暗的条栅图作为检查表，以反应空间、明暗对比二维频率的形觉功能。

此外，临床上还常用各种电生理检查，如眼电图（EOG）、视网膜电图（ERG）、视觉诱发电位（VEP）等客观评价视功能。

2. 眼各部检查

（1）眼附属器和眼前段检查　一般应按先右后左，由表及里的顺序进行，但遇特殊情况，应灵活掌握。如有传染性眼病应按先健眼后患眼的顺序进行；眼球穿通伤，切忌压迫眼球、翻转眼睑。眼附属器和眼前段检查的顺序及要领如下：

①眼睑：观察有无红肿，皮下有无结节，注意两侧睑裂大小是否对称，眼睑运动是否正常，睑缘有无内、外翻及倒睫等。

②泪器：注意泪腺有无肿大，泪点有无外翻或闭塞，泪囊区有无红肿及挤压时有无分泌物排出。必要时可行泪道冲洗判断有无阻塞或阻塞的部位。

③结膜：球结膜有无充血、水肿、出血、干燥、色素、异物、新生物、睑裂斑等。睑结膜有无充血、乳头肥大、滤泡增生、瘢痕形成或睑球粘连等。

翻转眼睑法：检查下睑结膜及下穹隆部时，检查者用拇指或食指将下睑向下牵拉，同时嘱被检者向上看。翻转上睑时嘱受检者眼向下看，检查者以左手拇指及食指轻轻捏起上睑中央部皮肤，并轻轻向前下方牵拉使眼睑略离开眼球，食指向下轻压，拇指向上推，并将上睑固定于眶上缘，再用右手拇指或食指从下睑皮肤面轻轻推压眼球，上穹隆部即可暴露。

④眼球的位置及运动：观察眼球的位置是否对称，有无突出、内陷、增大、变小、偏斜、震颤，向各方向转动是否正常等。

角膜映光法是检查斜视的最简单的方法之一。方法是受检者双眼注视正前方33cm处的手电灯光，检查者从手电筒后端观察两眼角膜映光点的位置，正常者位于两眼角膜中央。若映光点落在患眼瞳孔缘，斜视10º～15º；落在角膜缘，斜视约45º；落在两者之间，斜视25º～30º。映光点偏鼻侧者为外斜视，偏颞侧者为内斜视。

⑤眼眶：观察两侧是否对称，触诊眶缘有无骨质缺损、肿物等。

⑥角膜：注意其大小、光泽、透明度、弯曲度和感觉，有无新生血管、异物、混浊（炎症或瘢痕）。

角膜荧光素染色法：角膜上皮有损伤或溃疡时，可被荧光素染色。方法是用消毒玻璃棒蘸少许1%的荧光素钠液于结膜囊内，然后用生理盐水冲洗，角膜上皮缺损区可被染成黄绿色。必须注意的是，荧光素钠溶液易受铜绿假单胞菌的污染，因此，必须定期消毒或更换。

角膜感觉检查法：将消毒棉签的头部捻出一条纤维，用其尖端从被检眼外侧轻触角膜，正常者应立即瞬目，如反射迟钝或不发生则为感觉减退，可见于单纯疱疹病毒性角膜炎或三叉神经麻痹等。

⑦巩膜：观察有无充血、黄染、结节及压痛。

⑧前房：观察其深浅，房水有无混浊、积血或积脓等。

⑨虹膜：观察其纹理、颜色，有无新生血管、结节、萎缩、震颤，与角膜或晶状体有无粘连。

⑩瞳孔：观察大小、形状、位置，两侧是否对称，检查瞳孔直接光反射、间接光反射与集合反射等。

⑪晶状体：观察其有无混浊和脱位。

（2）眼底检查 通过直接或间接检眼镜可以检查眼后段。观察玻璃体有无混浊、积血，视乳头的大小、形状、颜色、边界和C/D比值，黄斑部及中心凹光反射的情况，视网膜有无出血、渗出及动静脉比例等。

3. 眼压检查 眼压测量是青光眼的重要诊断依据之一。正常眼压范围为10～21mmHg（1.33～2.79kPa）。

（1）指测法　是最简单的定性估计眼压的方法。需要一定的临床实践经验。测量时嘱咐患者两眼向下注视，检查者将两手食指尖放在上眼睑皮肤面，两指交替轻压眼球，像检查波动感那样感觉眼球的张力，估计眼球硬度。记录时以 Tn 表示眼压正常，用 T+1 ~ T+3 表示眼压增高的程度，用 T-1 ~ T-3 表示眼压降低的程度。

（2）眼压计测量法　眼压计分为压陷式（如 Schiotz 眼压计）、压平式（Goldman）两类。

Schiotz 眼压计：是用一定重量的眼压测杆使角膜压成凹陷，在眼压计重量不变的条件下，压陷越深其眼压越低。其测量值受到眼球壁硬度的影响，目前在我国应用广泛。

压平式眼压计：有 Goldman 压平眼压计和 Perkins 掌上型压平眼压计等。非接触式眼压计测量时不接触眼球，故不需表面麻醉和消毒，无交叉感染。

4. 特殊检查

（1）裂隙灯显微镜检查　裂隙灯显微镜是眼科医生必不可少的检查设备。裂隙灯显微镜检查在暗室进行，主要用于检查眼前段，加上附件就可以检查前房角及眼后段，若加上激光凝固器还可用于各种眼科疾病的治疗。

（2）眼压描记检查　眼压描记检查是测定房水动力学状况的一种检查方法，对青光眼的诊断、治疗观察和研究有一定的价值。

（3）前房角镜检查　是诊断青光眼的一种常规检查项目，主要检查房角的宽窄及其开放状态。此外，前房角镜还用于发现房角的病变、眼外伤、眼前段手术等。

（4）眼底荧光血管造影　根据荧光素进入眼底的速度及消失时间，眼底有无异常的荧光素显影判断视网膜血管有无荧光素渗漏等。可用于某些眼底病的临床诊断和基础研究。

（5）眼科影像学检查　近年来发展很快，已成为眼科临床诊断的常用方法。如眼超声检查、电子计算机断层扫描（CT）、磁共振成像（MRI）等。而眼科计算机图像分析则是现代眼科发展的重要标志，如角膜拓扑仪、角膜共焦显微镜、光学相干断层扫描仪（OCT）、超声生物显微镜（UBM）等，为眼科诊断及研究提供了更为先进和精密的检查方法。

三、眼科疾病患者常见的护理诊断 / 问题

1. 疼痛　与外伤、手术、感染和眼压升高有关。

2. 感知改变（视觉）　与视功能障碍有关。

3. 舒适改变　畏光、流泪、干燥、痒、异物感、视疲劳等，与炎症、异物、泪道阻塞、屈光不正等有关。

4. 自理缺陷　进食、沐浴、卫生、如厕等不能自理，与视力下降、术后双眼包盖、年老体弱或年幼等有关。

5. 睡眠形态紊乱　与生活环境改变、视力下降、眼痛、焦虑等有关。

6. 有感染的危险　与不良卫生习惯、术后预防感染措施不当或机体抵抗力下降等

有关。

7. 潜在并发症 眼压升高、创口出血、创口裂开等，与术后活动不当或用药监测不力有关。

8. 知识缺乏 缺乏特定的有关眼病的各种知识。

9. 焦虑 与知识缺乏、担心预后、经济负担等有关。

10. 恐惧 与不了解病情、视力下降、不适应住院环境等有关。

四、眼科常用的护理技术

（一）滴眼药水

【目的及适应证】

1. 预防或治疗眼病。
2. 眼部检查前的散瞳，如验光、检查眼底等。
3. 角膜、结膜表面麻醉。

【物品准备】

滴眼液、消毒棉签、弯盘、洗手消毒液。

【操作方法】

1. 操作者衣帽整齐，洗手，戴口罩。
2. 查对医嘱，核对并确认患者床号、姓名、药名、眼别、腕带及药物的有效期。执行患者告知制度，向患者及家属解释操作目的、配合方法、药物作用及副作用。
3. 患者取仰卧或坐位，头稍后仰，向患侧倾斜，以免药物流入对侧眼，引起不良反应。评估眼部情况，棉签擦净眼部分泌物。
4. 再次查对。
5. 操作者左手用棉签轻轻拉开下眼睑，嘱患者眼向上看，右手持眼药瓶将药液滴入结膜囊内1滴，嘱患者闭目2～3分钟，用棉签轻轻擦去溢出的药液。
6. 协助患者取舒适卧位。
7. 再次查对。
8. 整理用物，消毒液洗手，观察用药后反应，交代注意事项。

【注意事项】

1. 严格执行"三查七对"。
2. 眼药一人一药，专眼专用，防止交叉感染。传染性眼病患者用物单独消毒处理。
3. 双眼点药时，先点健眼，再点患眼。滴药时，瓶口与眼睑保持1～2cm，避免污染眼药瓶口。
4. 药液不可直接滴于角膜上，以免引起角膜刺激症状。混悬液用前要摇匀。

5.同时滴用数种眼药时，先滴刺激性弱的药物，后滴刺激性强的药物。要有时间间隔，不可同时滴入，一般间隔时间为 10 分钟以上。

6.正常结膜囊的容量为 0.02mL，故滴眼时每次 1 滴，不宜过多，以免药液外溢，造成浪费。

7.散瞳药应注意点眼后压迫泪囊部，以免药液流入鼻腔被吸收，产生全身毒性反应。

8.角膜溃疡、手术后的患者点眼时，动作要轻，勿压迫眼球。

（二）涂眼膏法

【目的及适应证】

1.治疗眼部疾病。延长各种药物在结膜囊内的停留时间，保持疗效。
2.用于眼球突出、眼睑闭合不全、眼部炎症、角膜炎患者，以保护角膜。

【物品准备】

眼药膏、无菌棉签、无菌圆头玻璃棒、弯盘、洗手消毒液。

【操作方法】

1.操作者衣帽整齐，洗手，戴口罩。

2.查对医嘱，核对并确认患者床号、姓名、药名、眼别、腕带及药物的有效期。执行患者告知制度，向患者及家属解释操作目的、配合方法、药物作用及副作用。

3.患者取仰卧或坐位，头稍后仰，向患侧倾斜，以免药物流入对侧眼，引起不良反应。评估眼部情况，棉签擦净眼部分泌物。

4.再次核对。

5.取出无菌玻璃棒，检查有无破损，一端蘸取眼药膏少许。操作者用棉签轻轻拉开下眼睑，嘱患者眼向上看，暴露结膜囊，涂眼药膏于下穹隆部，轻轻提起上睑，遮盖玻璃棒，嘱患者轻轻闭眼，旋转玻璃棒从颞侧轻轻抽出，同时嘱患者转动眼球，使药膏均匀扩散于眼球表面，擦净溢出药膏。

6.协助患者取舒适卧位。

7.再次查对。

8.整理用物，消毒液洗手，交代注意事项。

附：软管法：患者取仰卧位或坐位，头稍后仰，操作者一手用棉签轻轻拉开患者下眼睑，嘱患者眼向上注视，暴露结膜囊，另一手持眼药膏软管直接将眼药膏挤入结膜囊内，轻轻提起上睑，嘱患者轻轻闭眼，用棉签擦净睑缘及睫毛上的眼药膏。

【注意事项】

1.玻璃棒应光滑无破损，避免损伤结膜、角膜。双眼涂眼膏时，每眼各用一个玻璃棒，以免引起交叉感染。

2. 挤眼药膏时，要注意拉开睑缘，管口不可触及眼部，更不可将睫毛粘入结膜囊内。

3. 角膜溃疡、眼球穿通伤、手术后的患者，操作应轻柔，勿压迫眼球。

4. 眼药水与眼药膏同时使用时，应先滴药水后涂药膏。

5. 眼睑闭合不全者，药膏应均匀涂满角膜。

6. 要观察药物的副作用，儿童涂阿托品眼膏要特别注意阿托品的毒性反应。

（三）结膜囊冲洗

【目的及适应证】

1. 眼科手术前清洁消毒结膜囊。

2. 清除结膜囊内的分泌物、异物。

3. 中和、稀释眼部的有害化学物质，如眼部化学性烧伤。

【物品准备】

治疗盘、洗眼壶或冲洗用吊瓶、受水器、消毒棉签、治疗巾、弯盘、冲洗液（生理盐水、3%硼酸液、2%碳酸氢钠液等）。根据需要备表面麻醉剂（1%丁卡因或倍诺喜）。

【操作方法】

1. 操作者衣帽整齐，洗手，戴口罩。

2. 查对医嘱，核对患者床号、姓名、眼别、腕带。执行患者告知制度，向患者及家属解释操作目的、配合方法及注意事项。

3. 查看眼部情况，有分泌物及眼膏者用棉签轻轻擦去。必要时患眼点表面麻醉剂1次。

4. 再次核对。

5. 协助患者取坐位或仰卧位，头稍后仰并向冲洗侧略倾斜，将治疗巾铺于洗眼侧颈部，患者取坐位时受水器紧贴患眼面颊部，仰卧位时受水器紧贴患眼颞侧，由患者自持受水器，以接受流下的液体。

6. 嘱患者轻闭双眼，操作者持洗眼壶或用吊瓶冲洗眼睑及周围皮肤，使患者适应。

7. 用拇指、食指轻轻分开上、下眼睑，充分暴露球结膜、结膜囊，一边冲洗，一边嘱患者向各方向转动眼球。冲洗上穹隆时，嘱患者向下注视，翻转上眼睑；冲洗下穹隆时，轻牵下眼睑，使结膜囊各部分充分暴露，彻底冲洗。

8. 冲洗毕，除去受水器，用消毒棉签擦干眼睑及周围皮肤。嘱患者保持眼部清洁。

9. 再次查对。

10. 协助患者取舒适卧位，向患者说明冲洗后可能出现的情况及注意事项。

11. 整理用物，分类处理，洗手。

【注意事项】

1. 一般冲洗，压力不宜过大，应距离眼球 3 ~ 5cm，切不可直接冲在角膜上。若有角膜溃疡及受伤较重者勿压眼球。

2. 冲洗液的温度为 18℃ ~ 20℃，冬季可加温到 32℃ ~ 37℃。

3. 若有泪囊炎者，应先压迫泪囊，将脓液排出后再冲洗。

4. 小儿假膜性结膜炎的眼部冲洗，要先用蘸生理盐水的棉签抹去假膜后再行冲洗。

5. 化学烧伤的患者，冲洗时压力宜大，应距离眼部 8 ~ 10cm。冲洗前先把各种固体物质取出，再反复冲洗，冲洗时应翻转上下眼睑以充分暴露睑结膜及穹窿结膜。冲洗时间不少于 15 分钟。

6. 眼球穿通伤及深层角膜溃疡患者禁忌冲洗。

（四）泪道冲洗

【目的及适应证】

1. 通过冲洗了解泪道畅通情况，判断有无炎症、狭窄、阻塞及阻塞部位，以协助诊断。

2. 泪囊炎患者借以清洗脓液及注入药物。

3. 内眼手术前常规冲洗。

4. 泪道手术前后常规冲洗。

【物品准备】

治疗盘、泪道冲洗针头、泪点扩大器（必要时用）、受水器、5mL 注射器、弯盘、表面麻醉剂、生理盐水、抗生素眼药水、笔、记录单。

【操作方法】

1. 操作者衣帽整齐，洗手，戴口罩。

2. 查对医嘱，核对并确认患者床号、姓名、眼别、腕带。执行患者告知制度，向患者及家属解释操作目的、配合方法。

3. 患者取坐位或仰卧位，然后将浸润表面麻醉剂的棉签，置于上、下泪点之间，嘱患者闭眼 5 ~ 7 分钟。

4. 再次查对。

5. 嘱患者自持受水器紧贴冲洗侧的面颊部，操作者左手拇指轻拉下睑，充分暴露下泪小点，嘱患者向上看，右手持抽好无菌药液的泪道冲洗针，垂直插入下泪小点 1 ~ 1.5mm，再自水平方向转向鼻侧沿泪小管进入 5 ~ 6mm，触达骨壁后稍退 1 ~ 2mm，左手固定针头，右手缓推冲洗液，取坐位的患者嘱其头稍向前倾。观察冲洗液是否从鼻孔或咽部流出，根据流出液多少、推注冲洗液有无阻力判断通畅情况。

6. 冲洗完毕，点抗生素眼水。

7. 再次查对。

8. 协助患者取舒适卧位，向患者说明冲洗后可能出现的情况及注意事项。

9. 整理用物，分类处理，洗手。

10. 记录冲洗结果。若泪道通畅时，则药液自鼻孔流出或经后鼻孔流入咽部；若药液自原泪点溢出，表明该泪小管阻塞；再自上泪点进行冲洗，记录为上、下泪小点冲洗均原返或下泪点冲洗原返，上泪点冲洗通畅；若只有少量药液流入咽部，大部分药液自上或下泪点溢出，表明泪道狭窄；若针从下泪点进入而上泪点有药液溢出，表明鼻泪管阻塞；若针头达不到骨壁且有逆流，表明泪总管阻塞。

（五）结膜下注射

【目的及适应证】

1. 将药液注射于结膜下，提高药物在眼内的浓度，增强药物作用，并延长药物的作用时间，治疗眼部疾病。

2. 手术后预防感染。

3. 眼球手术的局部浸润麻醉。

【物品准备】

治疗盘、无菌注射器、5 号针头、棉签、眼垫、胶布、表面麻醉剂、注射用药、弯盘、抗生素眼膏。必要时备开睑钩。

【操作方法】

1. 操作者衣帽整齐，洗手，戴口罩。

2. 查对医嘱，核对并确认患者床号、姓名、眼别、腕带、药名、药物的浓度、药物的剂量及药物的有效期。执行患者告知制度，向患者及家属解释操作目的、配合方法、药物的作用及副作用。

3. 评估眼部结膜情况，棉签擦净眼部分泌物，注射部位应避开大血管及手术切口，以免引起结膜下出血。

4. 协助患者取仰卧或坐位，头稍后仰，向患侧倾斜，按点眼药法给患者点表面麻醉剂 2 次。

5. 再次查对。

6. 操作者右手持抽好药液的注射器，左手拇指或食指拉开眼睑（必要时用开睑钩），嘱患者向下方或颞上方注视，将针头与睑缘平行，距角膜缘 5~6mm 处，针头斜坡面向下，背离角膜进针，针头挑起注射部位的结膜，缓慢推注药液，待结膜下药液小泡形成，平行拔针。

7. 再次查对。

8.注射毕，遵医嘱眼部用药，盖眼垫包眼。

9.向患者交代注意事项，协助其恢复舒适体位。

10.整理用物，洗手。

【注意事项】

1.注射前，应向患者做好解释工作，指导患者配合注射，嘱患者不能转动头部和眼球，以免损伤眼球。

2.注射部位可选择穹窿结膜和球结膜，注射时，针头不能朝向角膜或距离角膜太近，以免发生危险。

3.操作轻稳，勿用力过猛，以免损伤巩膜。

4.角膜溃疡患者，勿压迫眼球，以免穿孔。若有眼球震颤，麻醉后可用固定镊固定眼球再行注射。

5.多次注射时可更换注射部位，以免瘢痕粘连。

6.操作中应注意观察进针是否顺利，注意倾听患者感受。

7.注射后应注意观察有无结膜下出血、结膜脱垂至眼睑外等，必要时给予眼垫遮盖。

（六）球后注射

【目的及适应证】

1.药物直接作用于球后组织，以达到扩张血管、降低眼压、术前麻醉和提高药物疗效的目的。

2.适应于睫状神经节的麻醉，眼底病的治疗和发作期青光眼的止痛。

【物品准备】

治疗盘、球后注射器1个、棉签、无菌纱布1块、安尔碘消毒液、注射药物、弯盘。

【操作方法】

1.操作者衣帽整齐，洗手，戴口罩。

2.查对医嘱，核对并确认患者姓名、眼别、腕带、药名、药物的浓度、药物的剂量及药物的有效期。执行患者告知制度，向患者及家属解释操作目的、配合方法、药物的作用及副作用。

3.嘱患者取仰卧位，用安尔碘消毒下睑缘至眶下缘附近的皮肤2遍。

4.再次核对医嘱，确认患者姓名、眼别、腕带、药名及用药方法。

5.操作者站在患者头顶侧，嘱患者向鼻上方注视，左手持一根消毒棉签压眼眶边缘的皮肤，右手持装有药液的球后注射器，在眶下缘中外1/3交界处进针。针头垂直进入皮下 1 ~ 1.5cm 后，再将针头斜向鼻上方，向眶尖方向继续进针。进入 3 ~ 3.5cm 时，有落空感，反抽注射器无回血，缓慢推药。推完药后用干棉签按压针眼，右手缓慢拔出针头。嘱患者闭眼，并盖消毒纱布，用手掌根部轻压眼球 5 分钟，使药液迅速扩散，并防止出血。

6. 再次核对。

7. 整理用物，洗手。

【注意事项】

1. 严格执行无菌操作原则。

2. 消毒皮肤时，棉签蘸取 2/3 药液即可，不能过湿，避免消毒液进入结膜囊内。

3. 操作者要了解球后注射器的长度，进针深度不宜超过 3.5cm。

4. 进针过程中如有明显抵抗感，不能强行进针，以免刺伤眼球。

5. 反抽注射器有回血时，应立即拔针，用纱布间歇压迫止血。如未出现眼球突出，可再次注射。如出现眼睑绷紧，睁开困难，眼球逐渐突出，运动受限，则为球后出血，应单眼加压绷带包扎。2 ~ 3 天后再考虑球后注射。

6. 注射后，患者出现复视或瞳孔散大的现象，可能与药物刺激有关，一般在 4 个小时后，以上症状即可消失。

第四节　防盲治盲

一、盲和低视力的标准

2009 年世界卫生大会（WHA）通过了 WHO 提出的盲及视力损害的新标准（表 1-3），我国于 2010 年中华医学会眼科学会防盲学组的工作会议上建议推广应用。

表 1-3　新的 WHO 盲及视力损害分类标准

分类	日常生活远视力	
	视力低于	视力等于或优于
轻度或无视力损害 0		6/18 3/10（0.3） 20/70
中度视力损害 1	6/19 3.2/10（0.3） 20/63	6/60 1/10（0.1） 20/400
重度视力损害 2	6/60 1/10（0.1） 20/400	3/60 1/20（0.05） 20/400

续表

分类	日常生活远视力	
	视力低于	视力等于或优于
盲 3	3/60 1/20（0.05） 20/400	1/60* 1/50（0.02） 5/300（22/1200）
盲 4	1/60* 1/50（0.02） 5/300（22/1200）	光感
盲 5	无光感	
6	未确定或未具体说明	

* 或 1 米指数

二、常见致盲眼病的防治

　　根据 1980 年以后我国各地陆续进行的盲和视力损伤流行病学调查，估计盲患病率为 0.5%～0.6%，双眼低视力患病率为 0.99%。其主要致病原因依次为白内障、角膜病、沙眼、青光眼、视网膜脉络膜病变等。

　　1. 白内障　是致盲的主要原因，目前在我国盲人中约占半数，且每年新增白内障盲人约 40 万人。因此白内障是防盲治盲工作最优先考虑的眼病，大多数患者通过手术可以恢复到接近正常的视力。

　　2. 沙眼　是最为常见和可以预防的感染性致盲眼病。对于沙眼的防治，"视觉 2020"已制订了"SAFE"（即手术、抗生素、清洁脸部和改善环境）的防治策略。只要积极实施这一防治策略，致盲性沙眼是可以根治的。

　　3. 儿童盲　是"视觉 2020"行动提出的防治重点。主要由维生素 A 缺乏、麻疹、新生儿结膜炎、先天性或遗传性眼病和早产儿视网膜病变等引起。应加强初级眼病保健，如孕期保健、遗传咨询、教育儿童不随意燃放鞭炮及接触利器等，以有效减少先天性或遗传性、外伤性儿童眼病的发生；及时手术"可治疗的"眼病；建立光学和低视力设施。

　　4. 屈光不正和低视力　WHO 估计目前有 3500 万人需要低视力保健服务，我国是近视眼的高发地区。"视觉 2020"行动将通过初级保健服务、学校中视力普查和提供低价格的眼镜，努力向大多数人提供能负担得起的屈光服务和矫正眼镜，以及提供低视力服务。

　　5. 角膜病　角膜病引起的角膜混浊也是我国致盲的主要原因，其中以感染所致的角膜炎症多见。因此，积极防治细菌性、病毒性、霉菌性角膜炎是减少角膜病致盲的重要手段，角膜移植术则是治疗角膜病致盲的有效手段，加强角膜病的防治研究也是减少因角膜病致盲的重要措施。

6. 青光眼　青光眼是我国主要致盲的原因之一。其对视功能的损伤是不可逆的，后果极为严重。通过开展青光眼的筛查和知识普及，可使之早发现、早就诊。大多数青光眼患者通过合理的治疗可终身保持有用的视功能。加强青光眼的诊疗研究，特别是视神经保护的研究，将有助于青光眼致盲的防治。

三、盲和低视力的康复

盲和低视力康复的目的是尽可能地使这些患者过着接近正常人的生活。

对于盲人的康复，应采取个体化的措施，根据需要对适应家庭生活、社会生活、学习、工作等方面进行训练。

对于仍有部分视力的盲人和低视力患者来说，通过使用光学和非光学助视器，可以提高他们的生活质量。光学助视器有近用和远用两种，根据工作、学习及生活的不同需求使用。常用的远用光学助视器为望远镜，以看清远方景物为目的；常用的近用光学助视器有放大镜、眼镜式助视器、电子助视器等。非光学助视器包括大号字印刷品、照明改善、阅读支架及滤光镜等。

声呐眼镜、障碍感应发生器、激光手杖、字声机、触觉助视器等现代科技成果给盲人带来了更大的方便。人工视觉的研究有可能使盲人重建视觉。

盲人的教育和就业也是一个很重要的问题。通过设立盲童学校、给予就业优惠政策，有助于全社会都来关心盲人，使他们能像健康人一样幸福地生活。

思考题

1. 简述房水的循环途径。
2. 简述视觉的传导路径及不同部位损害所致的视力损害。
3. 简述结膜充血与睫状充血的异同。
4. 张女士，30 岁，因眼部不适就诊，医生诊治后患者询问需注意哪些问题？作为眼科门诊护士的你该如何回答？

第二章　眼附属器疾病患者的护理

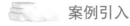 学习目标

1. 掌握睑腺炎、睑板腺囊肿、泪囊炎、结膜炎、斜视的护理评估、治疗要点、主要护理诊断和护理措施。
2. 熟悉睑缘炎、睑内翻、睑外翻、干眼症的护理评估、治疗要点和护理措施。
3. 了解上睑下垂、翼状胬肉的身体状况评估和护理要点。
4. 运用护理程序对常见眼附属器疾病患者进行护理文书的书写。
5. 对常见眼附属器疾病患者进行健康教育和心理护理。

第一节　眼睑疾病患者的护理

案例引入

晨晨是个爱动的男孩，平时喜欢揉眼睛。2 天前发现上眼睑长出一个红红的小疙瘩，今晨发现疙瘩变大，自觉疼痛。

（1）晨晨现存的主要护理问题是什么？

（2）若你作为晨晨的责任护士，应从哪些方面对他进行健康教育。

眼睑病是发生于眼睑部位的疾病，为局部疾病或为全身疾病的一部分，发病部位在皮肤、睑腺、睫毛、肌肉等，包括眼睑的炎症、外伤、肿瘤，以及眼睑的内、外翻，上睑下垂，眼睑先天性畸形等。

一、睑缘炎患者的护理

【概述】

睑缘炎是睑缘皮肤、睫毛毛囊及其腺体的亚急性、慢性炎症，中医称睑弦赤烂。临床上分三型：鳞屑性、溃疡性、眦部睑缘炎。鳞屑性者为睑缘湿疹皮炎，由腺体分泌过多继发感染引起；溃疡性者是睫毛毛囊和睑缘皮肤受葡萄球菌感染所致；眦部睑缘炎为

摩-阿氏（MorAx-Axenfeld）双杆菌所致。此外，睑缘炎也与核黄素缺乏、慢性全身疾病有关。睑缘炎一般病程较长，坚持用药疗效尚好。睑缘炎的发病诱因为理化因素、屈光不正、不良卫生习惯等。

【护理评估】

1.健康史 评估患者是否有屈光不正、视疲劳和营养不良等病史，了解患者最近有无纹眼线或是否使用劣质化妆品，以及平时的卫生习惯等。

2.身体状况 眼睑部常有干痒、刺痛和烧灼感。

（1）鳞屑性睑缘炎 表现为睑缘充血、潮红，睑缘无溃疡或脓点。如长期不愈，可使睑缘肥厚，后唇钝圆，泪小点肿胀、外翻而导致溢泪。

（2）溃疡性睑缘炎 与鳞屑性睑缘炎相似，但症状更为严重，有出血性溃疡及脓疱，并有痂皮覆盖。

（3）眦部睑缘炎 多为双侧，好发于外眦部。表现为外眦部睑缘和皮肤充血、肿胀，并有浸渍、糜烂。

3.心理-社会状况 患者常因疾病反复发作而产生焦虑心理。评估眼部分泌物增多对患者的工作、学习和生活带来的影响。

4.治疗要点 积极除去病因，保持局部清洁；局部使用抗生素及对症治疗。

【常见的护理诊断/问题】

舒适改变：与睑缘炎所致的眼部不适有关。

【护理措施】

1.一般护理 清洁睑缘分泌物。临床常用生理盐水或3%硼酸溶液清洗睑缘，并拭去鳞屑。

2.用药护理 遵医嘱选用敏感抗生素眼药，白天可选0.25%～0.5%硫酸锌滴眼液、0.3%庆大霉素滴眼液、妥布霉素滴眼液等，晚上可涂用抗生素眼膏。

3.病情观察 注意观察泪小点肿胀、阻塞的情况及慢性结膜炎的症状，若出现眼部异物感、畏光、流泪等不适要及时门诊就医。

【健康教育】

指导患者正确眼部用药，清淡饮食，避免辛辣的食物，保持大便通畅；注意个人卫生，不用脏手或不洁毛巾擦眼。

二、睑腺炎患者的护理

【概述】

睑腺炎（hordeolum）又称麦粒肿，是眼睑腺体的急性化脓性感染，中医称针眼。

依其被感染腺体部位的不同，分为外睑腺炎（external hordeolum）与内睑腺炎（internal hordeolum）。发生于睫毛毛囊或其附属的皮脂腺、汗腺感染者，称外睑腺炎；睑板腺感染者，称内睑腺炎。

大多数睑腺炎由葡萄球菌感染引起，其中金黄色葡萄球菌引起的感染最为常见。多见于屈光不正及糖尿病等抵抗力低下的患者。

【护理评估】

1. 健康史 了解患者有无屈光不正、糖尿病、营养不良等慢性病史；了解患者眼睑肿痛的时间、程度，有无全身不适及用药史；了解患者用眼的卫生习惯情况。

2. 身体状况 主要表现为患侧眼睑出现红、肿、热、痛等急性炎症症状，部分患者可伴有同侧耳前淋巴结肿大。如并发眼睑蜂窝织炎或败血症，可伴有发热、寒战、头痛等全身中毒症状。

（1）外睑腺炎 初起时炎症反应集中在睑缘睫毛根部，红肿范围较弥散，有硬结伴压痛，2～3天后化脓，局部皮肤出现脓点，硬结软化，可自行破溃排脓。如感染部位靠近外眦，常引起眼睑及球结膜明显水肿。脓点常溃破于皮肤面（图 2-1）。

（2）内睑腺炎 炎症局限于睑板腺内，眼睑红肿疼痛，肿胀局限于睑结膜面，有硬结，疼痛明显，病程较长。脓点常溃破于睑结膜面（图 2-2）。

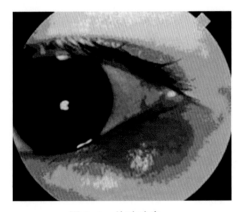 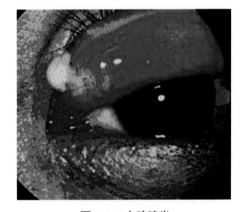

图 2-1　外睑腺炎　　　　　　　　　　图 2-2　内睑腺炎

3. 辅助检查 若将分泌物送检，可发现敏感药物，但临床很少选用。

4. 心理-社会状况 睑腺炎起病较急，疼痛等不适感较强，影响外观，患者较为焦虑，尤其在脓肿未破溃之前，患者易自行挤压或针挑，护士应评估患者对疾病的认知程度。

5. 治疗要点 早期局部热敷，应用抗生素眼药水或眼药膏；重症应全身应用抗生素；脓肿形成后切开排脓。

【常见的护理诊断 / 问题】

1. 疼痛 与眼睑腺体急性感染有关。

2. 潜在并发症 眼睑蜂窝织炎、海绵窦脓毒血栓、全身化脓性感染。

【护理措施】

1. 一般护理 局部热敷。指导患者早期局部热敷，每日 3～4 次，每次 10～15 分钟，有助于炎症消散，缓解疼痛。

2. 用药护理 抗生素应用。指导患者应用抗生素滴眼液及眼膏。重症患者遵医嘱全身应用抑制金黄色葡萄球菌的广谱抗生素，并做脓液或血液细菌学培养及药敏试验，以选择敏感抗生素。

3. 手术护理 切开排脓。脓肿形成未破溃者，应切开引流。外睑腺炎应在皮肤面与睑缘平行切开，使其与眼睑皮纹一致，以减少瘢痕形成；内睑腺炎则在睑结膜面与睑缘垂直切开，以免过多地伤及睑板腺管。脓肿尚未成熟时，不可过早切开及挤压，以免炎症扩散，引起败血症或海绵窦脓毒血栓，危及患者生命。

4. 其他 营养不良、糖尿病、屈光不正患者应进行彻底治疗。儿童、年老体弱者应提高机体免疫力。

【健康教育】

1. 养成良好的卫生习惯，不用脏手或不洁手帕擦眼。

2. 向患者讲解睑腺炎的相关知识，嘱患者在脓肿未成熟前，切忌挤压或用针挑，以免引起颅内及全身感染等并发症。

3. 反复发作者，应增强体质，提高免疫力。应彻底诊治原发病，如慢性结膜炎、睑缘炎或屈光不正等。糖尿病患者应控制血糖。

三、睑板腺囊肿患者的护理

【概述】

睑板腺囊肿（chalazion）通常称霰粒肿，是睑板腺及其周围组织出现的特发性无菌性慢性肉芽肿性炎症，中医称胞生痰核。常见于青少年及中壮年，可单发亦可新旧交替发生，以上眼睑居多，可能与睑板腺分泌功能旺盛有关。

睑板腺囊肿是由于睑板腺分泌旺盛或上皮增生使排出口阻塞，腺体分泌物潴留在睑板内，对周围组织产生慢性刺激引起。

【护理评估】

1. 健康史 评估患者的年龄，了解患者有无睑板腺囊肿反复发作史，是否进行过病理检查及治疗经过等。

2. 身体状况 较小的囊肿可无自觉症状，外观可正常，常在体检时被发现。在眼睑皮下可触及大小不一的结节，无触痛，与皮肤不粘连，相应的睑结膜面呈紫红色充血。囊肿偶可自结膜面破溃，形成肉芽肿，加重摩擦感。较大的囊肿，可引起眼睑皮肤隆起。继发细菌感染时，临床表现与内睑腺炎相似。老年人睑板腺囊肿应警惕睑板腺癌的可能。

3. 辅助检查　对于复发性或老年人睑板腺囊肿，应将切除的标本送病理检查，以排除睑板腺癌的可能。

4. 心理 – 社会状况　对于反复发作者，应注意情绪是否低落、是否对治疗缺乏信心。了解患者及家属对本病的认知程度。

5. 治疗要点　小而无症状的睑板腺囊肿无须治疗。较大者手术刮除。

【常见的护理诊断 / 问题】

有感染的危险：与睑板腺囊肿有关。

【护理措施】

1. 一般护理　病程短、小而无症状的睑板腺囊肿一般不需治疗。

2. 用药护理　稍大的睑板腺囊肿应遵医嘱局部热敷或行穿刺抽出内容物，用糖皮质激素、抗生素行囊肿腔内注射以促进其吸收。如继发感染，处理与内睑腺炎相同。

3. 手术护理

（1）大而有症状的睑板腺囊肿应行睑板腺囊肿刮除术。消毒麻醉后，用镊子夹住囊肿，翻转眼睑，在睑结膜面沿睑板腺走行方向垂直于睑缘做切口，刮净内容物并剪除囊壁。切口不需缝合，局部压迫 5 分钟，结膜囊涂抗生素眼膏，无菌眼垫包扎，隔日撤去，滴抗生素眼药水至反应消失。

（2）老年人的眼睑硬结应与睑板腺癌相鉴别，术后应做病检，以排除睑板腺癌的可能。

【健康教育】

1. 对青少年睑板腺分泌旺盛者，应注意眼部卫生，及时清洁。
2. 老年患者反复发作睑板腺囊肿者应排除睑板腺癌。

四、睑内翻患者的护理

【概述】

睑内翻（entropion）是指眼睑，特别是睑缘部朝眼球方向卷曲的一种位置异常。倒睫（trichiasis）是指睫毛倒向眼球，刺激角膜和球结膜的一种睫毛位置异常。倒睫常与睑内翻同时存在，但也可以只有倒睫而无内翻。

1. 瘢痕性睑内翻　常因睑结膜或睑板瘢痕性收缩而至睑缘内卷，多见于沙眼、结膜烧伤或其他重度结膜炎症。

2. 先天性睑内翻　常见于婴幼儿，多发于下睑内侧。常伴内眦赘皮，即鼻根部发育不够饱满，较平坦，双眼内眦间距较宽的现象。

3. **痉挛性睑内翻** 主要是由于眼轮匝肌持久性痉挛性收缩所致，常见于老年人下眼睑。因老年人睑皮肤松弛，眶内脂肪组织减少，失去了对眼轮匝肌肌纤维收缩的牵制和眼睑的正常支撑作用而引起。

4. **倒睫** 多因睑缘组织炎症性损伤，使睫毛毛囊周围形成瘢痕性收缩所致，常伴有睑内翻。引起睑内翻的各种原因均可导致倒睫。

【护理评估】

1. **健康史** 评估患者有无沙眼、结膜烧伤或其他重度结膜炎症。

2. **身体状况** 主要表现为眼异物感、流泪、疼痛及睑痉挛等角膜刺激症状。

睑内翻与倒睫可造成角膜组织损伤的症状。由于睫毛位置异常，使睫毛长期对角膜和结膜造成摩擦性损伤，终致结膜炎或角膜炎，甚至角膜溃疡，造成严重视力损害。

3. **心理 – 社会状况** 评估患者因眼异物感、流泪、疼痛等不适引起的焦虑情绪，以及本病对患者学习、工作和生活的影响。

4. **治疗要点** 手术治疗，预防感染。

【常见的护理诊断 / 问题】

1. **疼痛** 与睫毛刺激角膜及结膜有关。

2. **潜在并发症** 角膜炎。

【护理措施】

1. **手术护理**

（1）数量少的倒睫可用睫毛镊拔除或行电解倒睫术。

（2）倒睫数量多时，应采用手术方法矫治，如睑板部分切除术（Hotz 术）。该手术适用于老年患者。

（3）先天性睑内翻、轻度睑内翻、倒睫有自愈趋向，不宜急于手术。一般在 5 ~ 6 岁时仍未自愈者应采用手术方法矫治。

2. **用药护理** 应用抗生素预防角膜炎的发生。

3. **睑内翻合并角膜溃疡的同时治疗角膜溃疡。**

【健康指导】

1. 积极治疗白喉性结膜炎、眼化学伤等疾病。

2. 做好沙眼的预防和早期治疗工作，是预防本病的关键。

五、睑外翻患者的护理

【概述】

睑外翻（ectropion）是指眼睑向外翻转离开眼球，使睑结膜常不同程度地暴露在外，常合并睑裂闭合不全，下睑比上睑更常见。睑外翻按其发生原因可分为瘢痕性、麻痹性、老年性、痉挛性四类。

1. 痉挛性睑外翻　由于眼睑皮肤紧张，眶内容充盈，眼轮匝肌痉挛压迫睑板上缘（下睑的睑板下缘）所致。

2. 老年性睑外翻　仅见于下睑，由于老年人的眼轮匝肌功能减弱，眼睑皮肤及外眦韧带也较松弛，使睑缘不能紧贴眼球，终因下睑本身重量下坠而外翻。

3. 瘢痕性睑外翻　由于眼睑皮肤面瘢痕性收缩所致。眼睑皮肤瘢痕可由创伤、烧伤、化学伤、眼睑溃疡、眶骨骨髓炎或睑部手术不当等引起。

4. 麻痹性睑外翻　仅见于下睑，由于面神经麻痹，眼轮匝肌收缩功能丧失，下睑依其本身的重量下垂而形成外翻。

【护理评估】

1. 健康史　评估患者有无烧伤眼睑史，有无面神经麻痹史，有无向下擦泪史，有无先天性眼睑缺损。

2. 身体状况　常有溢泪、畏光、疼痛等症状。轻度仅有睑缘离开眼球，但由于破坏了眼睑与眼球之间的毛细管作用而导致溢泪。重度睑缘外翻，部分或全部睑结膜暴露在外，使睑结膜失去泪液的湿润，最初局部充血，分泌物增加，久之干燥粗糙，高度肥厚，呈现角化。下睑外翻可使泪点离开泪湖，引起溢泪。更严重时，睑外翻常有眼睑闭合不全，使角膜失去保护，导致角膜上皮干燥脱落，易引起暴露性角膜炎或溃疡。

3. 心理-社会状况　睑外翻影响形象，患者容易产生自卑、孤独等心理问题。若因外伤等所致的瘢痕性睑外翻，患者常因一时不能接受突发事件而产生焦虑、恐惧，甚至绝望，或对手术矫正期望值过高等。护士应评估患者的心理状况，了解本病对其学习、工作的影响。

4. 治疗要点

（1）痉挛性睑外翻　可用绷带包扎，使眼睑恢复原位。

（2）老年性睑外翻　轻者应嘱其向上擦泪，以减少或防止外翻加剧。重者手术矫正，以缩短睑缘为原则。

（3）瘢痕性睑外翻　游离植皮术是最常用的方法，原则是增加眼睑前层的垂直长度。

（4）麻痹性睑外翻　关键在于治疗面瘫，依患者睑外翻的病因不同而选择相应的手术方式。

【常见的护理诊断/问题】

1. 自我形象紊乱　与睑外翻影响美观有关。

2. 潜在并发症　暴露性角膜炎、角膜干燥症。

【护理措施】

1. 用药护理　遵医嘱给予眼部抗生素眼药水，防止角膜炎症。

2. 治疗护理　合并睑裂闭合不全者，结膜囊内涂以大量的抗生素眼膏，再以眼垫遮盖。严重睑裂闭合不全者，可用"湿房"，即用透明塑料片或胶片做成锥形空罩覆盖眼上，周围空隙用胶布密封，利用蒸发的泪液保持眼球的湿润；或戴软性角膜接触镜；也可行暂时性睑缘缝合，以保护角膜。

3. 手术护理　术前按外眼手术常规准备，给患者讲解术中配合要点；术后注意保持眼部卫生，避免辛辣刺激饮食，改变不良行为习惯。

4. 心理护理　多与患者交谈，进行心理疏导，应向手术患者简单介绍手术目的、方法，以消除患者对手术的恐惧感，使其正确对待疾病，配合治疗。

【健康教育】

指导患者正确揩拭泪液的方法：用手帕由下眼睑往上揩，以免向下揩拭加重睑外翻。

六、上睑下垂患者的护理

【概述】

上睑下垂（ptosis）系指提上睑肌（动眼神经支配）和 Muller 平滑肌（颈交感神经支配）的功能不全或丧失，以致上睑呈现部分或全部下垂，中医称上胞下垂。轻者遮盖部分瞳孔，严重者瞳孔全部被遮盖，先天性者还可造成重度弱视。

1. 先天性上睑下垂　最常见，是由于提上睑肌发育异常而致其功能减弱，甚至丧失。

2. 后天性上睑下垂　由于动眼神经麻痹或重症肌无力所致。后天性上睑下垂按其病因又可分为动眼神经麻痹性上睑下垂、交感神经麻痹性上睑下垂、肌源性上睑下垂和机械性上睑下垂。

3. 假性上睑下垂　外观上上睑呈下垂状态，但客观检查提上睑肌功能正常，上睑真实的位置也正常，常见于上睑皮肤松弛，上睑缺乏支撑，特发性睑痉挛。

4. 癔症性上睑下垂　为癔症引起，双上睑突然下垂或伴有癔症性瞳孔散大，有时压迫眶上神经可使下垂突然消失。

【护理评估】

1. 健康史　评估患者是否出生时即存在上睑下垂，是否有外伤史、甲状腺肿和颈部手术史。

2. 身体状况

（1）先天性上睑下垂　多为双侧，也可单侧，常伴有眼球上转运动障碍。双眼上睑下垂较明显的患者眼睑皮肤平滑、薄且无皱纹。

（2）麻痹性上睑下垂　多为单眼，常合并有动眼神经支配的其他眼外肌或眼内肌麻痹。

（3）肌源性上睑下垂　多见于重症肌无力症，常伴有全身随意肌容易疲劳的现象。

（4）癔症性上睑下垂　双上睑突然下垂或伴有癔症性瞳孔散大，有时压迫眶上神经可使下垂突然消失。

3. 心理 - 社会状况　患者容易产生自卑、孤独等心理问题。护士应评估患者的心理状况，了解本病对其学习、工作的影响。

4. 治疗要点　病因治疗，手术矫正。

【常见的护理诊断 / 问题】

自我形象紊乱：与上睑下垂影响美容有关。

【护理措施】

1. 病因治疗　针对病因治疗，防止视力减退，改善外貌。

2. 手术护理　先天性上睑下垂应早期手术矫正。尤其单侧下垂遮挡瞳孔者更应争取早期手术，以防形成弱视。

3. 用药护理　肌源性或麻痹性上睑下垂可用三磷酸腺苷、维生素 B_1 或新斯的明，以提高肌肉的活动功能。久治无效时再慎重考虑手术。

【健康教育】

加强宣传教育，早发现早治疗。

第二节　泪器疾病患者的护理

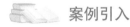 案例引入

女性患者，45 岁，右眼流泪 2 年，泪囊区稍隆起，压迫泪囊有脓液自下泪小点流出。

（1）该患者现存的主要的护理问题是什么？

（2）应如何对其进行健康教育。

【概述】

泪囊炎（dacryocystitis）是泪囊黏膜的卡他性或化脓性炎症，可分为慢性泪囊炎（中医称漏睛）、急性泪囊炎（中医称漏睛疮）和新生儿泪囊炎。临床上以慢性泪囊炎较为常见，急性泪囊炎常发生在慢性泪囊炎的基础上。慢性泪囊炎多见于中老年女性，占 70% ~ 80%。

若鼻泪管狭窄或阻塞，泪液滞留于泪囊内，引起细菌大量繁殖并刺激泪囊内壁黏膜导致感染引起泪囊炎。引起本病的致病菌多为肺炎球菌、链球菌和葡萄球菌等。新生儿泪囊炎是由于鼻泪管下端胚胎性残膜没有退化，阻塞鼻泪管下端所致。

【护理评估】

1. 健康史 了解患者的病情发展史、治疗经过及效果。评估患者有无沙眼、鼻炎、鼻窦炎、鼻息肉等病史及泪道冲洗、泪道探通损伤史。

2. 身体状况 主要症状为溢泪。检查可见内眦部皮肤潮红、糜烂和湿疹，结膜慢性充血，指压泪囊区有大量黏液或黏液脓性分泌物自泪点溢出。分泌物大量滞留时，泪囊扩张，可形成泪囊黏液性囊肿。泪道冲洗时，冲洗液及脓液自上泪点反流。

3. 辅助检查 分泌物涂片染色可鉴定病原微生物，X 线泪道造影检查可了解泪囊的大小及阻塞部位。

4. 心理－社会状况 慢性泪囊炎不直接影响视力，因此，部分患者不够重视，缺乏对其潜在危害的认识。

5. 治疗要点 应用抗生素滴眼液控制感染；进行泪道冲洗；必要时手术治疗，常用的手术方法是泪囊鼻腔吻合术，新开展的有鼻内镜下鼻腔泪囊造口术。

【常见的护理诊断 / 问题】

1. 舒适改变 鼻泪管阻塞导致溢泪。
2. 潜在并发症 角膜溃疡、眼内感染。

【护理措施】

1. 用药护理 慢性泪囊炎早期，指导患者正确使用抗生素滴眼液，每日 4 ~ 6 次，用药前先挤出泪囊内分泌物。

2. 泪道冲洗 应用生理盐水加抗生素进行泪道冲洗，冲至无脓液为止，每周 1 ~ 2 次。

3. 手术护理 做好泪囊鼻腔吻合术、泪囊摘除术或鼻内镜下鼻腔泪囊造口术的围术期护理：①向患者解释手术目的、方式，消除其紧张、恐惧心理。②术前 3 天应用抗生素液冲洗泪道、手术当天冲洗鼻腔，1% 麻黄碱滴鼻，以收敛鼻腔黏膜，利于引流。③术后半卧位，利于伤口积血的引流，减少出血。切口加压包扎 2 天，观察伤口渗血情况，嘱其出血勿咽下。出血量较多时可行面颊部冷敷。手术当天勿进过热饮食。④注意鼻腔填塞物和引流管的正确位置，嘱患者勿牵拉填塞物及用力擤鼻。⑤术后第 3 天开始连续进行泪道冲洗，保持泪道通畅。⑥术后 7 天拆除皮肤缝线，同时拔去引流管，嘱患者定期复查。

4. 急性泪囊炎护理 早期热敷、理疗，全身应用抗生素。脓肿形成后，皮肤触诊有波动感时，应切开排脓，禁忌挤压，尽量保持泪囊壁完整，以备日后做鼻腔泪囊吻合术。脓肿未形成时勿切开。急性炎症消散后，抓紧时间治疗慢性泪囊炎。

5. 新生儿泪囊炎护理 滴抗生素眼药水，自上向下挤压泪囊区，每日数次，以促进残膜破裂。隆起消失说明残膜已破。经上述治疗无效后，可行高压反复冲洗或行泪道探通术。

【健康教育】

1. 提高患者对疾病的认识，及早治疗沙眼、睑缘炎、睑内翻及慢性鼻炎、鼻中隔偏曲等疾病，预防慢性泪囊炎的发生。

2. 积极治疗慢性泪囊炎，预防角膜炎和眼内感染等并发症的发生。

第三节　结膜疾病患者的护理

案例引入

患儿1岁8个月，1个半月前上呼吸道感染，给予头孢治疗好转，2天前出现眼睑红，小儿总用手搓。今早淡黄色的分泌物把眼睛都粘住了，白天分泌物也多。

（1）该患儿现存的主要的护理问题是什么？

（2）如果你是他的责任护士，如何教会患儿母亲正确滴眼药？

结膜表面大部分暴露于外界环境中，容易受各种病原微生物侵袭和物理、化学因素的刺激。正常情况下，结膜组织具有一定的防御能力。当全身或局部的防御能力减弱或致病因素过强时，将使结膜组织发生急性或慢性的炎症，统称为结膜炎（conjunctivitis）。结膜炎是最常见的眼病之一，根据病因可分为微生物性和非微生物性。微生物性结膜炎是最常见的结膜炎，具有传染性，多见于细菌、病毒和衣原体感染。

一、急性细菌性结膜炎患者的护理

【概述】

急性细菌性结膜炎（actlte bacterial conjunctivitis）是由细菌所致的急性结膜炎症的总称，具有传染性及流行性，通常为自限性，病程在2周左右。一般不引起角膜的并发症，预后良好。临床上最常见的是急性卡他性结膜炎和淋球菌性结膜炎。

1. 淋球菌性结膜炎　中医称脓漏眼，由淋球菌或脑膜炎球菌引起，是一种传染性极强、破坏力很大的超急性细菌性结膜炎。新生儿多由患有淋球菌性阴道炎的母体产道感染。成人主要是通过生殖器 - 眼接触传播而感染。

2. 急性细菌性结膜炎　又称"急性卡他性结膜炎"，中医称暴风客热，俗称"红眼病"。多见于春、秋季节，传染性强。常见致病菌有肺炎双球菌、金黄色葡萄球菌、koch-weeks 杆菌等。

【护理评估】

1. 健康史　了解患者有无"红眼病"接触史。新生儿淋球菌性结膜炎患者应了解其母亲有无淋球菌性阴道炎病史。

2. 身体状况

（1）淋球菌性结膜炎 具有潜伏期短、病程进展快、传染性极强的特点。新生儿常于出生后 2～5 天发病，双眼同时受累。表现为眼睑、结膜高度水肿，重者球结膜可突出于睑裂外，可有假膜形成。早期分泌物为浆液性，后转为脓性，不断从睑裂溢出，故称"脓漏眼"。严重病例可并发角膜溃疡、穿孔和眼内炎。患者常伴有耳前淋巴结肿大。成人患者的潜伏期为 10 小时至 2～3 天不等，症状较小儿略轻。

（2）急性细菌性结膜炎 潜伏期 1～3 天，双眼同时或先后发病。患者自觉有明显的灼热感、异物感或伴畏光流泪。视力一般不受影响。检查见眼睑肿胀，显著的结膜充血，严重者可有结膜下出血，眼部有较多的黏脓性分泌物，早晨醒来时上、下睑睫毛常粘在一起。肺炎双球菌、koch-weeks 杆菌感染的结膜炎睑结膜上可出现假膜。

3. 辅助检查 结膜刮片、分泌物涂片可发现相应的病原体及病理改变，必要时还可作细菌培养及药物敏感试验。

4. 心理–社会状况 急性细菌性结膜炎起病急，多数患者因结膜高度充血、分泌物多等而焦虑；缺乏传染性结膜炎的相关防治知识，患病期间易造成家庭成员或群体性传染。因此，应评估患者的情绪状况及对疾病的认知程度等。

5. 治疗要点 冲洗结膜囊，局部或全身应用抗生素，防止交叉感染。

【 常见的护理诊断 / 问题 】

1. 疼痛 与结膜炎累及角膜有关。

2. 潜在并发症 角膜炎症、溃疡和穿孔，与淋球菌感染有关。

3. 有感染传播的危险 与细菌性结膜炎的传染性有关。

【 护理措施 】

1. 结膜囊冲洗 常用生理盐水或 3% 硼酸水冲洗。淋球菌性结膜炎选用 1∶5000 单位青霉素溶液。注意冲洗时使患者取患侧卧位，勿将冲洗液溅入健眼；冲洗时动作要轻，以免损伤角膜；如有假膜形成，应先除去假膜再进行冲洗。

2. 辅助检查 遵医嘱留取结膜分泌物送检细菌培养及药物敏感试验。

3. 用药护理 遵医嘱选用敏感的抗生素滴眼液 2～3 种频繁交替点眼，每 1～2 小时 1 次，睡前涂眼膏。常用药物有 0.25% 氯霉素、0.1% 利福平、0.3% 氧氟沙星眼药水、0.5% 金霉素、0.5% 红霉素眼膏等。淋球菌性结膜炎局部和全身并用大剂量青霉素、头孢曲松钠（菌必治）或阿奇霉素等。

4. 一般护理 严禁包扎患眼。因包盖患眼，分泌物不易排出，并使眼部温度升高，更有利于细菌繁殖，加剧炎症。可局部冷敷或佩戴墨镜以减少光线刺激。健眼可用眼罩保护。

【健康教育】

1. 患者应隔离治疗。勿出入游泳池及公共场所，以免引起流行。

2. 做好消毒隔离。被患眼分泌物污染的医疗器皿应严格消毒，医护人员接触患者前后洗手消毒，避免交叉感染。

3. 注意个人卫生，勿用脏手揉眼，不共用洗脸用具。淋球菌性尿道炎患者，便后应立即洗手。

4. 新生儿出生后常规立即用 1% 的硝酸银滴眼剂或涂 0.5% 的四环素眼膏，以预防新生儿淋球菌性结膜炎和衣原体性结膜炎。

二、病毒性结膜炎患者的护理

【概述】

病毒性结膜炎（viral conjunctivitis）是一种常见的急性传染性眼病，由多种病毒引起，传染力强，在世界各地引起过多次大流行，好发于夏秋季。临床上以流行性角结膜炎、流行性出血性结膜炎最常见。

1. 流行性角结膜炎　中医称天行赤眼暴翳，由腺病毒 8、19、29 和 37 型引起，其中 8 型多见，是一种传染性强、发病急剧的眼病。

2. 流行性出血性结膜炎　中医称天行赤眼，由 70 型肠道病毒引起。传染性极强，可大面积迅速流行。

【护理评估】

1. 健康史　了解患者有无病毒性眼病接触史，或近期有无去过病毒性眼病流行的区域。

2. 身体状况　具有极强的传染性。潜伏期长短不一，流行性角结膜炎潜伏期多为 5～7 天，流行性出血性结膜炎大多在 24 小时内发病，有自限性，一般持续 7～15 天。两眼同时或先后发病，自觉异物感，疼痛，畏光和流泪，分泌物呈水样，眼睑水肿，结膜重度充血或混合充血，睑结膜滤泡增生。部分患者可伴有耳前淋巴结肿大、压痛，甚至出现发热、咽部疼痛等上呼吸道感染症状。流行性角结膜炎的角膜常有浅层点状浸润，需数月或更长时间才能消失。流行性出血性结膜炎可伴有点状、大片状结膜下出血。

3. 辅助检查　结膜刮片见单核细胞增多，培养可分离出病毒。

4. 心理 - 社会状况　患者常因被隔离容易产生孤独、寂寞等心理问题，护士应评估疾病对患者工作学习的影响，了解其家庭、社会支持状况。

5. 治疗要点　以局部抗病毒治疗为主。

【常见的护理诊断 / 问题】

1. 疼痛　与病毒侵犯角膜有关。

2. 有感染传播的危险 与病毒性结膜炎的传染性有关。

【护理措施】

1. 一般护理 生理盐水冲洗结膜囊，局部冷敷和使用血管收缩剂可缓解症状。

2. 用药护理 遵医嘱选用抗病毒药物滴眼：如 0.1% 碘苷、0.1% 阿昔洛韦、4% 吗啉胍等，每小时滴眼 1 次。混合感染者，可酌情滴用抗生素眼药水以防治角膜炎；角膜基质浸润者可考虑使用糖皮质激素，但应掌握使用时间和频度；角膜上皮病变者可选择人工泪液及促进上皮细胞修复的药物。

3. 疫情上报 一旦发现本病，应及时按丙类传染病要求，向当地疾病预防控制中心报告。

4. 其他措施 参照急性细菌性结膜炎。

【健康教育】

1. 防止交叉感染。指导患者及家属做好接触性眼病的隔离，禁止进入公共浴池及游泳池，防止交叉感染。

2. 清淡饮食，避免辛辣刺激食物和饮酒。

三、沙眼患者的护理

【概述】

沙眼（trachoma）是由沙眼衣原体所致的慢性传染性结膜角膜炎，是致盲性眼病之一。因其在睑结膜面形成粗糙不平的沙粒样外观，故称沙眼，中医称椒疮。

沙眼是由 A、B、C 或 Ba 抗原型沙眼衣原体感染结膜、角膜所致。衣原体寄生于细胞内，并形成包涵体，或附于分泌物中，通过直接接触分泌物或污染物而传播。沙眼衣原体耐寒怕热，对紫外线和肥皂水不敏感。−50℃ 以下尚能存活，70℃ 以上的温度、75% 酒精、0.1% 福尔马林或 1% 苯酚能很快将其杀灭。1955 年我国学者汤飞凡和张晓楼首次成功地分离培养出沙眼衣原体。本病的发病率和严重程度与居住条件和个人卫生习惯密切相关。

【护理评估】

1. 健康史 评估患者的生活环境、居住条件与个人的卫生习惯等。

2. 身体状况

（1）症状 潜伏期 5～14 天，幼儿症状隐匿，可自行缓解，成人呈急性或亚急性发作，1～2 个月后转入慢性期，可反复感染，病程可迁延数十年。轻者症状不明显，急性沙眼或病情重者可出现异物感、畏光流泪或黏脓性分泌物。晚期发生并发症时，可严重影响视力，甚至致盲。

（2）体征 急性期在上睑和上穹隆部结膜出现血管模糊充血、乳头（细小红色突起）增生、滤泡（大小不等、排列不齐的黄白色半透明小泡）形成等活动性病变。角膜可出现血管翳，角膜缘滤泡发生瘢痕化改变称为 Herbet 小凹。慢性期乳头、滤泡破坏后，留下灰白色瘢痕，表示沙眼进入退行性病变阶段。

（3）分期与诊断　1979 年我国制定了沙眼的分期方法：

Ⅰ期（进行期）：上穹隆和上睑结膜血管模糊充血，上睑结膜乳头与滤泡并存，有角膜血管翳。

Ⅱ期（退行期）：除活动期病变外，兼有瘢痕形成。

Ⅲ期（完全瘢痕期）：活动性病变完全被瘢痕取代，无传染性。

WHO 要求诊断沙眼时至少符合下述标准中的两条：①上睑结膜 5 个以上滤泡；②典型的睑结膜瘢痕；③角膜缘滤泡或 Herbet 小凹；④广泛的角膜血管翳。

（4）并发症　重症沙眼可引起严重的并发症和后遗症而致盲。如睑内翻及倒睫、上睑下垂与睑球粘连、慢性泪囊炎、眼干燥症、角膜混浊等。

3. 辅助检查　结膜刮片检查可找到包涵体；荧光抗体染色法或酶联免疫法测定沙眼衣原体具有高敏感性和高特异性。

4. 心理 – 社会状况　沙眼患者的心理变化较为复杂，部分患者可因该病病程较长，易复发，对治愈丧失信心；也有部分患者因沙眼症状体征不明显，不能引起足够重视，缺乏坚持治疗的毅力。

5. 治疗要点　以局部应用抗生素滴眼液为主，急性沙眼或重症患者应全身应用抗生素，严重的并发症及后遗症可选择手术治疗。

【常见的护理诊断 / 问题】

1. 舒适改变　眼部刺激症状与其感染程度有关。

2. 潜在并发症　睑内翻、倒睫、上睑下垂、睑球粘连、慢性泪囊炎、眼干燥症、角膜混浊。

【护理措施】

1. 用药护理

（1）局部用药　常用 0.1% 利福平、0.1% 酞丁胺或 0.5% 新霉素滴眼液等滴眼，4 次 / 日，晚上用红霉素眼膏涂眼，疗程至少 1 ~ 3 个月，严重者需用药半年以上。

（2）全身用药　急性沙眼或重症沙眼，可口服多西环素、阿奇霉素、螺旋霉素、红霉素等，要注意药物副作用。

2. 机械疗法　乳头、滤泡较多者可协助医生进行乳头摩擦术或滤泡压榨术。

3. 手术护理　如电解倒睫术、睑内翻矫正术、角膜移植术等参照眼部手术护理常规，并向患者解释手术过程、方法及注意事项，消除患者紧张心理，积极配合治疗。

【健康教育】

1. 加强卫生宣教，注意环境卫生及个人卫生，提倡一人一盆一巾，不用脏手和不洁物擦眼。

2. 病眼分泌物接触过的物品应洗净、煮沸或用75%酒精消毒，同时加强对服务行业的卫生监督管理，以防止交叉感染。

3. 积极治疗现症患者，以控制传染源。

四、免疫性结膜炎患者的护理

【概述】

免疫性结膜炎（immunologic conjunctivitis）是结膜对外界过敏原的一种超敏性免疫反应，又称变态反应性结膜炎。临床上常见春季角结膜炎和泡性角结膜炎两种。春季角结膜炎（vernal conjunctivitis）又名春季卡他，是一种反复发作、季节性、速发型过敏性角结膜病，多在春夏季节发病，可持续5～10年，有自限性，中医称时复目痒。泡性角结膜炎（phlyctenular keratoconjunctivitis）是以结膜角膜疱疹结节为特征的迟发性过敏反应，本病易复发，多发生于儿童及青少年，中医称金疳。

【护理评估】

1. 健康史　了解患者有无接触花粉、烟尘等变应原或在户外活动后有无症状加重等。

2. 身体状况

（1）春季角结膜炎　眼部奇痒、畏光、流泪、异物感，可有大量的黏液性分泌物。按病变部位可分3型：①睑结膜型：上睑结膜呈硬而扁平的肥大乳头，呈铺路石样，球结膜呈典型的暗红色；②角膜缘型：角膜缘充血、结节，外观呈黄褐色或污红色增厚的胶状物；③混合型：上述两种表现同时存在。

（2）泡性角结膜炎　异物感、流泪。如侵犯角膜，有明显的角膜刺激征——刺痛、畏光、流泪及眼睑痉挛。根据病变部位分为：①泡性结膜炎：在睑裂部球结膜上出现灰红色微小结节隆起，其周围结膜有局限性充血，其结节顶部易破溃形成浅表溃疡，愈合后不留瘢痕。②泡性角膜炎：角膜上有灰白色点状浸润，角膜基层受累，愈合后可遗留角膜薄翳。③泡性角结膜炎：在角膜缘及附近球结膜可见单个或多个灰白色小结节，周围结膜充血。如有溃疡形成，愈合后可遗留浅淡瘢痕。

3. 辅助检查　春季角结膜炎结膜刮片示每高倍视野嗜酸性粒细胞大于2个。

4. 心理－社会状况　了解患者因过敏等原因对其工作、学习的影响。

5. 治疗要点

（1）春季角结膜炎　本病有自限性，以对症治疗为主，可局部应用抗组胺药物和肥大细胞稳定剂。症状严重者可结合应用糖皮质激素或2%环孢霉素A滴眼液。

（2）泡性角结膜炎　局部滴用糖皮质激素眼药水，如0.1%地塞米松、0.5%可的松眼药水，一般24小时可缓解。严重者可用地塞米松作球结膜下注射。

【常见的护理诊断 / 问题】

1. 舒适改变 与变态反应导致的眼痛、眼奇痒有关。

2. 潜在并发症 青光眼、角膜感染。

【护理措施】

1. 用药护理 局部应用抗组胺药物，如艾维多；肥大细胞稳定剂，如2%色甘酸钠滴眼液。症状严重者或泡性角结膜炎，可短时间局部应用糖皮质激素如0.1%地塞米松、0.5%可的松滴眼液，或环孢霉素A滴眼液等。

2. 一般护理 避免接触致敏原，保持空气流通，外出戴有色眼镜，减少与光线、花粉的接触及刺激等。

3. 饮食指导 提供清淡、易消化、足够热量的饮食，多补充维生素，加强营养，改善体质。不宜食用鱼、虾、蟹、蛋类、牛奶等易过敏食物。

4. 预防用药 根据发病的季节性和规律性，在发病前1个月提早应用色甘酸钠眼药水，有助于减轻发作症状。

【健康教育】

1. 做好用药护理，提醒患者不能随意使用和停用药物，并告知危害性。长期用药应警惕糖皮质激素性青光眼的发生，注意观察眼痛、头疼和眼压变化。

2. 角膜炎或使用糖皮质激素时，要配合使用抗生素眼药水，以预防继发感染。如角膜受累应选用散瞳剂。

五、翼状胬肉患者的护理

【概述】

翼状胬肉（pterygium）为睑裂区球结膜及结膜下组织的一种慢性炎症性病变，形如昆虫翅翼，中医称胬肉攀睛。常双眼患病，鼻侧多见。地球赤道部和户外工作的人群（如渔民、农民等）发病率较高。

病因尚不十分明确，一般认为是结膜慢性炎症、风沙等因素的长期刺激，引起结膜组织发生变性、增生，或与紫外线照射导致角膜缘干细胞受损有关。

【护理评估】

1. 健康史 了解患者有无慢性结膜炎症病史及工作环境。

2. 身体状况 一般无自觉症状，或仅有轻度异物感，侵及角膜瞳孔区时则可引起视力下降。多发生于鼻侧睑裂部球结膜上，指向角膜的三角形尖端为头部，角膜缘处为颈部，覆盖在球结膜上的为体部。进行性翼状胬肉发展快，组织充血肥厚，其头部前方角膜呈灰白色浸润。静止性胬肉则无明显充血，组织菲薄、光滑，头部前方角膜透明，一般不发展或发展很慢。

3. 心理 – 社会状况 本病的存在不仅影响美观，还会引起视力下降，注意评估本病对患者的工作、学习、生活造成的影响。

4. 治疗要点 小而静止的胬肉不需治疗；如胬肉侵袭瞳孔区影响视力或影响美观者，可进行手术治疗。

【常见的护理诊断 / 问题】

1. 感知紊乱 视力障碍，与胬肉遮盖瞳孔有关。

2. 自我形象紊乱 与胬肉长在睑裂部影响美容有关。

【护理措施】

1. 一般护理 小而静止性的胬肉一般不需手术，但应减少局部刺激，防止其发展，做好病情解释，嘱患者定期复诊。

2. 手术护理 手术治疗的患者，术前向患者介绍手术过程和配合方法，消除其紧张心理；术中应彻底清除胬肉组织；或术后辅以 β 射线照射治疗，或在角结膜创面愈合后局部加用丝裂霉素、盐酸博莱霉素等以防术后复发。

【健康教育】

1. 指导患者尽量避免接触相关的致病因素，户外活动时，可戴防护眼镜，减少风沙、紫外线等对眼部的刺激，积极治疗眼部慢性炎症。

2. 已行手术的患者应注意眼部卫生，定期复查，观察有无胬肉复发。

六、干眼症患者的护理

【概述】

干眼症（dry eye syndrome）又称角结膜干燥症（keratoconjunctivitis sicca），是指泪液分泌数量下降或质量改变而导致泪膜功能异常者。

泪膜对眼表的保护非常重要，泪膜是指通过眼睑的瞬目运动，将泪液均匀覆盖于角结膜表面形成的超薄膜。泪液中水占 98%，还含有免疫球蛋白、葡萄糖、Na、K、Cl 等。泪膜从外至内分别是由水样层、脂质层、黏蛋白层构成，任何一层结构的异常均可导致干眼症。

干眼症的病因很多，主要因泪液质和量或动力学的异常，导致泪膜不稳定和眼表组织病变。临床上通常分为两类：泪液生成不足型和蒸发过强型。

【护理评估】

1. 健康史 了解患者有无沙眼病史或角膜接触镜佩戴史。

2. 身体状况 最常见的症状为干涩感、异物感，其他还有烧灼感、痒感、畏光、视物模糊、容易视疲劳等。

3.辅助检查

（1）泪液分泌试验　正常 10～15mm/min，低于 10mm/min 为低分泌，低于 5mm/min 为干眼。

（2）泪膜破裂时间　小于 10 秒为泪膜不稳定。

（3）角膜荧光素染色、角结膜虎红染色　可观察角膜上皮的缺损和判断泪河的高度，观察干燥失活的上皮细胞。

（4）泪液溶菌酶含量的测定　如溶菌区 < 21.5mm，或含量 < 1200μg/L，则提示干眼症。

（5）泪液的渗透压　有一定特异性，如大于 316mOsm/L，可诊断干眼症。

4.心理 – 社会状况　干眼症是慢性病，需长期用药，患者易产生疲劳从而影响学习、工作。

5.治疗要点　对症治疗，常用人工泪液、泪小点封闭治疗。

【常见的护理诊断 / 问题】

舒适改变：干涩感、异物感，与角结膜缺乏润滑液有关。

【护理措施】

1.用药护理　干眼症是慢性病，要鼓励患者坚持用药，常用的药物有：①泪液成分的替代治疗：滴不含防腐剂的人工泪液；②刺激泪液分泌治疗：环胞素 A 滴眼液。

2.保留泪液　戴硅胶眼罩、湿房镜或用泪小点栓子行泪小点封闭治疗。

3.手术护理　对严重干眼症患者，可行颌下腺导管移植手术。

【健康教育】

1.注意用眼卫生，避免长时间阅读和使用电脑等容易产生视疲劳的因素，避免接触烟雾、风尘和空调环境。

2.屈光不正者，应戴适合度数的眼镜，如角膜接触镜，应选质量较好的护理液。

3.保留泪液，减少蒸发，指导患者用硅胶眼罩、湿房镜，以及用泪小点栓塞等方法。

4.对睑板腺功能障碍患者，指导患者注意眼部清洁。

5.对长期使用电脑者，指导患者科学用眼。

第四节　斜视患者的护理

正常人的眼球运动系统处于完全平衡状态，即便融合功能受到干扰，其双眼仍能维持正常的位置关系，不发生偏斜，成为正视眼。如果两眼有偏斜倾向而又能被融合功能所控制，使斜视不显，并保持双眼单视者，称为隐斜视。如果融合功能失去控制，两眼处于间歇性或经常性偏斜状态时，称为显性斜视。临床上斜视（中医称目偏视）的分类方法很多，根据病因可分为共同性斜视和麻痹性斜视两大类。

一、共同性斜视患者的护理

【概述】

共同性斜视（concomitant strabismus）是指双眼轴分离，并且在向各方向注视时、偏斜度均相同的一类斜视，中医称通睛。

本病病因较复杂，目前认为由于解剖异常，神经支配异常，融合及双眼视功能不全等导致调节与集合失衡；部分患者与遗传有关。

【护理评估】

1. 健康史 询问患者症状出现的时间，伴随症状，以及家族病史。

2. 身体状况 主要表现为眼轴不平行，一眼偏斜；遮盖健眼，眼球运动基本正常；双眼向各方向注视时，斜视角皆相等，即第一斜视角（健眼固视时，斜视眼的偏斜角度）与第二斜视角（斜视眼固视时，健眼偏斜的角度）相等。

3. 辅助检查 较常用的有遮盖法，可确定眼位偏斜的性质及方向，测定不同注视眼位时眼球偏斜的特征，了解眼球运动有无异常。在散瞳下进行屈光检查，常发现斜视患者有屈光不正和弱视；斜视角测量与双眼视功能检查，部分患者有异常视网膜对应。

4. 心理 – 社会状况 患者常因眼位偏斜和视力障碍，对日常社交产生恐惧等。

5. 治疗要点 矫正屈光不正，同时治疗弱视，进行正位视训练。对于经非手术治疗半年后仍然偏斜者，应及时行手术矫正眼位。

【常见的护理诊断 / 问题】

自我形象紊乱：与眼位偏斜、面容受损有关。

【护理措施】

1. 心理护理 通过沟通交流，使患者感受到护士的关心、爱心，解除焦虑、自卑心理。

2. 手术护理

（1）按外眼手术常规准备。为估计术后发生复视的可能性，需做三棱镜耐受试验或角膜缘牵引缝线试验。如可能发生融合无力性复视者，一般不宜手术。

（2）成人共同性斜视只能手术改善外观，要做好耐心细致地解释工作。

（3）术后双眼包扎，使手术眼得到充分休息，防止肌肉缝线因眼球转动而被撕脱。告诉患儿及家属不要自行去掉健眼敷料，或自行观察矫正情况。

（4）观察患者有无恶心、呕吐现象，教其减轻恶心感的方法，如舌尖抵着硬腭等，以缓解症状。严重者遵医嘱给予肌肉注射止吐药物，并告知患者此乃手术牵拉眼肌引起，不必惊慌。

（5）密切观察术后感染症状，如发现分泌物增多，应报告医生，去除敷料，戴针孔镜，并嘱患者自行控制眼球运动，以防缝线撕开。

（6）术后根据医嘱，继续进行弱视及正位视训练，以巩固和提高视功能。

【健康教育】

1. 向患儿家属介绍斜视知识，如斜视治疗效果和治疗年龄直接有关，手术时机不应晚于 6~7 岁。

2. 指导患儿及家属配合训练，力争早日建立正常的双眼视功能。

3. 做好散瞳检查解释和护理，如果使用阿托品散瞳，患者在用药后会感觉畏光、视近物模糊，约 3 周后恢复视力。

二、麻痹性斜视患者的护理

【概述】

麻痹性斜视（paralytie strabismus）是指一条或数条眼外肌完全或不完全麻痹所引起的眼位偏斜，中医称风牵偏视。

麻痹性斜视有先天性因素和后天性因素之分。先天性麻痹性斜视在出生时或出生后早期发生，主要由于先天发育异常、产伤和眼外肌缺失等引起，临床多因代偿性头位引起的两颊不对称，很少出现复视；后天性麻痹性斜视多表现为急性发病，可因头部外伤、炎症、病毒、血管性疾病、肿瘤及代谢性疾病引起。

【护理评估】

1. **健康史** 了解患者有无外伤、感染、肿瘤等病史，有无家族性疾病史。

2. **身体状况** 以单眼发病多见。表现为眼球向麻痹肌作用方向运动时受限，眼球斜向麻痹肌作用方向的对侧；第二斜视角大于第一斜视角，可出现复视。由于复视的干扰，患者常伴有头晕、恶心、呕吐及步态不稳等症状，遮盖一眼后症状消失。为减轻复视症状，患者常出现代偿性头位，头向麻痹肌作用方向偏斜。

3. **辅助检查** 红波片试验法和 Parks 三步法是常用的比较精确的检查麻痹性斜视的方法。

4. **心理–社会状况** 评估患者的年龄、受教育水平、对麻痹性斜视的认知程度和心理障碍程度等。

5. **治疗要点** 先天性麻痹性斜视者如果有代偿性头位和斜视角较大者考虑手术治疗。后天性麻痹性斜视主要是病因治疗和对症处理，对病因消除后药物治疗半年以上无效者可考虑手术治疗。

【常见的护理诊断 / 问题】

舒适改变：复视、眩晕，与眼外肌麻痹有关。

【护理措施】

1. 病因治疗　帮助患者查找病因并进行治疗。

2. 用药护理　药物治疗遵医嘱给予口服或肌内注射维生素 B_1、维生素 B_{12}、三磷酸腺苷、肌苷等，以促进神经功能的恢复；对神经炎和肌炎引起的麻痹性斜视可应用类固醇激素和抗生素。

3. 光学疗法　可采用三棱镜消除复视。

4. 手术护理　手术治疗经过上述治疗 6 个月仍未恢复者，可考虑手术治疗。按眼科手术常规对患者进行护理。

【健康教育】

向患者和家属介绍麻痹性斜视的病因、临床特点等。帮助患者正确对待，合理期望，早期治疗。

思考题

1. 刘女士 3 天前照镜子时发现自己右下眼长出一个米粒大小的肿块，无疼痛感，也没影响视力，滴眼药后未见缓解，心情比较焦急。

请思考：

（1）刘女士目前最主要的护理问题是?

（2）你作为她的责任护士，应为她提供哪些护理措施?

2. 如何对睑腺炎患者进行健康教育以防化脓性海绵状静脉窦炎或栓塞?

3. 如果您是一名上睑下垂患者的责任护士，您将如何对其进行健康指导?

4. 如何对社区群众进行流行性结膜炎的防治知识教育?

5. 张某，男，40 岁，无业，平日爱游泳，几天前应朋友邀请去野外游泳，1 日后觉得自己眼睛特别痒，晨起眼部还有黏液性分泌物，前来本院就医。

请思考：

（1）张先生可能患了什么眼病?

（2）请为其提供相关的健康教育。

第三章　眼球壁疾病患者的护理

学习目标

1. 掌握角膜炎患者的诊断及护理措施。
2. 熟悉葡萄膜炎、视网膜中央动脉及静脉阻塞患者的护理。
3. 了解糖尿病性视网膜病变、弱视及角膜移植手术患者的护理。

第一节　角膜疾病患者的护理

案例引入

男性患者，44岁，电焊工人，主诉：右眼红肿灼痛伴视力下降2天。2天前，工作中不慎有铁屑误入，划伤右眼，未做处理。现门诊查见：右眼视力0.3，右眼眼睑水肿，结膜混合充血，角膜水肿，角膜染色见片状黄绿色。

该患者可初步诊断为何种疾病，需进行哪些护理措施。

角膜炎是我国常见的致盲眼病之一。其分类尚未统一，按病因可分为感染性、外伤性、免疫性、先天异常性及营养不良性角膜炎。其中以感染性角膜炎最为常见，常见的病原体有细菌、真菌、病毒、衣原体等。

角膜炎最常见的症状有眼红、眼痛、畏光、流泪、视力下降。典型体征为睫状充血（或混合充血）、角膜浸润、角膜溃疡形成。

角膜炎的病理变化为致病因素入侵角膜致角膜缘血管网充血，炎性渗出液及炎症细胞进入角膜出现水肿和局限性灰白色的浸润灶，如炎症及时控制，角膜仍能恢复透明。浸润期炎症扩张，可形成角膜溃疡，或留有角膜云翳、角膜斑翳、角膜白斑等瘢痕。若溃疡未能控制，炎症可继续向深层发展，发生角膜穿孔，甚至继发感染而致全眼球炎，最后眼球萎缩导致失明。

角膜炎的治疗原则：积极控制感染，减轻炎症反应，促进溃疡愈合，减少瘢痕形成。

一、细菌性角膜炎患者的护理

【概述】

细菌性角膜炎（bacterial keratitis）为细菌感染角膜所引起的急性化脓性炎症，又称细菌性角膜溃疡，中医称凝脂翳。临床常见的有匐行性角膜溃疡和铜绿假单胞菌（绿脓杆菌）性角膜溃疡两种类型。该病发病前多有角膜外伤史，且具有起病急，发展快，预后较差等特点，如不及时控制感染，可发生角膜穿孔、眼内感染等严重并发症。

【护理评估】

1. 健康史 常见致病菌有表皮葡萄球菌、铜绿假单胞菌、金黄色葡萄球菌等。

（1）了解患者有无角膜外伤史，如异物等划伤或角膜异物剔除术后。

（2）有无慢性泪囊炎、倒睫、糖尿病、营养不良等病史。

（3）有无长期戴角膜接触镜、长期使用糖皮质激素或免疫抑制剂等。

2. 身体状况

（1）症状 发病急，进展快，常在角膜外伤后 1～2 天发病。患眼红、痛、畏光、流泪、异物感、视力下降等症状明显，可伴较多的脓性分泌物。铜绿假单胞菌性角膜溃疡症状剧烈，进展更为迅速，若未能及时控制，可数天内导致全角膜坏死、穿孔。

（2）体征

①匐行性角膜溃疡：患眼眼睑肿胀，混合充血或睫状充血。早期角膜病变部位出现灰白色或黄白色浸润，逐渐形成溃疡。溃疡周围浸润，其边缘向周围和深部呈匐行状扩展（图 3-1），溃疡表面有白色分泌物附着。大量炎性产物渗入前房，形成前房积脓，脓液多呈黄白色。若未能及时控制，毒素渗入前房可导致虹膜睫状体炎，出现角膜后沉着物（图 3-2）、瞳孔缩小、虹膜后粘连等体征。

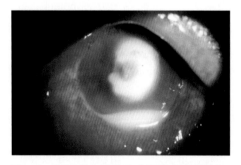
图 3-1 匐行性角膜溃疡（可见前房积脓）

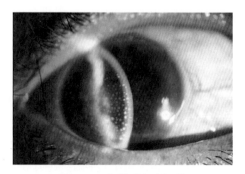
图 3-2 角膜后色素沉着

②铜绿假单胞菌性角膜溃疡：患眼眼睑高度充血水肿，混合充血，病灶呈灰白色浸润并迅速扩大，角膜组织坏死脱落后形成大面积溃疡，其表面附有大量黄绿色不易拭去的分泌物，前房出现淡绿色积脓。严重者，1～2 天内溃疡可波及全角膜，导致角膜坏

死、穿孔。

3.心理－社会状况　角膜炎起病急，进展快，疼痛剧烈，视力下降明显，患者易产生紧张、焦虑、绝望等情绪，对其工作、生活造成影响。

4.辅助检查　角膜溃疡刮片、镜检可发现致病菌。细菌培养和药物敏感实验，可以明确病因和指导治疗。

5.治疗要点　积极控制感染，促进溃疡愈合，减少并发症。

【常见的护理诊断／问题】

1.疼痛　与角膜炎症的刺激有关。

2.潜在并发症　角膜溃疡、穿孔、眼内炎及全眼球炎，与严重角膜溃疡有关。

3.感知改变　视力下降，与角膜溃疡有关。

4.焦虑　与担心疾病进展快，预后差有关。

5.知识缺乏　缺乏防治细菌性角膜炎的相关知识。

【护理措施】

1.一般护理　保证充分休息、睡眠，要提供安静、舒适的环境，病房要适当遮光，避免强光刺激。外出应佩戴有色眼镜或眼垫遮盖。合理饮食，多食富营养，易消化，多维生素 A 的饮食，如肝脏、胡萝卜等。

2.用药护理

（1）抗感染　积极抗感染治疗，常规行细菌培养和药物敏感试验，及时调整用药。常选用 0.3% 妥布霉素、0.3% 氧氟沙星等。急性期选择高浓度的抗生素滴眼液，每 15～30 分钟滴眼 1 次。严重者可同时全身应用抗生素。革兰阳性球菌性结膜炎常选用头孢唑林钠、万古霉素；绿脓杆菌性结膜炎首选多黏菌素。

（2）散瞳　并发虹膜睫状体炎者，应予以 1% 阿托品滴眼液或眼膏散瞳，防止虹膜后粘连。滴药时需注意压迫泪囊，防止吸收中毒。

3.手术护理　药物治疗无效，接近或已经穿孔，眼内容物脱出者，可考虑施行治疗性角膜移植。

4.心理护理　介绍角膜炎的防治知识，消除其紧张、焦虑心理。教会患者提高自我护理及安全意识，避免意外伤害。

5.其他辅助护理　局部应用胶原酶抑制剂，可减轻角膜溃疡的发展。口服维生素 C、维生素 B 可促进溃疡愈合。局部热敷、眼垫包盖有助于炎症吸收及保护溃疡面。

【健康教育】

1.预防角膜外伤，如有外伤，及时就诊。

2.角膜异物剔除时应严格无菌操作。

3.严格管理 1% 荧光素钠及 0.5% 丁卡因滴眼液，定期消毒，避免铜绿假单胞菌污染。

4. 戴角膜接触镜者，应注意无菌操作，避免角膜划伤。

5. 滴眼药时动作要轻柔，勿压迫眼球。告知患者勿用力大便、咳嗽和打喷嚏，避免增加腹压。深层角膜溃疡，后弹力层膨出者，采用绷带加压包扎，必要时应用降眼压药物。

二、单纯疱疹病毒性角膜炎患者的护理

【概述】

单纯疱疹病毒性角膜炎（herpes simplex keratitis，HSK）是由单纯疱疹病毒 Ⅰ 型感染引起的非化脓性角膜炎症，中医称聚星障。任何年龄均可发生，多见于青壮年，单眼多见，病程长，易反复感染，居角膜病致盲率的首位。

【护理评估】

1. 健康史 多见于单纯疱疹病毒 Ⅰ 型感染，其原发感染常发生于幼儿时期。

（1）了解发病前患者有无上呼吸道感染等发热病史。

（2）有无长期使用糖皮质激素、免疫抑制剂等病史。

（3）询问有无发病前存在疲劳、饮酒等诱因。

（4）询问患者反复发作史及用药情况。

2. 身体状况

（1）原发感染 多见于 6 个月至 5 岁的小儿，幼儿发病前多有发热、耳前淋巴结肿大、唇部皮肤疱疹等表现，往往有自限性。体征可见：眼睑疱疹滤泡性结膜炎或点状、树枝状角膜损害。

（2）复发感染 主要见于成年人，一般病程长，愈后如遇疲劳、酗酒、上呼吸道感染等诱因可复发。患眼可有眼红、眼痛、畏光、流泪、视力下降等。常见病变部位的体征有：①树枝状角膜炎：为最常见的类型，初起患眼角膜上皮呈灰白色点状浸润，排列成簇，继而形成小水泡，破裂后相互融合成表浅的树枝状角膜溃疡（图 3-3），愈后极少留下瘢痕。②地图状角膜炎：患眼反复发作，致使病灶向四周及基质层扩散，形成不规则的，形如地图的角膜溃疡（图 3-4）。③盘状角膜炎：病灶表面粗糙，基质层水肿增厚，呈圆盘状、弥漫性、边界清晰的灰白色浸润，称盘状角膜炎（图 3-5）。伴发虹膜睫状体炎时，在水肿区角膜内皮面出现沉积物（KP）。病程可长达数月。轻者愈后留有瘢痕，重者可发生角膜基质坏死、穿孔（图 3-6）。

3. 心理 – 社会状况 该病因反复发作，病程较长，影响视功能，患者易出现烦躁及悲伤等心理表现。应注意加强对患者及其家人、朋友对本病的认知程度的评估，给予更多的支持、理解和帮助。

4. 辅助检查 如角膜上皮刮片可见多核巨细胞、病毒包涵体，角膜病灶分离可培养出单纯疱疹病毒，酶联免疫法可发现病毒抗原，分子生物学方法如 PCR 可检测角膜、房水及泪液中的病毒 DNA 等。

5.治疗要点 积极进行抗病毒治疗，减少并发症。

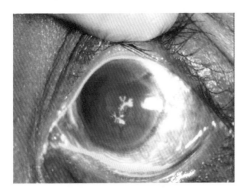

图3-3 树枝状角膜炎

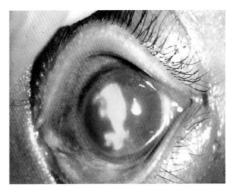

图3-4 地图状角膜炎

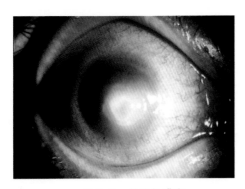

图3-5 盘状角膜炎

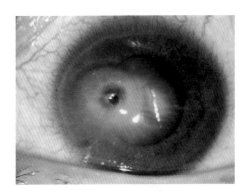

图3-6 角膜穿孔

【常见的护理诊断/问题】

1.疼痛 与角膜的炎症刺激有关。

2.潜在并发症 角膜溃疡、穿孔等，与反复发作有关。

3.感知改变 视力下降，与角膜溃疡有关。

4.焦虑 与担心疾病进展快，预后差有关。

5.知识缺乏 缺乏防治细菌性角膜炎的相关知识。

【护理措施】

1.一般护理 注意休息，多食富含维生素、蛋白质的饮食，保持二便通畅，减少继发感染。

2.用药护理

（1）抗病毒 常用药物有0.1%阿昔洛韦滴眼液、0.1%碘苷滴眼液或眼药膏。急性期每1~2小时滴眼1次，晚上涂眼膏。对于盘状角膜炎，在使用抗病毒药物的同时，一般应局部加用糖皮质激素。树枝状和地图状角膜炎禁用糖皮质激素，否则会使感染扩散，甚至发生角膜穿孔。

（2）**散瞳**　并发虹膜睫状体炎者，应予以1%阿托品滴眼液或眼膏散瞳，防止虹膜后粘连。滴药需注意压迫泪囊，防止吸收中毒。

3. 手术护理　药物治疗无效，接近或已经穿孔，眼内容物脱出，可考虑施行治疗性角膜移植。

4. 心理护理　介绍病毒性感染的发病特点，要求患者在生活中尽量减少疲劳、饮酒等诱发因素，消除其悲伤、焦虑心理。

【健康教育】

1. 避免疲劳、饮酒、情绪紧张等诱发因素，合理进行健身运动，增强体质，以降低复发几率。

2. 清淡饮食，二便通畅。

3. 反复发作者，可适当采用传统医药进行调节。

三、真菌性角膜炎患者的护理

【概述】

真菌性角膜炎（fungal keratitis）是由真菌感染引起的角膜炎，中医称湿翳。由于广谱抗生素和糖皮质激素的广泛应用，近年来在我国，真菌性角膜炎的发病率呈明显升高趋势。本病的发病特点有起病缓，病程长，自我感知症状轻，但预后差，因其可反复发作，致盲率较高。

【护理评估】

1. 健康史

（1）多见于夏秋农忙季节，有植物叶片擦伤角膜病史。

（2）有长期使用抗生素及糖皮质激素史。

2. 身体状况

（1）**症状**　病程进展缓慢，自觉症状较轻，早期可有眼部异物感、轻度疼痛、畏光、流泪等，后期主要以视力下降为主。

（2）**体征**　结膜混合充血，角膜病变初期

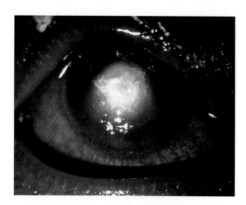

图 3-7　真菌性角膜溃疡

在局部形成灰白色的浸润灶，一周或更长时间后形成溃疡，可有少量黏液性分泌物。溃疡形状不规则，表面粗糙而隆起，似灰白色牙膏样或苔垢样（图3-7）。溃疡周围有向四周蔓延的浸润，呈伪足状，可形成所谓的卫星灶，也可伴有前房积脓。如不及时治疗，易发生真菌性眼内炎。

3. 心理 - 社会状况　患者早期因症状较轻，未能引起重视，导致后期视力下降，易

引起紧张、焦虑甚至悲观绝望的情绪。

4. 辅助检查　角膜溃疡刮片检查可见到真菌菌丝。共焦显微镜可直接发现病原微生物。

5. 治疗要点　积极控制感染，促进溃疡愈合，必要时做角膜移植。

【常见的护理诊断 / 问题】

1. 疼痛　与角膜的炎症刺激有关。

2. 潜在并发症　角膜溃疡、穿孔、眼内炎及全眼球炎，与严重角膜溃疡有关。

3. 感知改变　视力下降，与角膜溃疡有关。

4. 焦虑　病程长，视力下降明显，导致患者产生焦虑情绪。

5. 知识缺乏　缺乏防治真菌性角膜炎的相关知识。

【护理措施】

1. 一般护理　注意休息，多食富含维生素、蛋白质的饮食，保持二便通畅，减少继发感染。对病灶在表面麻醉下做清除处理，刮除溃疡面坏死组织，并用 5％ 碘酊烧灼。

2. 用药护理

（1）抗感染　积极抗真菌治疗，常选用 0.2％ 氟康唑滴眼液、0.25％ 两性霉素 B 滴眼液等。每 0.5 ～ 1 小时滴眼 1 次。

（2）散瞳　予以 1％ 阿托品滴眼液或眼膏散瞳。

3. 手术护理　药物治疗无效，接近或已经穿孔，眼内容物脱出，可考虑施行治疗性角膜移植。

4. 心理护理　介绍真菌性角膜炎的防治知识，消除其紧张、焦虑心理。

【健康教育】

1. 在农业生产活动中，要注意预防角膜外伤，如有外伤应及时就诊。

2. 避免长期局部应用激素和抗生素药物。

四、角膜移植手术患者的护理

角膜移植术是一种采用同种异体的透明角膜替代病变角膜的手术。根据角膜取材的厚薄，可分为板层角膜移植术和穿透性角膜移植术。

【适应证】

1. 板层角膜移植术是采用部分厚度的角膜进行移植的手术方法。适用于角膜病变未累及角膜全层，其内皮功能正常者，如浅表性角膜病变（包括瘢痕、营养不良等）。

2. 穿透性角膜移植术采用全层透明角膜代替全层混浊角膜的手术方法。适用于角膜白斑、圆锥角膜、角膜变性和营养不良、角膜严重的化脓性感染等疾病。

【护理措施】

1. 术前护理

（1）术前准备　按内眼手术常规做好术前准备。

（2）眼部检查　包括视功能检查、眼压、泪道冲洗、结膜、角膜及心电图、血糖等。

（3）预防感染　术前 3 天滴抗生素滴眼液，每天 6 次。

（4）降低眼压　术前半小时快速静脉滴注 20% 甘露醇 250mL。

（5）缩瞳　术前滴 1% 毛果芸香碱滴眼液，每隔 15 分钟 1 次，连续 3~4 次，使瞳孔保持在 2mm 左右，便于术中缝合。

2. 术后护理

（1）参照内眼术后护理常规。

（2）术后双眼包扎取仰卧位，术眼可戴硬性眼罩避免受压。

（3）手术 24 小时后，每天换药。

（4）密切观察眼压、角膜植片和伤口等病情变化，尤其是角膜感染和角膜排斥反应征象。

（5）术后应静脉滴注地塞米松，要坚持足量、规则用药和缓慢停药的原则，并注意有无眼压升高等药物副作用。

【健康教育】

1. 定期复查　嘱患者如果出现眼红、眼痛、畏光、流泪、视力突然下降，要立即到医院就诊。

2. 坚持用药　嘱其严格按医嘱使用散瞳剂、降低眼压药物等，不可随意停药。

3. 卫生和休息　术后 3 个月内要特别注意眼部卫生和休息，1 年内要注意保护角膜移植片，避免剧烈运动，不进游泳池，不要用力揉眼和眼部热敷。

第二节　葡萄膜疾病患者的护理

葡萄膜疾病指的是病变部位在虹膜、睫状体、脉络膜的疾病，以葡萄膜炎症最为常见。葡萄膜炎是一种多发于青壮年的眼病，种类繁多，病因复杂，在致盲眼病中占有重要地位。

根据发病部位的不同，葡萄膜疾病分为前葡萄膜炎、中间葡萄膜、后葡萄膜炎和全葡萄膜炎。其中，虹膜和睫状体常同时发炎，总称为虹膜睫状体炎。以下重点以虹膜睫状体炎讲述。

【概述】

虹膜睫状体炎（iridocyclitis）为虹膜炎和睫状体炎的总称。

　　根据病因，本病可分为感染性和非感染性两大类。感染性多由细菌、病毒、真菌等引起感染所致。非感染性又分为外源性和内源性，外源性以外伤和手术损伤继发为主，内源性主要是以免疫反应为主。

　　本病的发病特点有：多发于青壮年，病程长，易反复发作，疗效较差。

【护理评估】

　　1. 健康史　在病史上，应主动了解以下两点：

　　（1）了解有无虹膜睫状体炎反复发作史。

　　（2）有无外伤、感染、全身免疫性疾病病史及诊治经过。

　　2. 身体状况

　　（1）症状　眼红、眼痛、畏光、流泪和视力下降。

　　（2）体征　睫状充血或混合性充血，角膜后沉着物，呈点状、羊脂状，色素性 KP，房水闪辉，严重时可有前房积脓，瞳孔缩小，对光反射迟钝，散瞳后部分后粘连不能散开，瞳孔呈梅花状或不规则状。

　　3. 心理 – 社会状况　若与全身免疫相关性疾病有关，则病程长，疗效较差，易引起患者紧张、焦虑甚至悲观绝望的情绪。

　　4. 辅助检查　如血常规、血沉、抗 O、类风湿因子等，病原学检查可查见病原体。

　　5. 治疗要点　立即抗炎散瞳，防止虹膜后粘连；全身用药，治疗原发疾病。

【常见的护理诊断 / 问题】

　　1. 感知改变　视力下降，与角膜后沉着物、房水混浊等体征有关。

　　2. 舒适改变　眼痛，与眼部炎症有关。

　　3. 焦虑　与视力障碍、眼睛疼痛和疾病的治疗效果有关。

　　4. 潜在并发症　并发性白内障、继发性青光眼等。

【护理措施】

　　1. 一般护理

　　（1）饮食宜清淡，注意蛋白质与维生素的搭配，忌生肥厚辣食物。

　　（2）室内光线宜柔和，户外活动注意避免强光刺激。

　　2. 用药护理

　　（1）尽快散瞳　及时充分散瞳是治疗本病的关键。局部常用后马托品或阿托品眼膏，效果不理想者可结膜下注射散瞳合剂（1% 阿托品、1% 可卡因和 0.1% 肾上腺素等量混合）0.1 ~ 0.2mL，在瞳孔未散开的部位进行注射。散瞳剂可避免虹膜后粘连，防止并发症；可解除瞳孔括约肌和睫状肌痉挛，减轻疼痛；可增加睫状前动脉供血，改善血液循环，促使炎性渗出物吸收。

　　（2）抗感染　糖皮质激素可抑制炎症反应。常用 0.5% 醋酸可的松、0.1% 地塞米松滴眼液滴眼，一般不宜反复给予糖皮质激素结膜下注射，避免给患者带来痛苦和并发症。病情严重者可口服或静脉应用糖皮质激素。同时，注意血压、眼压的变化。

3. 心理护理　耐心向患者解释病情及治疗、预后的情况，使之消除紧张、焦虑情绪，积极配合治疗。

【健康教育】

1. 向患者及家属介绍本病的常见病因、预防措施、预后及药物的副作用。
2. 嘱其用药期间观察视力、眼压的变化，及时复诊。
3. 嘱其生活规律，加强锻炼，增强体质，改善全身状况。

第三节　视网膜疾病患者的护理

一、视网膜中央动脉阻塞患者的护理

【概述】

视网膜中央动脉阻塞（central retinal artery occlusion，CRAO）是指视网膜中央动脉或其分支阻塞使其供给营养的视网膜由于缺血、坏死从而导致不同范围或程度的视力损害，中医称络阻暴盲。常与高血压、糖尿病及动脉硬化等全身性疾病有关。

本病的典型表现有：视力突然丧失，后极部视网膜呈乳白色浑浊，黄斑区有樱桃红斑。

【护理评估】

1. 健康史　血流动力学因素是本病的主要原因。如视网膜血流迟缓，血液稠度和凝集性增高；血浆蛋白质量的改变，如巨球蛋白症；血液成分的改变，如红细胞增多症、白血病等；血管的改变，如高血压、动脉硬化、静脉周围炎、糖尿病等。以上各种因素，往往互相影响。

2. 身体状况

（1）症状　患眼突发无痛性完全失明或视野大范围缺损。

（2）体征　患眼瞳孔散大，直接对光反射极度迟缓，间接对光反射存在。视网膜混浊水肿，呈苍白色或乳白色。黄斑中心凹呈"樱桃红斑"（图3-8），这是本病的典型体征。视网膜血管变细，偶见视网膜出血。数周后，视网膜水肿消退，樱桃红斑消失，遗留苍白色视盘和细窄的视网膜动脉。

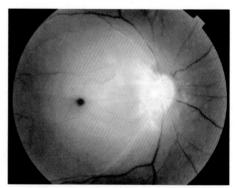

图3-8　视网膜中央动脉阻塞

3. 心理-社会状况　本病起病急，进展快，视功能下降迅速，患者易产生紧张、焦

虑、绝望等情绪，对其工作、生活造成影响。

4. 辅助检查 视野、眼底荧光造影、眼电生理检查。

5. 治疗要点 迅速扩张血管，恢复血供，降低眼压。

【常见的护理诊断 / 问题】

1. 感知改变 突然视力丧失或视野缺损，与视网膜动脉阻塞有关。

2. 自理缺陷 与视力骤降甚至丧失有关。

3. 恐惧 与视力突然下降或视野缺损有关。

4. 潜在并发症 视神经萎缩等，与病情严重、治疗不及时有关。

【护理措施】

1. 一般护理 嘱患者饮食清淡，忌烟酒。将生活用品固定放置摆放，方便患者取用，防止跌倒等意外发生。

2. 用药护理 本病为眼科第一急症，一旦确诊应立即配合医生对患者进行救治。

（1）平躺，流量吸氧并检测生命体征 白天每小时吸 10 分钟，吸入 95% 氧气和 5% 二氧化碳混合气体，晚上每 4 小时吸入 10 分钟。

（2）扩张血管 立即吸入亚硝酸异戊酯或舌下含化硝酸甘油片；球后注射山莨菪碱，注射后需间断按压注射点 5 ~ 10 分钟。

（3）降低眼压 按摩眼球，每次按摩至少 15 分钟。

3. 心理护理 介绍本病的发病特点及预后转归，消除其紧张、恐惧心理。

【健康教育】

1. 如有高血压、糖尿病、冠心病、高血脂、动脉粥样硬化等患者，应定期去相应专科随访。

2. 生活规律，饮食合理，适度活动，避免劳累及精神刺激。

3. 家庭自备常用的扩血管、降压药物。

二、视网膜中央静脉阻塞患者的护理

【概述】

视网膜中央静脉阻塞（retinal vein occlusion，RVO）是以视网膜中央静脉迂曲，沿静脉分布区域的视网膜呈大片火焰状浅层出血、水肿及渗出为主要特征，可严重损害视功能，中医称络损暴盲。根据阻塞部位不同，本病可分为总干阻塞、半侧阻塞和分支阻塞。

【护理评估】

1. 健康史

（1）询问患者有无高血压、高血脂、动脉硬化、糖尿病等全身性疾病。

（2）询问视力下降的时间及诊疗经过。

2. 身体状况

（1）**症状** 视力不同程度下降，或兼有视物变小、变形等。

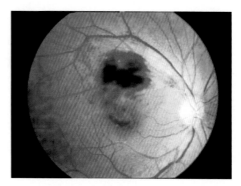

图 3-9 视网膜中央静脉阻塞

（2）**体征** 视网膜静脉扩张、迂曲，视网膜水肿，视网膜火焰状或片状出血（图 3-9），视盘水肿。临床上分为缺血型与非缺血型，缺血型的病变及预后比非缺血型严重。①非缺血型：静脉扩张、迂曲较轻，视网膜有点状及火焰状出血，可有轻度的视盘水肿及黄斑水肿，视力下降不显著。荧光造影显示视网膜循环时间延长，毛细血管渗漏，少有无灌注区。②缺血型：视网膜有明显的出血水肿，静脉显著扩张，可见棉绒斑。荧光造影显示有广泛的毛细血管无灌注区。发病 3 ~ 4 个月内 60% 以上出现虹膜新生血管。黄斑囊样水肿（CME）和新生血管形成是视力损害的主要原因，视力常在 0.1 左右。

3. 心理 – 社会状况 本病起病急，视功能下降迅速，患者易产生紧张、焦虑、绝望等情绪。

4. 辅助检查 视野、眼底荧光造影检查。

5. 治疗要点 积极进行激素治疗，必要时采用视网膜光凝或玻璃体切割术。

【常见的护理诊断 / 问题】

1. 感知改变 与视力突然下降、陌生环境有关。

2. 自理缺陷 与视力骤降甚至丧失、视野缺损有关。

3. 恐惧 与视功能障碍有关。

4. 潜在并发症 新生血管性青光眼、玻璃体积血，与病情严重或治疗不及时有关。

【护理措施】

1. 一般护理

（1）饮食宜清淡，低盐、低脂肪、忌辛辣肥厚食物。

（2）嘱家属在患者视力未恢复期间协助患者生活护理。

2. 用药护理

（1）应用抗凝剂 每日检查凝血时间，以免出现全身性出血。

（2）改善微循环治疗 丹参、葛根素等。

（3）营养神经 弥可保、胞磷胆碱、磷酸肌酸钠等。

3. 手术护理 玻璃体积血者应考虑玻璃体切割术。术前 3 天常规点抗生素滴眼液，按医嘱点散瞳剂，便于检查眼底。术前 1 小时必须充分散大瞳孔。术后半流质饮食 1 ~ 2 天，以后根据患者的具体情况改为普通饮食；安静卧床休息 1 周，避免活动，以减少出血。玻璃体注气或注油的患者为帮助视网膜复位和防止晶状体混浊应采取低头或俯卧位，待气体吸收后改为正常卧位。告知患者和家属保持正确体位的重要性，以取得配合，保证疗效。术后患眼继续散瞳至少1个月。

4.其他辅助护理 激光治疗可减少毛细血管渗漏，预防新生血管形成，防止玻璃体积血。

5.心理护理 介绍本病的发病特点及预后转归，消除其紧张、恐惧心理。

【健康教育】

1. 如有高血压、糖尿病、冠心病、高脂血症等患者，应定期去相应的专科随访。
2. 生活规律，饮食合理，适度活动，避免劳累及精神刺激。
3. 传统医药在全身性疾病导致视网膜出血方面有一定效果。

三、中心性浆液性脉络膜视网膜病变患者的护理

【概述】

中心性浆液性脉络膜视网膜病变（central serous chorioretinopathy，CSC）是以黄斑部及其附近出现局限性、浆液性神经上皮的脱离为特征的常见的眼底病变，国内临床上常简称"中浆"，中医称视瞻有色。本病多见于青年及中年男性，多为单眼发病，有自愈和复发倾向。

【护理评估】

1.健康史

（1）询问患者有无精神紧张和过度疲劳等诱发因素。

（2）询问患者是否有全身性感染、过敏性疾病、外界寒冷影响等因素。

2.身体状况

（1）症状 患者可骤然发觉视物模糊，视野中心似有淡影阻挡，视物可有变形、变小的感觉，存在不同程度的视力障碍。

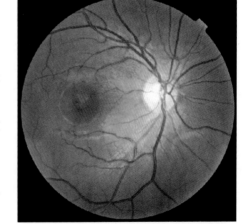

图3-10 中心性浆液性脉络膜视网膜病变

（2）体征 经眼底检查，轻者仅见后极部视网膜呈闪烁不定的反光，中心凹光反射略为弥散。重者可见黄斑区视网膜有圆形隆起的盘状脱离，其边缘有反光轮（图3-10），黄斑中心凹光反射消失。数周后盘状脱离区有黄白色渗出点。

3.心理-社会状况 本病起病急，视功能下降迅速，患者易产生紧张、焦虑、绝望等情绪。

4.辅助检查 眼底荧光造影。

5.治疗要点 减少诱发因素，合理采用药物和激光治疗。

【常见的护理诊断／问题】

1. 感知改变 与视功能障碍有关。

2. 恐惧 与患者及家属对本病的发生、预后认识不足有关。

3. 潜在并发症 黄斑功能退变，新生血管形成。

【护理措施】

本病确切的发病原因不明，有自愈倾向，多数可以自行缓解，亦可反复发作，迁延不愈。

1. 一般护理

（1）饮食宜清淡，宜食用富含维生素的新鲜蔬果。

（2）加强休息，注意用眼卫生，劳逸结合。

2. 用药护理 目前缺乏针对性的有效的药物治疗。

3. 手术护理 玻璃体切割术。

4. 其他辅助护理 光凝治疗可以缩短病程，有助于视力的恢复，但并不能减少或预防复发。

5. 心理护理 介绍本病的发病特点及预后转归，消除其紧张、恐惧心理。

【健康教育】

1. 避免烟酒刺激、过度疲劳等诱发因素。

2. 传统医药在治疗黄斑病变中有一定效果。

四、糖尿病性视网膜病变患者的护理

【概述】

糖尿病性视网膜病变（diabetic retinopathy，DR）是指在糖尿病的病程中引起的视网膜循环障碍，从而造成一些毛细血管无灌注区的局限性视网膜缺氧症，是糖尿病引起失明的主要并发症，中医称消渴目病。我国人群发病率约1%。其主要表现为视网膜血管的出血、渗出等视网膜微血管病变，是一种具有特异性改变的眼底病变。

临床上根据是否出现视网膜新生血管为标志，将没有视网膜新生血管形成的糖尿病性视网膜病变称为非增殖性糖尿病性视网膜病变，有视网膜新生血管形成的称为增殖性糖尿病性视网膜病变。

【护理评估】

1. 健康史 询问患者糖尿病史及诊疗经过。

2. 身体状况

（1）症状 多数患者有糖尿病多饮、多尿、多食和体重下降等全身症状，早期局部可无自觉症状，随着病情进展，渐有视物模糊、视物变形、眼前黑影飘动等。

（2）体征　眼底检查，根据眼底表现分为单纯期和增殖期。单纯期可见微动脉瘤、视网膜毛细血管闭塞，有斑点状出血、硬性渗出、棉绒斑、视网膜及黄斑水肿；增殖期还可见视网膜新生血管及视网膜大片出血，出血量多还可引起玻璃体混浊、积血，形成灰白增殖条索，与视网膜相牵，发生增殖性病变（图 3-11）。

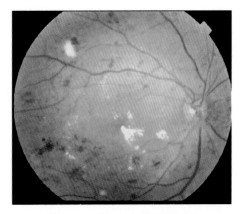

图 3-11　糖尿病性视网膜病变

3. 心理－社会状况　本病病程较长，易反复发作，患者易产生紧张、焦虑等情绪，影响个人生活和工作。

4. 辅助检查　眼底检查、眼底荧光造影。荧光素眼底血管造影有助于诊断和判断眼底病变的严重程度。造影可见多种异常荧光形态，如微动脉瘤呈点状强荧光，毛细血管扩张、渗漏，出血遮蔽荧光，毛细血管无灌注区及视网膜新生血管象等。

5. 治疗要点　积极治疗原发疾病，合理采用药物和激光治疗，减少出血和渗出。

【常见的护理诊断 / 问题】

1. 感知改变　与视力下降或丧失及陌生环境有关。

2. 自理缺陷　与视力减退、视野缺损有关。

3. 恐惧　与视功能障碍有关。

4. 潜在并发症　新生血管性青光眼、玻璃体积血、黄斑水肿，视网膜脱离等，与病情严重或治疗不及时有关。

【护理措施】

1. 一般护理

（1）宜根据原发病情况，遵医嘱采用糖尿病饮食，积极控制原发病。

（2）加强休息，注意用眼卫生，劳逸结合。

2. 用药护理

（1）全身用药　遵医嘱全身用药，糖尿病性视网膜病变的根本治疗是治疗糖尿病，原则上应当首先将血糖控制到正常或接近正常水平。

（2）局部用药　应用改善微循环，营养神经等药物。

3. 手术护理　玻璃体积血长期未能吸收，视网膜脱离，黄斑裂孔等出现时，应采取相应的手术治疗。

4. 其他辅助护理　光凝治疗是目前治疗糖尿病性视网膜病变较有效的方法。

5. 心理护理　鼓励患者积极治疗原发病，同时加强专科治疗，帮助患者树立治疗信心，消除其悲观、焦虑心理。

【健康教育】

1.介绍糖尿病及糖尿病视网膜病变的发生发展、治疗目的、治疗配合等相关知识。
2.坚持糖尿病饮食，规律生活，增强体质。
3.嘱患者定期复诊检查眼底，警惕并发症的发生。

五、视网膜脱离患者的护理

【概述】

视网膜脱离（retinal detachment）是指视网膜神经上皮层与色素上皮层之间的分离，中医称视衣脱离。可分为孔源性、牵拉性及渗出性三类。多与患者高度近视、外伤、局部病变或遗传有关。

孔源性视网膜脱离最常见，主要是由于视网膜变性或玻璃体的牵拉使视网膜神经上皮层发生裂孔，液化的玻璃体经此裂孔进入视网膜神经上皮层和色素上皮层之间形成视网膜脱离。多见于高度近视、白内障摘除术后无晶体眼、老年人和眼外伤者。牵引性视网膜脱离是因增殖性玻璃体视网膜病变的增殖条带牵拉而引起的视网膜脱离。渗出性视网膜脱离是由于脉络膜渗出所致的视网膜脱离，又称浆液性视网膜脱离。

【护理评估】

1.健康史 孔源性视网膜脱离应重点评估患者的年龄，有无高度近视、白内障摘除术后无晶体眼和眼外伤病史。渗出性视网膜脱离应评估患者有无中心性浆液性脉络膜视网膜病变、葡萄膜炎、后巩膜炎、恶性高血压及特发性葡萄膜渗漏综合征等疾病。牵引性视网膜脱离应评估患者有无玻璃体积血、糖尿病、高血压病史。身体状况重点询问患者有无眼前闪光感或眼前黑影飘动，密切注意视野缺损的部位和视力减退状况。

2.身体状况

（1）症状 多数患者突然发病，常有闪光感、飞蚊症、视力突然下降或眼前黑影遮挡等症状。

（2）体征 眼底检查见新发生的球形脱离，视网膜为灰白色或暗灰色；稍久后，出现波浪状起伏，且可随眼球的转动而略现飘动；脱离区内常可发现视网膜圆孔或撕裂孔（图3-12）。脱离时间较长的视网膜进一步发生退行性变和视网膜周围增殖，可见视网膜透明度明显减低，呈灰色，且常呈皱褶样或叠峦状外观，视网膜上裂孔可被遮盖而不见。

3.心理-社会状况 本病起病急，视力下降明显，患者易产生紧张、焦虑等情绪，影响

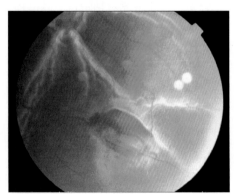

图3-12 视网膜脱离

个人生活和工作。

    4. 辅助检查 眼底检查，眼底荧光造影。

    5. 治疗要点 及时采用手术治疗，减少并发症。

【常见的护理诊断/问题】

    1. 感知改变 与视力突降有关。

    2. 自理缺陷 与视力减退、视野缺损有关

    3. 恐惧 与视功能障碍有关。

【护理措施】

    1. 一般护理 加强休息，注意用眼卫生，避免外伤及剧烈运动。

    2. 用药护理 目前，没有明确有效的药物，可以长期服用地黄丸、驻景丸等中药。

    3. 手术护理 手术护理是较为有效的手段，但视网膜复位不一定恢复其视功能。

    （1）术前护理 ①一般按内眼手术护理常规进行术前准备。②术前充分散瞳，详细查明视网膜脱离区及裂孔是关键。若病程短并且视网膜积液较多，不易查找裂孔时，嘱患者卧床休息，必要时双眼包扎，使眼球处于绝对安静状态，2～3日后再检查眼底。③静卧休息，并使裂孔区处于最低位，防止脱离范围加大。

    （2）术后护理 ①双眼包扎，安静卧床休息1周，避免活动，以减少出血。玻璃体注气或注油的患者为帮助视网膜复位和防止晶状体混浊应采取低头或俯卧位，待气体吸收后改为正常卧位。告知患者和家属保持正确体位的重要性，以取得配合，保证疗效。②术后患眼继续散瞳至少1个月。玻璃体注气患者如出现眼痛应及时给予止痛药或降眼压药，必要时适当放气。

    4. 心理护理 鼓励患者积极治疗，树立治疗信心，消除其悲观、焦虑心理。

【健康教育】

    1. 高度近视患者应避免剧烈运动，以及长时间面对电脑、电视等。

    2. 中老年人存在闪光感，飞蚊症等应及时就医。

    3. 嘱患者定期复诊检查眼底，警惕并发症的发生。

第四节　弱视患者的护理

【概述】

    弱视（amblyopia）是眼科临床常见的儿童眼病，眼部内外没有器质性病变而最佳矫正视力达不到正常者称为弱视。弱视与斜视有密切关系，多在婴幼儿时期发病，发病率为3%左右。根据病因可分为斜视性弱视、屈光参差性弱视、形觉剥夺性弱视、屈光不正性弱视、先天性弱视。

【护理评估】

1. 健康史

（1）了解患者有无斜视、屈光参差、先天性白内障等病史。

（2）了解患者母亲怀孕期间病毒感染的情况。

（3）了解患者有无弱视等家族遗传史。

2. 身体状况

（1）症状　多见于婴幼儿，患眼视力差且无法有效矫正至该年龄段的正常视力。

（2）体征　①拥挤现象：分辨排列成行的视标较分辨单个视标差。②旁中心注视：由于视力下降严重导致中心凹失去注视能力。

3. 心理 – 社会状况　患者家属缺乏对本病知识的了解，产生焦虑、紧张情绪。

4. 辅助检查　视功能检查、验光、视觉诱发电位检查。

5. 治疗要点　及早诊断，及时治疗。

【常见的护理诊断 / 问题】

1. 感知改变　与弱视、未能建立双眼立体视觉有关。

2. 知识缺乏　与缺乏弱视的防治知识有关。

3. 有外伤的危险　与视功能障碍有关。

【护理措施】

1. 一般护理

（1）合理饮食，多食富营养、易消化、多维生素 A 的饮食，如肝脏、胡萝卜等。

（2）适当接收外界光线刺激。

2. 常用的护理措施

（1）遮盖疗法　遮盖疗法是目前最有效的治疗方法，可以清除由于刺激注视眼而造成的对弱视眼的抑制作用。若患者单眼弱视健眼遮盖，双眼弱视则交替遮盖。遮盖法也可以分为完全性遮盖或部分性遮盖，前者是指全日遮盖（睡眠时可以去除，但在起床后立即盖上），后者是指每天遮盖数小时。

（2）压抑疗法　利用过矫或欠矫镜片及每天点滴阿托品以压抑主眼功能，弱视眼则戴正常矫正镜片看远或戴过矫镜片看近。

3. 心理护理　耐心向家长解释弱视的治疗和保健知识，使患儿和家长配合治疗。

【健康教育】

1. 向患儿家属详细解释弱视的危害性、治疗方法及可能发生的情况等，得到及时有效的护理措施。

2. 选择容易适应患者且易被患者长期接受的弱视训练方法。

3. 优生优育政策的宣讲，增强婚前体检、孕前体检的意识，减少先天异常的发生。

思考题

1. 作为值班护士，细菌性角膜炎患者入院后，应如何采集患者的病史资料并做出正确的护理评估？

2. 单纯疱疹病毒性角膜炎常见的临床体征有哪些？

3. 虹膜睫状体炎有何发病特点，如何根据其发病特点有针对性的采集患者的病史资料？

4. 视网膜中央动脉阻塞的患者急诊入院后，采用的护理措施包括哪些内容？

5. 糖尿病性视网膜病变常见的眼底改变有哪些？

6. 针对弱视患儿常用的护理措施有哪些？

第四章　眼球内容物疾病患者的护理

 学习目标

1. 掌握急性闭角型青光眼、年龄相关性白内障患者的诊断及护理措施。
2. 熟悉开角型青光眼、糖尿病性白内障、近视患者的诊断及护理。
3. 了解远视、散光、老视患者的护理。

第一节　青光眼患者的护理

案例引入

　　女性患者，51 岁，下午 4 点因家庭矛盾，自觉一过性头眼胀痛，稍后自行缓解。夜间辗转不眠，夜 11 点右眼剧烈胀痛，伴同侧头痛，呕吐 1 次，次日起床后发现右眼胀痛明显，视物模糊，遂入院急诊。查见：右眼视力光感，角膜水肿，前房变浅，瞳孔 6mm，眼压 T+2。初诊：右眼急性闭角型青光眼急性发作期。
　　1. 能诱发急性闭角型青光眼发作的诱因有哪些？
　　2. 请制定患者入院后的护理计划。

　　青光眼（glaucoma）是以病理性眼压增高所导致的视神经凹陷性萎缩和视野缺损为特征的眼病。病理性眼压增高是其主要危险因素。青光眼是致盲的主要眼病之一，若能及早进行正确的诊治和护理，多数患者可避免失明。

　　眼压是眼球内容物作用于眼球内壁的压力，亦称眼内压（intraocular pressure）。一般将正常人的眼压值定义在 10～21mmHg（1mmHg=0.133kPa）范围。正常眼压具有双眼对称，昼夜压力相对稳定等特点，即 24 小时眼压波动范围≤ 8 mmHg（1.06kPa），双眼眼压差≤ 5mmHg（0.66kPa）。一般来讲，眼压升高是引起视神经及视野损害的重要因素，但视神经对眼压的耐受程度有很大的个体差异。在临床上，部分患者的眼压已超过统计学的正常上限，长期随访观察并不出现视神经损害和视野缺损，称为高眼压症；也有部分患者眼压在正常范围内，却发生了青光眼典型的视神经萎缩和视野缺损，称为正常眼压性青光眼。因此，高眼压并不都是青光眼，正常眼压也不能排除青光眼。

正常眼压对维持正常的视功能起着重要作用。眼压的稳定性主要通过房水的产生与排出之间的动态平衡来维持。房水生成率、房水通过小梁网流出的阻力和上巩膜静脉压是影响眼压高低的主要因素。对青光眼的治疗和护理也要遵循这一规律，或增加房水排出，或减少房水生成，以达到降低眼压，保存视功能的目的。

根据前房角的形态、病因及发病机制、年龄等因素，将青光眼分为原发性青光眼、继发性青光眼和先天性青光眼三大类。根据眼压升高时前房角的开放状态，原发性青光眼又分为闭角型青光眼和开角型青光眼。

一、急性闭角型青光眼患者的护理

【概述】

急性闭角型青光眼（acute angle-closure glaucoma，ACG），是由于前房角突然关闭，导致眼压急剧升高，以伴有相应症状和眼前段组织的改变为特征的眼病，中医称绿风内障。青光眼是致盲的主要眼病之一，多见于 50 岁以上女性，男、女发病比约为 1:2。可双眼同时或先后发病，与遗传因素有关。

【护理评估】

1. 健康史 具有遗传倾向的解剖变异是本病的主要因素，包括眼轴短，角膜小，前房浅，房角窄及晶状体较厚、位置靠前等。常见的诱发因素有情绪激动，暗室停留时间过长，局部或全身应用抗胆碱类药物等。它们均可使瞳孔散大，周边虹膜膨隆，与小梁网接触后导致房角关闭，诱发闭角型青光眼急性发作。

2. 身体状况 急性闭角型青光眼有以下几个不同的临床阶段（分期），不同的病期各有其特点。

（1）临床前期 当一眼已被确诊为本病，另眼具有前房浅、房角狭窄等解剖因素，但尚未发作，则该眼即为临床前期；或两眼虽均未发病，但有家族史且存在前房浅，做激发试验可使眼压升高者，亦称临床前期。

（2）前驱期（先兆期） 表现为一过性头眼胀痛或反复多次的小发作，多出现在傍晚时分。症状表现为轻度的眼胀痛伴偏头痛、视力减退、鼻根部酸胀等，体征见轻度睫状充血、角膜轻度雾状混浊、眼压略高等，休息后上述症状、体征可自行缓解。

（3）急性发作期 起病急，表现出典型的急性闭角性青光眼的身体状况。

症状：突然发作剧烈的眼胀、眼痛，伴剧烈的头痛、恶心、呕吐。有时易被误诊为胃肠道疾病、颅脑疾病等。视力迅速下降，甚至仅留光感。

体征：①眼睑水肿，混合充血或伴球结膜水肿。②角膜水肿，呈雾状或毛玻璃状，角膜内皮可有色素性 KP。③瞳孔中等散大，呈竖椭圆形（图 4-1），对光反射迟钝或消失，有时可见局限性后粘连。④虹膜因水肿而纹理不清，后期可留有萎缩区。⑤前房极浅，周边部前房几乎完全消失，房角镜检查可见房角完全关闭。⑥眼压升高，可高达

50mmHg 以上，指测眼压时眼球坚硬如石；高眼压缓解后，症状减轻或消失，眼前段常留下永久性组织损伤，如角膜后色素沉着、虹膜节段性萎缩及色素脱落、晶状体前囊下点状或片状灰白色混浊（青光眼斑）。以上又称急性闭角性青光眼三联征，有诊断意义。

（4）间歇期 小发作缓解后，房角重新开放，症状和体征减轻或消失，不用药或仅用少量缩瞳剂就能将眼压维持在正常范围内，但瞳孔阻滞的病理基础尚未解除，遇到诱发因素可再次急性发作。

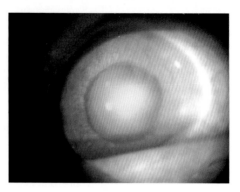

图 4-1 瞳孔竖椭圆形散大

（5）慢性期 急性大发作或反复小发作后，急性期的症状未全部缓解，迁延转为慢性，周边虹膜与小梁网发生房角广泛粘连（通常＞180°），小梁网功能严重损害，眼压中度升高，视力进行性下降。

症状：慢性期的早期仍有轻度眼痛、眼胀、视物不清等症状，以后则症状消失或仅有轻度眼胀。

体征：①此期早期仍有急性发作的体征，但程度较轻，以后则充血等均消退，仅遗留虹膜萎缩、瞳孔开大、青光眼斑。如急性发作时无上述体征，则虹膜和瞳孔正常。②房角发生粘连，如粘连范围达 1/2～2/3 房角圆周时，房水排出受阻，眼压升高。③早期视乳头尚正常，当病情发展到一定阶段时，视乳头逐渐出现青光眼性病理性凹陷及萎缩。④早期视野正常，后期出现青光眼性视野缺损，视野缺损逐渐进展，最后完全失明而进入绝对期。

（6）绝对期 绝对期时视力完全丧失。此期是指眼压持续升高过久，眼组织特别是视神经遭到严重破坏，视力已降至无光感且无法挽救的晚期。

3. 心理 - 社会状况 急性闭角型青光眼发病急骤，眼痛、眼胀、视力下降等症状明显，导致患者担心其预后，产生紧张、焦虑、暴躁、恐惧、绝望等不良情绪。

4. 辅助检查 眼压检查、前房角镜检查有相应的阳性体征。可疑患者可利用激发试验辅助诊断，如暗室试验或暗室加俯卧试验、饮水试验等。暗室试验：即在暗室内，患者清醒状态下，静坐 60～120 分钟，然后在暗光下测眼压，如测得的眼压比试验前升高＞8mmHg，则为阳性。进一步的检查有：眼底彩照、OCT 检查、视野检查等。

5. 治疗要点 积极降压，以手术治疗为主，越早诊断、治疗，效果越好。

【常见的护理诊断 / 问题】

1. 疼痛 眼痛伴偏头痛，与眼压升高有关。

2. 感知改变 视力障碍，与眼压升高致角膜水肿、视网膜及视神经损害有关。

3. 知识缺乏 缺乏急性闭角型青光眼的相关防治及护理知识。

4. 焦虑 对青光眼的预后缺乏信心，担心预后不良。

【护理措施】

1.一般护理　保证充分休息、睡眠，要提供安静、舒适的环境，病房要适当遮光，避免强光刺激。饮食宜选择清淡易消化的食物，保持大便通畅，不宜吸烟及服用浓茶、咖啡和辛辣等刺激性食品。

2.用药护理

（1）拟副交感神经药（缩瞳剂）　使瞳孔缩小，房角开放，从而降低眼压。常用药以1%～2%毛果芸香碱为代表，每隔5～10分钟1次，瞳孔缩小，眼压降低后，改为1～2小时1次。每次点药后应压迫泪囊区数分钟。如果出现恶心、呕吐、腹痛、肌肉抽搐等症状，应及时停药，严重者可用阿托品解毒。

（2）碳酸酐酶抑制剂　能通过减少房水生成而降低眼压。常用药为乙酰唑胺，服用后可出现口周及手脚麻木，停药后症状即可消失。此药可引起尿路结石、肾绞痛、血尿及小便困难等副作用故不可长期服用。若发生上述症状，应嘱患者停药，并多次少量饮水。

（3）β肾上腺能受体阻滞剂　通过抑制房水生成而降低眼压。常用0.25%～0.5%噻吗洛尔滴眼液，每日滴眼2次。注意心率变化，对心脏房室传导阻滞、窦性心动过缓和支气管哮喘者禁用。

（4）高渗剂　本类药能提高血浆渗透压，吸收眼内水分，使眼压迅速下降，但作用时间短，常用甘露醇注射液250mL快速静脉点滴。对年老体弱或有心血管疾病者，应注意呼吸及脉搏变化，以防发生意外。本类药物可使颅内压降低，部分患者可出现头痛、恶心等症状，故用药后宜平卧休息。

3.手术护理　手术是治疗急性闭角型青光眼唯一根治的办法。其目的是打通阻塞，建立房水向外引流的新通道。根据房角开放的情况可选择周边虹膜切除术、激光虹膜切开术，或滤过性手术如小梁切除术等。按内眼手术患者的常规护理做术前准备。术后第1天开始换药，注意询问患者有无眼痛，观察术眼切口、滤过泡形成和前房形成的情况。对于前房形成迟缓合并低眼压者应加压包扎。为预防炎症反应，可遵医嘱使用散瞳剂。

4.心理护理　医护人员根据青光眼患者性情急躁、易激动的特点，做好患者的心理疏导，指导患者掌握放松技巧，如深呼吸、静坐放松，缓解急躁、紧张、焦虑的心理，积极配合治疗及护理。

5.其他辅助护理　重视神经保护性治疗，神经营养药物可起到一定的保护视神经的作用。必要时可给予止吐、镇静、安眠药物。

【健康教育】

1.有家族史者，或眼科检查前房浅、房角窄者应密切观察眼压，指导患者及家属学会自我监测病情，一旦出现眼痛、头痛、虹视、视力下降等症状者要及时到医院诊治，以便早期诊断与治疗。

2. 对已确诊的患者，说明坚持用药，定期复查的重要性。

3. 减少诱发因素，保证充足的睡眠，避免情绪激动（如过度兴奋、忧郁等），避免黑暗环境中停留时间太久，不看或少看电视。

4. 避免短时间内饮水量过多（一次饮水量＜300mL 为宜），以免加重病情或引起发作。

5. 嘱家属重视严重视功能障碍的患者，外出应有家人陪同，防止发生意外。

二、开角型青光眼患者的护理

【概述】

开角型青光眼（open-angle glaucoma，OAG）是一种因眼压升高而导致视神经损害、视野缺损，终至失明的眼病，亦称慢性单纯性青光眼，中医称青风内障。其特点是发病隐匿，进展缓慢，发作时眼压虽然升高，但房角始终是开放的。患者多见于 20～60 岁者，男性略高于女性，多双眼发病。

病因不十分明确，一般认为，本病由于房水排出的通道病变，使房水排出的阻力增加所致。主要原因有小梁网内皮增生水肿，使间隙变窄或消失，或 Schlemm 管变性等阻滞房水外流，导致眼压升高。

治疗原则是控制眼压升高，防止或延缓视功能进一步损害。以药物治疗为主，无效时再进行手术。亦有主张滤过性手术可作为首选的治疗手段。

【护理评估】

1. 健康史 患者多有青光眼的家族遗传史。应询问有无糖尿病、心血管疾病、近视眼及视网膜静脉阻塞等病史。

2. 身体状况

（1）症状 本病发病隐匿，早期自觉症状不明显或无自觉症状，多至晚期出现视野缩小、视力减退等视功能严重损害时才被发现。

（2）体征

①眼压：早期眼压不稳定，波动大，测定 24 小时眼压曲线有助于诊断。24 小时眼压差≥ 8mmHg，激发试验发现阳性体征。随着病情发展，眼压可为轻度或中度升高，一般不出现突然增高的急性发作。

②视野改变：典型的早期视野改变为旁中心暗点、弓形暗点。随着病情发展，可出现鼻侧阶梯、环形暗点、向心性缩小，晚期仅存颞侧视岛和管状视野。部分患者有色觉改变。开角型青光眼除视野改变外还损害黄斑功能，出现获得性色觉障碍、视觉对比敏感度下降等。

③眼底改变：视盘生理凹陷进行性扩大和加深；杯盘比（C/D）＞ 0.6（图 4-2）；双眼凹陷不对称，C/D 差值＞ 0.2；视乳头上或其周围浅表线状出血，视网膜神经纤维层缺损。

眼压升高、视乳头损害、视野缺损是开角型青光眼的三大诊断指标。只要其中的两项为阳性，房角是开放的，即可诊断为开角型青光眼。

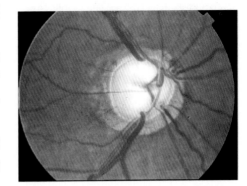

3.心理－社会状况 开角型青光眼起病隐匿，造成的视功能损害较为严重，可影响患者的工作和生活，使患者表现出焦虑、烦躁心理，并因担心预后视力恢复不理想而悲观。

4.辅助检查 24小时眼压测定、眼压描记、饮水试验、Goldmann 视野计超阈值静点检查、对比敏感度检查、视觉电生理检查等。

图4-2 开角型青光眼眼底杯盘比扩大

5.治疗要点 控制眼压升高，防止或延缓视功能进一步损害。以药物治疗为主，无效时再进行手术治疗。

【常见的护理诊断／问题】

1.感知改变 视野改变，与眼压升高、视神经纤维受损有关。

2.焦虑 与担心疾病预后不良有关。

3.知识缺乏 缺乏与开角型青光眼相关的防治知识。

4.自理能力缺陷 与视神经损害导致视力和视野改变有关。

【护理措施】

1.一般护理 充分休息、睡眠，要提供安静、舒适的环境；饮食宜选择清淡易消化的食物，保持大便通畅。

2.用药护理 可首选 β－肾上腺能受体阻滞剂。如用一种药物不能控制眼压，可联合用药。

（1）缩瞳剂 常用1%～2%毛果芸香碱眼药水滴眼，3～4次／天。

（2）β-肾上腺能受体阻滞剂 常用0.25%～0.5%噻吗洛尔眼药水滴眼，每日2次。通过抑制房水生成而降低眼压。

（3）碳酸酐酶抑制剂 常用乙酰唑胺，服用后出现口周及手脚麻木，停药后症状即可消失。此药可引起尿路结石、肾绞痛、血尿及小便困难等副作用，故不可长期服用。

3.手术护理 药物治疗不理想者，可选用氩激光小梁成形术。

4.心理护理 向患者介绍有关本病的防治知识，协助患者树立积极治疗疾病、战胜疾病的信心。

【健康教育】

1.有开角型青光眼家族史者，嘱患者定期检查，便于及时发现病情，及早诊断与治疗。

2.告知患者遵医嘱坚持用药和按时复诊，方便医生了解眼压和视功能变化，及时调整治疗方案。

3. 开角型青光眼经治疗后，即使眼压得以控制，仍应指导患者每 3 ~ 6 个月按时复查，包括检查眼压、眼底、视野和视力。

三、先天性青光眼患者的护理

【概述】

先天性青光眼（congenital glaucoma）是由于胚胎发育时期，前房角发育异常，影响了小梁网及 Schlemm 管系统的房水引流功能，导致眼压升高。根据发病年龄的早晚分为婴幼儿型青光眼和青少年型青光眼。

发病原因尚不完全清楚。一般认为，先天性青光眼属常染色体显性、隐性或多因素遗传病，常伴其他先天异常如虹膜缺损、白内障等。青少年型青光眼为房角结构发育不全或未发育，阻塞了房水排出的通道，导致眼压升高而发病。本病双眼发病多见。

在治疗上，手术是治疗的主要措施。术前先用药物控制眼压，一旦确诊应及早手术治疗。常用的手术方式有房角切开术、小梁切开术等。

【护理评估】

1. 健康史　应重点结合患者的发病年龄及家族发病的情况。

（1）婴幼儿型青光眼　指 3 岁以内发病。约 50% 的病例出生时就有临床表现，80% 在 1 岁内出现症状。重点询问患者有无家族史。

（2）青少年型青光眼　指在 6 岁以后，30 岁以前发病的先天性青光眼。

2. 身体状况

（1）婴幼儿型青光眼　见于新生儿或婴幼儿时期。常出现畏光、流泪、眼睑痉挛等症状。体征：①眼球扩大，前房加深，呈轴性近视。②角膜直径增大，横径常 > 12mm，伴角膜上皮雾状水肿（图 4-3）。③在全麻下测量的眼压升高。④眼底可见青光眼性视乳头凹陷，且出现早、进展快。

（2）青少年型青光眼　多于 6 ~ 30 岁发病（图 4-4）。早期一般无自觉症状，发展到一定程度可出现虹视、眼胀、头痛等症状；其房角多数是开放的，视野、眼底表现与开角型青光眼相似；眼压升高，波动较大；可出现轴性近视。

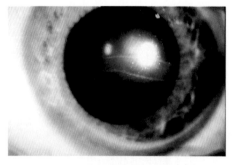

图 4-3　先天性青光眼瞳孔散大

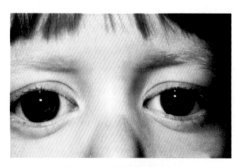

图 4-4　先天性青光眼

3. 心理 – 社会状况　注意家庭成员对患儿疾病的认知程度，应注意较大儿童会出现恐惧、孤单、悲哀等心理变化。

4. 辅助检查　超声波测量和随访眼轴长度的变化，在全麻下可进行眼压测量、前房角镜检查等。

5. 治疗要点　一旦确诊，及早手术治疗。

【常见的护理诊断 / 问题】

1. 感知改变　视力下降、视野缩小，与眼压升高、视神经受损等有关。
2. 潜在并发症　前房积血、眼球破裂。
3. 知识缺乏　与患者或家属缺乏对该病的防治知识有关。

【护理措施】

1. 一般护理　饮食宜选择清淡易消化的食物，保持大便通畅。
2. 用药护理　无有效药物。
3. 手术护理
（1）手术方式　如房角切开术、小梁切开术或房角分离术等。
（2）手术护理　参照内眼手术护理常规。
4. 心理护理　向家庭主要成员介绍本病的有关防治知识；对于年龄较大的患儿要正确引导，做好心理护理工作，消除自卑情绪，加强朋友间的正常交往。

【健康教育】

1. 婴幼儿如出现畏光、流泪及不肯睁眼者，应及时到医院检查；如确诊为本病，应积极进行手术治疗。
2. 当婴幼儿青光眼的眼压控制后，还应尽早采取适当的措施纠正其他伴发疾病。

第二节　白内障患者的护理

　　案例引入

患者王某，男性，67 岁，农民。因"双眼视力无痛性、渐进性下降 7 年，视物模糊"就诊。视力：右眼指数 /20cm，左眼手动 /40cm。裂隙灯下双眼晶状体呈乳白色全部混浊。

1. 请问患者可能的诱发因素有哪些？
2. 在接诊中应该向患者及家属介绍哪些白内障防治知识？

白内障（cataract），是指由各种原因导致的晶状体混浊。白内障是世界排名第一的致盲眼病。白内障的发病机制比较复杂，与营养、代谢、环境、机体外伤和遗传等多种因素有关，是机体内外各种因素对晶状体长期综合作用的结果。

根据发病原因白内障可分为年龄相关性白内障、外伤性白内障、并发性白内障、代谢性白内障、先天性白内障、药物毒性白内障及后发性白内障等。

目前，还无法有效预防白内障，手术治疗仍然是唯一有效的治疗方法。

一、年龄相关性白内障患者的护理

【概述】

年龄相关性白内障（age-related cataract）又称老年性白内障，为最常见的白内障类型，是指从中老年开始发生的晶状体混浊，出现以双眼渐进性、无痛性视力减退为主要症状的疾病，中医称圆翳内障。

随着年龄的增加，本病的发病率也明显增高，患者可双眼同时或先后发病。根据晶状体初发混浊的部位分为皮质性、核性和后囊膜下三种类型，其中以皮质性最为常见。

该病目前尚无疗效肯定的药物，仍以手术治疗为主，当视力下降至影响患者生活和工作时即可考虑进行手术。通常采用的手术为：白内障囊外摘除联合人工晶体植入术，白内障超声乳化术等。

【护理评估】

1. 健康史　具体发病机制尚不明确，可能与年龄、紫外线、全身性疾病（如糖尿病、高血压病、动脉硬化等）等多种因素有关。随着年龄增长，在各种因素的综合作用下，人体内氧化因子堆积，导致晶状体发生退行性改变。

2. 身体状况

（1）症状　主要症状为渐进性、无痛性视力下降，直至眼前手动或仅有光感。患者早期可有眼前固定不动的黑影，随病情发展可出现单眼复视或单眼多视。核性白内障可出现近视加重和老视减轻的现象。

（2）体征　按晶状体混浊开始形成的部位分皮质性、核性、后囊膜下白内障。①皮质性白内障：最常见，按病程可分为4期，即初发期、膨胀期、成熟期、过熟期。②核性白内障：发病年龄较早，一般40岁左右开始，进展缓慢。早期晶状体核呈黄色，周边部透明，视力不受影响。随着晶状体核密度增加，屈光力增强，视力明显下降，其颜色也逐渐变成棕黄色或棕黑色。此型较少见。③后囊膜下白内障：在晶状体后囊膜下的皮质浅层出现黄色混浊，其间夹杂着小空泡和金黄色或白色结晶样颗粒。由于混浊位于视轴，早期即出现视力障碍，后期可合并晶状体皮质和核混浊而发展为成熟期白内障。

以皮质性白内障为例，其发展过程分为4期：

初发期（图4-5）：晶状体周边部皮质出现灰白色楔形混浊，尖端指向晶状体中央，混浊在瞳孔区还不明显，常需散瞳才能发现，视力多不受影响。

膨胀期（图4-6）：又称未熟期，混浊逐渐向中央发展，并伸入瞳孔区，视力明显下降。晶状体皮质吸收水分体积膨胀，推虹膜前移，使前房变浅易诱发闭角型青光眼。

用斜照法检查时，在患眼瞳孔区投照侧出现新月形阴影，即虹膜投影阳性。

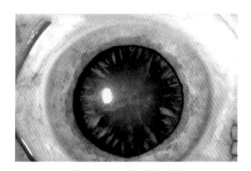

图 4-5 白内障初发期

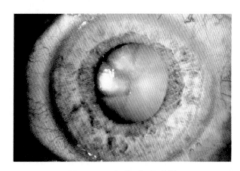

图 4-6 白内障膨胀期

成熟期（图 4-7）：晶状体全部混浊呈均匀乳白色，皮质水肿消退，体积和前房深度恢复正常，虹膜投影消失，眼底无法窥见，视力降至手动或光感。

过熟期（图 4-8）：数年后晶状体可发生水分丢失，体积变小，囊膜皱缩，晶体核下沉，虹膜失去支撑，出现虹膜震颤。晶状体皮质分解液化呈乳状物，液化的皮质渗漏到囊膜外时，可引起继发性青光眼。

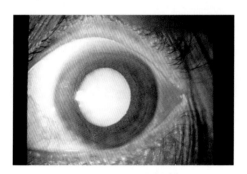

图 4-7 白内障成熟期

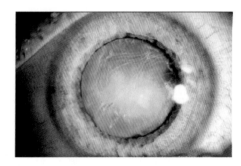

图 4-8 白内障过熟期

3. 心理 - 社会状况 老年人因视力障碍，行动不便，影响外出活动和社交，易产生孤独感。在成熟期，其生活自理受限，患者易产生悲观情绪。

4. 辅助检查 散瞳后进行检眼镜或裂隙灯显微镜检查，可确定晶状体的混浊程度；眼电生理及光定位检查，可排除视网膜及视神经疾病，对术后视力的预判有一定帮助；角膜曲率及眼轴长度检查，可计算植入人工晶状体的度数。

5. 治疗要点 手术治疗是最有效的治疗办法。

【 常见的护理诊断 / 问题 】

1. 感知紊乱 视力下降，与晶状体混浊有关。
2. 潜在并发症 继发性闭角型青光眼、术后伤口感染等。
3. 生活自理缺陷 与视力下降及手术有关。

4. 有意外受伤的危险　与视力障碍有关。

5. 知识缺乏　缺乏白内障的防治知识。

【护理措施】

1. 一般护理　介绍病区相关的护理常识，如传呼系统的使用、物品摆放、厕所等设施的使用，帮助患者适应病区的生活环境，预防意外损伤；指导做好个人生活卫生，洗头洗澡时，勿让脏水入眼；清淡饮食，保持二便通畅。

2. 用药护理

（1）遵医嘱用药　白内障早期，可滴用谷胱甘肽、卡他灵等滴眼液，口服维生素 C、维生素 E 等药物，以延缓白内障的进展。

（2）慎用散瞳剂　如阿托品，尤其在膨胀期，避免诱发青光眼。

3. 手术护理

（1）术前护理　①介绍手术的目的、方式及复明效果，解释术中、术后可能出现的问题、注意事项及采取的应对措施，减轻患者的焦虑，使其积极配合治疗。②术前眼部准备：术前 3 天滴抗生素眼药水，4～6 次/天；术前 1 天，冲洗结膜囊及泪道，剪术眼睫毛；术前，检查视功能、眼压、角膜曲率半径和眼轴长度。③完善术前全身检查：包括血压、血糖、心电图、肝功、血尿常规、凝血功能等。④教会患者转动眼球，用舌尖顶压上腭或用手指按压人中穴的方法来抑制咳嗽和打喷嚏等措施，配合医生完成手术。

（2）术后护理　①术后 3 天嘱患者卧床休息，宜采用仰卧位或健侧卧位。②嘱患者勿揉压术眼、长时间埋头、剧烈活动、大声说笑、用力咳嗽及用力排便等。③术后注意观察术眼有无疼痛、充血、视力下降、分泌物增多等，如有异常应及时报告医生。④术后进行眼部护理操作时严格执行无菌原则，动作轻柔，不要挤压眼球，以免伤口出血或裂开。⑤术后生活不能自理者，应嘱家属 24 小时陪护，协助患者完成饮食、大小便、洗漱等。⑥嘱其出院后定期门诊复查。

4. 心理护理　对患者及家属介绍手术复明知识、预后效果及可能出现的问题，使患者能顺利接受手术并保持情绪稳定，避免因情绪激动而导致并发症的发生。

【健康教育】

1. 积极宣传白内障的防治知识，讲述其发病原因、治疗现状及预后，建立防治网络，做到群防群治。

2. 饮食应适量补充富含维生素 E、维生素 C、胡萝卜素等的食物。

3. 减少日光辐射，外出时适当采用戴镜、打伞等遮光措施。

4. 减少烟酒刺激，生活规律，增强体质。

5. 对早期患者定期进行门诊随访，教会患者学会自我监测病情变化，如出现虹视、眼疼、头痛、恶心、呕吐等，提示可能发生急性青光眼，应及时到医院就诊。

6. 指导患者术后正确用滴眼液，嘱患者术后避免用力揉眼、长时间埋头、用力排便等而导致手术伤口裂开。

7.指导患者掌握人工晶状体植入术后的护理要点，提高自我保健能力，避免意外发生。

二、先天性白内障患者的护理

【概述】

先天性白内障（congenital cataract）是指在胎儿发育过程中，晶状体发育障碍的一种疾病，是婴幼儿常见的眼病。表现为各种形态与部位的晶状体混浊，可为单侧或双侧，双侧、静止性多见，少数出生后继续发展。

先天性白内障的发病有内源性和外源性两种原因。内源性为遗传性，与染色体基因有关；外源性与母亲妊娠前3个月因病毒感染、放射线照射、营养缺乏及全身病变等影响胎儿晶状体的发育有关。

治疗原则是尽快恢复视力，减少并发症。

【护理评估】

1.健康史 询问患儿母亲孕期有无接触紫外线、病毒感染史，有无家族遗传史等。

2.身体状况

（1）症状 患儿父母观察或无意间发现患儿视力异常，其视力障碍程度可因混浊发生的部位和形态不同而有差别。部分患儿可不影响视力，部分患儿的晶状体混浊部位位于瞳孔区域，导致视力只有光感。

（2）体征 根据晶状体混浊的发生部位和浑浊的形态分为：前、后极性白内障，点状白内障，冠状白内障，绕核性白内障和全白内障。其中绕核性白内障为最常见的类型（图4-9）。

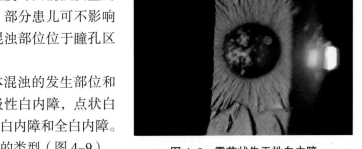

图4-9 雪花状先天性白内障

3.心理-社会状况 因患儿父母等对本病的发展和预后缺乏了解，易产生焦虑和担心的情绪。

4.辅助检查 裂隙灯检查，染色体、血糖、尿糖和酮体检查等。

5.治疗要点 视力影响不大者，一般不需治疗；对明显影响视力者，应尽早给予手术治疗。

【常见的护理诊断/问题】

1.感知改变 视力下降，与晶状体混浊导致的视力障碍有关。

2.自理缺陷 与视力障碍有关。

3.潜在并发症 斜视、弱视及眼球震颤，与晶状体混浊影响光线刺激而抑制视功能发育有关。

【护理措施】

1. 一般护理 协助家属制定患儿生活自理计划，并指导有效实施。加强患儿生活护理，防止意外发生。

2. 用药护理 目前无有效的药物。

3. 手术护理 明显影响视力者，应尽早给予手术治疗。一般宜在 3~6 个月手术，最迟不超过 2 岁，以免发生弱视。手术方式有白内障吸出术及人工晶状体植入术等。术前完善相关检查，全麻前 6~8 小时禁食禁水，局部用抗生素、激素滴眼液，冲洗泪道，结膜囊冲洗，散瞳等。术后点糖皮质激素滴眼液，密切观察眼压变化。建议晶体摘除术的患儿在 2 周岁后植入人工晶体；对不能植入人工晶体者，可用框架眼镜或角膜接触镜矫正。已发生弱视的患儿，应进行正确的弱视训练。

4. 心理护理 积极宣讲本病的防治知识，消除患者家属的焦虑情绪。对于术后视力不佳的患者，应给予低视力康复治疗和教育。

【健康教育】

1. 做好社区卫生宣教工作，减少先天性白内障的发生。

2. 做好优生优育政策的宣讲和落实，减少内源性先天性白内障的发生。

3. 做好母体孕期的保健护理，尽量避免病毒感染及辐射等因素，减少外源性先天性白内障的发生。

三、糖尿病性白内障患者的护理

【概述】

糖尿病性白内障（diabetic cataract）是指由于血糖增高而导致晶状体混浊。糖尿病导致的血糖升高是本病发病的诱因，具体的发病机制尚不清楚。临床上根据发病年龄和伴发疾病分为真性糖尿病性白内障和合并年龄相关性白内障两大类。青少年糖尿病患者发生本病多为真性糖尿病性白内障，老年糖尿病患者则多为合并年龄相关性白内障。

【护理评估】

1. 健康史 询问患者的发病年龄、糖尿病病史、家族史等。

2. 身体状况

（1）症状 发生于老年者，与年龄相关性白内障相似，只是发病率较高，发病年龄较早，进展较快，此型临床多见；发生于青少年者，多为血糖水平高，双眼发病，发展迅速，双眼视力迅速下降。

（2）体征 合并年龄相关性白内障患者与年龄相关性白内障体征类似。而真性糖尿病性白内障开始时在晶状体前后囊下出现典型的白点状或雪片状混浊，迅速扩展为完全性白内障，以后囊下极部多见；常伴有屈光变化，如血糖升高时表现为近视，血糖降低时表现为远视。

3. 心理 – 社会状况　患者血糖水平不易控制，加之视力下降明显，导致患者产生担心、焦虑，甚至悲观情绪。

4. 辅助检查　血糖水平及糖化血红蛋白定量，视功能检查、视觉诱发电位检查等。

5. 治疗要点　积极控制血糖水平，及时开展手术治疗。

【常见的护理诊断 / 问题】

1. 感知改变　视力下降，与晶状体混浊导致的视力障碍有关。

2. 自理缺陷　与视力障碍有关。

3. 焦虑　与血糖水平不易控制、视力下降明显有关。

【护理措施】

1. 一般护理　糖尿病饮食，积极控制血糖。嘱家属加强陪护，防止意外发生。

2. 用药护理　遵医嘱积极治疗糖尿病，控制血糖在正常水平。

3. 手术护理

（1）视力下降明显，妨碍工作和生活时，应在血糖控制下，进行白内障摘除术和晶状体植入术。

（2）视力下降明显，合并糖尿病视网膜病变者，宜在白内障手术前做激光视网膜光凝，且手术后应继续治疗眼底病变。

（3）合并糖尿病视网膜病变者可能存在术后视力不佳，应提前和患者做好沟通。

4. 心理护理　嘱患者严格控制血糖，合理采用手术方式，消除患者及家属的焦虑情绪。对于术后视力不佳的患者，应给予积极的疏导和帮助，使患者树立乐观积极的生活态度。

【健康教育】

1. 嘱患者糖尿病饮食，饮食宜含丰富的蛋白质、微量元素，多食富含维生素的食物。

2. 积极治疗原发病，积极查找病因，并坚持治疗。

第三节　玻璃体疾病患者的护理

【概述】

玻璃体混浊（vitreous opacities）：正常的玻璃体为透明的凝胶体，若出现不透明体，则称为玻璃体混浊，中医称云雾移睛。玻璃体混浊是最常见的玻璃体疾病。生理上，随年龄的增长，透明的玻璃体有发生变性的倾向，主要表现为凝缩和液化。最常见的是玻璃体液化、玻璃体后脱离，也有部分患者由于眼部疾病导致出血、渗出等病理产物的渗透导致玻璃体并发症。

【护理评估】

1. 健康史

（1）询问患者的发病年龄、眼部病史、家族史等。

（2）了解患者有无糖尿病、高血压病史。

2. 身体状况

（1）症状　最主要的症状就是眼前有黑影，形态不一，对视力的影响因混浊部位和程度而异。其中飞蚊症的症状最为常见，生理性飞蚊症多见于 40 岁以上的中老年人，主要表现为：眼前出现如发丝、灰云、蚊虫、小黑点、线条等黑影，有时伴有闪光感，无法抹掉，眼睛本身不痛不红，不影响视力。最大的特点是这些黑影会飘动，一般都能随眼球的转动而发生运动，位置相对固定，但数量不多且较淡。病变的发展较为稳定，长期无明显变化，在阳光下或明亮的环境中较为明显，在夜晚或房内则会淡化。

（2）体征　散瞳后检查，在眼底镜下可见有黑色或半透明之点状、条状、块状混浊物飘动。部分患者眼底可见原发病灶，如炎性的渗出物、红色的出血、白色的退行性变（图4-10）。

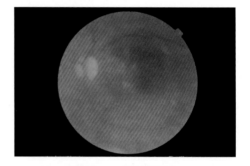

图 4-10　玻璃体积血

3. 心理－社会状况　部分患者因其他眼部疾病并发玻璃体病变，严重影响视力，出现担心、焦虑甚至悲观情绪。

4. 辅助检查　眼超声检查及眼电生理检查。

5. 治疗要点　积极治疗原发病，控制出血及渗出，减少并发症。

【常见的护理诊断／问题】

1. 感知改变　视力下降，与玻璃体混浊有关。

2. 自理缺陷　与视力障碍有关。

3. 焦虑　与原发疾病不易控制，加之视力下降明显有关。

【护理措施】

生理性飞蚊症一般无须治疗，病理性飞蚊症是全身或眼部疾病的一种表现，多由中高度近视、眼球内部出血、炎症等引起，需要针对病因进行治疗才能痊愈。

1. 一般护理　合理膳食，可多摄入一些高纤维素及新鲜的蔬菜和水果；营养均衡，包括蛋白质、糖、脂肪、维生素、微量元素和膳食纤维等必需的营养素，荤素搭配，食物品种多元化。

2.用药护理 目前无有效药物，中国传统医药针对出血、渗出等采用不同的辨证用药，有一定的防治作用，如四物汤类，地黄丸类。

3.手术护理

（1）玻璃体液化、渗出导致视网膜裂孔和视网膜脱离患者，必须进行手术治疗。

（2）糖尿病、高血压和外伤等引起眼底出血，血液一旦进入玻璃体就会突然感到飞蚊症的症状。因出血量和部位不同，可以引起不同程度的视力下降。如果出血少可以自愈，但根据病情的不同，也可使用激光和手术治疗。

4.心理护理 嘱患者严格控制原发病，消除患者的焦虑情绪。

【健康教育】

1.生理性飞蚊症患者只需要在平时多注意用眼卫生，劳逸结合，增强自身免疫力。

2.病理性飞蚊症患者则应积极治疗原发病，查找病因，坚持治疗。

第四节 屈光不正及老视患者的护理

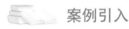 案例引入

患者刘某，女性，11岁，因"双眼视物模糊"就诊。门诊查：远视力为左眼0.4、右眼0.2，双眼近视力正常。远视力双眼均可矫正至1.0水平。初步诊断为"双眼近视"。

1.应询问哪些病史资料。

2.若进行戴镜矫正，应对其进行哪些方面的健康教育。

眼球是一个复杂的光学系统，外界光线通过眼的屈光系统屈折后，在视网膜上形成一个清晰的倒立缩小的实像，这种生理功能称为眼的屈光。眼屈光作用的大小称为屈光力，单位是屈光度（diopter），简写为D。1D指平行光线经过该屈光物质，成焦点在1米时该屈光物质的屈光力为1屈光度或1D。屈光力越强，焦距越短。

眼的屈光系统是由角膜、房水、晶状体和玻璃体共同组成的。外界物体发射或反射出来的光线，经过眼的屈光系统后，在视网膜上形成清晰的物像，这种视力称为正视。若眼轴较长或屈光系统的屈光率过大，则物象落在视网膜前，称近视。反之，若眼轴较短或屈光系统的屈光率过小，物象落在视网膜后，则称为远视。而角膜表面曲度的改变造成的屈光障碍，临床上称为散光。

随着年龄增长，晶状体逐渐硬化，弹性降低，睫状肌的功能也逐渐减弱，从而引起眼的调节功能减弱，出现阅读等近距离工作困难。这种由于年龄增长所致的生理性调节功能减弱称为老视（presbyopia）。

一、远视患者的护理

【概述】

远视（hyperopia）是指眼在调节放松时，平行光线经眼的屈光系统屈折后，聚焦于视网膜之后的一种屈光状态。远视按程度分为：+3.00D 以下者为轻度远视，+3.00D ~ +6.00D 之间者为中度远视，+6.00 D 以上者为高度远视。从发病机制来分，远视又分为轴性远视和屈光性远视两类。轴性远视是指眼的屈光力正常，眼球前后径较正常人短，此为远视中最常见的原因。正常人出生时有 2D ~ 3D 远视，在生长发育过程中，屈光度慢慢减少，约到青春期才变为正视。如因发育原因，眼轴不能达到正常长度，即成为轴性远视。屈光性远视指眼球前后径正常，由于眼的屈光力较弱所致。其原因多为角膜或晶状体弯曲度降低，如扁平角膜、晶状体全脱位或无晶状体眼。

【护理评估】

1. 健康史

（1）询问有无阅读书写时眼胀不适，甚至恶心、呕吐病史。

（2）询问儿童有无内斜视。

2. 身体状况

（1）症状 ①视疲劳：视疲劳是远视患者的重要症状，主要表现为视物模糊、眼球胀痛、头痛及眉弓部胀痛、畏光、流泪等。闭目休息后，症状可减轻。②视力：因远视屈光度高低不同，调节力强弱不等，视力下降程度亦有差别。轻度远视，远近视力基本不受影响；中度远视，可有远视力较好，近视力较差；高度远视则远视力较差，近视力亦差。

（2）体征 ①内斜视：远视程度较重的幼儿，常因过度使用调节，伴过度集合，易诱发内斜视。②眼底改变：视乳头较正常小而色红，边界较模糊，但视力可矫正，视野正常，称为假性视乳头炎。

3. 心理 – 社会状况 患者由于易出现视疲劳，影响个人生活和学习，从而产生烦躁、焦虑情绪。部分患者存在明显内斜视，影响面部美观，易产生自卑心理或社交障碍。

4. 辅助检查 根据验光、眼底检查、角膜曲率计等项检查以确定远视及度数。

5. 治疗要点 戴镜矫正。

【常见的护理诊断 / 问题】

1. 感知改变 与视疲劳有关。

2. 知识缺乏 缺乏远视的防治知识。

【护理措施】

1. 一般护理 轻度远视是生理现象，一般无须配镜。

（1）若伴内斜、远视程度高、视疲劳、视力障碍时，则需配凸透镜矫正。

（2）斜视患者，应嘱其及早矫正斜视，进行正位视训练。

2.心理护理　积极开展戴镜矫正，帮助患者缓解视疲劳等，改善其生活和学习状态。及早进行正位视训练，协助其戒除自卑心理，恢复正常社交。

【健康教育】

1.嘱患者平时多注意用眼卫生，劳逸结合，减少视疲劳。

2.戴镜矫正及开展正位视训练。

二、近视患者的护理

【概述】

近视（myopia）是指眼在调节放松时，平行光线经眼的屈光系统屈折后，聚焦在视网膜之前的一种屈光状态。其病因较为复杂，尚不十分明确，可能与以下因素有关：

1.遗传因素　高度近视可能为常染色体隐性遗传。中低度近视可能为多因子遗传：既服从遗传规律又有后天环境因素参与，并且以后天环境因素为主。

2.发育因素　婴幼儿时期眼球较小，为生理性远视，随着年龄增长，眼球各屈光成分协调生长，逐步变为正视。如眼轴过度发育，即成为轴性近视。

3.环境因素　主要与长时间近距离阅读、学习环境较暗、用眼卫生不当有关。有研究认为，人体微量元素的不足、营养成分的失调等也是形成近视的诱发因素。

根据近视程度可分为轻度、中度、高度三种。低于 $-3.00D$ 为轻度近视，$-3.00D \sim -6.00D$ 为中度近视，高于 $-6.00D$ 为高度近视。按近视形成机制可分为轴性近视和屈光性近视，前者由于眼轴过长所致，后者由于角膜或晶状体弯曲度过强或房水、晶状体屈光指数增强所致。根据是否参与调节作用，近视又可分为调节性近视、真性近视和混合性近视。调节性近视或假性近视指青少年因长时间近距离阅读，睫状肌痉挛而出现的一过性近视，该类型近视应用睫状肌麻痹剂后，呈正视或轻度远视。真性近视是指应用睫状肌麻痹剂后，近视屈光度数未降低或降低度数低于 0.50D。混合性近视指应用睫状肌麻痹剂后，近视屈光度数降低大于 0.50D，但未能恢复至正视。

治疗原则：验光，佩戴合适的凹透镜，宜选用框架眼镜，慎戴角膜接触镜，尤其谨慎选择屈光手术。

【护理评估】

1.健康史

（1）询问患者的发病年龄、诊治经过，了解平时用眼卫生习惯。

（2）了解其家族史。

2.身体状况

（1）症状　①视力：远视力下降，近视力正常，高度近视则远近视力均较差。②视疲劳：出现异物感、双眼酸胀、头痛等。③外斜视：高度近视由于看近时不用或少用调节，故集合功能相应减弱，易出现外隐斜或外斜视。

（2）体征 ①外斜视：高度近视易诱发外斜视。②眼底改变：高度近视可出现不同程度的眼底退行性病变。如玻璃体混浊、液化；豹纹状眼底、近视弧形斑；黄斑部色素紊乱、变性、出血；如在剧烈运动时，易导致视网膜脱离。

3.心理–社会状况 评估患者的发病年龄、学习、生活和工作环境，以及对近视的认知程度，家庭经济状况等。患者由于易出现视疲劳，影响个人生活和学习，从而产生烦躁、焦虑情绪。部分患者存在明显外斜视，影响患者面部美观，易产生自卑心理。

4.辅助检查 根据验光、眼底检查、角膜曲率计等项检查以确定近视及眼底并发症。

5.治疗要点 及早戴镜矫正。

【常见的护理诊断/问题】

1.感知改变 与视疲劳有关。

2.潜在并发症 视网膜脱离、青光眼等。

3.知识缺乏 缺乏近视的防治知识。

【护理措施】

1.一般护理 注意用眼卫生，劳逸结合。

2.药物护理 对假性近视患者，可使用睫状肌麻痹剂进行放松调节，常用1%阿托品滴眼液和0.5%托品卡胺滴眼液。

3.戴镜矫正 真性近视患者应验光后佩戴合适的凹透镜进行矫正。配镜前要充分散瞳，尤其是学龄期儿童。注意散瞳药物应用后产生的畏光等反应。

（1）佩戴框架眼镜是最常用和最好的方法，佩戴镜片的原则是获得最佳视力的最低度数，因过度矫正可引起调节紧张，加重视疲劳和促使近视加重。

（2）角膜接触镜可以增加视野，不影响眼的外观，但应严格按照佩戴规则和注意用眼卫生，尽量避免因佩戴不当引起的角膜并发症。每天晚上应对镜片进行清洁和消毒，不能戴镜过夜。同时，嘱患者一旦出现眼红、眼痛、流泪、畏光等刺激症状时，应立即停用角膜接触镜，及时到医院就诊。

4.手术护理 屈光手术包括角膜屈光手术、晶状体屈光手术和巩膜屈光手术三种。

角膜屈光手术分为非激光与激光手术。非激光手术包括放射状角膜切开术（RK）、表层角膜镜片术、角膜基质环植入术。激光手术包括准分子激光角膜切削术（PRK）、准分子激光角膜原位磨镶术（LASIK）、准分子激光角膜上皮瓣原位磨镶术（LASEK）。

（1）角膜屈光手术患者术前护理 ①术前准备同内眼手术护理常规。②术前1～2周，停戴软性角膜接触镜；术前1个月，停戴硬性透氧性隐形眼镜。③术前，全面检查眼部，包括远近视力、屈光度、瞳孔直径、眼底、眼压、角膜地形图、角膜厚度和眼轴长度测量等。④术前 3 天眼部停用化妆品。

（2）角膜屈光手术患者术后护理 ①指导患者正确使用眼药，定期复查，使用激素眼药水的患者应定期测量眼压，一旦发现眼部充血、畏光、流泪、分泌物增多时，立即到医院诊治。②术后 3 天内避免洗头，1 周内禁止眼部化妆，1 个月内严禁揉眼，避免剧烈活动。③多食易消化、清淡、富含维生素 A 的食物，如动物肝脏、瘦肉、鸡蛋、新鲜蔬果等，促进伤口愈合。

5. 心理护理 积极开展戴镜矫正，帮助患者缓解视疲劳等，改善其生活和学习状态。及早进行正位视训练。

【健康教育】

1. 指导患者养成良好的用眼卫生习惯。

（1）学习、生活中，姿势端正，眼与读物距离保持 30cm 左右。不可在乘车、躺卧中读书和观看手机。

（2）不要在阳光直射或暗光下看书看报。

（3）避免长时间近距离阅读，观看电视、电脑，更不宜在夜间用手机长时间上网。

（4）教室光线应充足，无眩光，黑板无反光，桌椅高度要合适。

2. 指导近视患者应及早戴镜矫正，且需长时间佩戴，避免出现仅在课堂上使用框架眼镜或仅外出时佩戴等不良佩戴习惯。

3. 定期检查视力，青少年一般每半年检查 1 次，如有异常及时矫正。

4. 高度近视患者应定期检查视力和眼底，避免剧烈运动，防止眼底出血或视网膜脱离等。

5. 合理饮食，避免挑食，多食富含高蛋白、维生素的食物，保证充足的睡眠时间，使眼和全身正常发育。

6. 慎用角膜屈光手术治疗，存在长期视力不良风险。

7. 加强优生优育宣传教育，减少高度近视遗传因素的影响。

三、散光患者的护理

【概述】

散光（astigmatism）是由于眼球屈光系统各子午线的屈光力不同，平行光线进入眼内不能形成焦点的一种屈光状态。

散光最常见的原因是由于角膜本身厚薄不匀或角膜的弯曲度不匀而使得角膜各子午线的屈折率不一致，使得经过这些子午线的光线不能聚集于同一焦点。晶状体虽也可产生散光，但不是发病的主要原因。临床上将散光分为规则散光和不规则散光两类。

1. 规则散光 最大屈光力和最小屈光力主子午线相互垂直者为规则散光。规则散光又分为顺规散光、逆规散光和斜向散光。规则散光根据各子午线的屈光状态又分为单纯近视散光、单纯远视散光、复合近视散光、复合远视散光及混合散光。

2. 不规则散光　眼球的屈光状态不但各径线的屈光力不相同，在同一径线上各部分的屈光力也不同，没有规律可循，不能形成前后两条焦线，也不能用柱镜片矫正，常因圆锥角膜、角膜云翳或晶状体疾病等所致角膜或晶状体屈光面不规则所致。

【护理评估】

1. 健康史

（1）了解患者有无视疲劳、视物模糊、重影等症状。

（2）询问是否有佩戴眼镜矫正及相关眼部疾病病史。

2. 身体状况

（1）症状　①视力：因散光的度数和轴位不同，视力下降的程度也不同。低度散光对视力影响不大；高度散光，看远及看近均不清楚，似有重影。②视疲劳：患者头痛、眼部酸胀、流泪，看近物不能持久，单眼复视。③眯眼：通过眯眼动作，以针孔或裂隙作用来减少散光。散光眯眼与近视眯眼不同的是，散光看远看近均需眯眼，而近视仅在看远时眯眼。④代偿头位：利用头位倾斜或斜颈等自我调节，以求得较清晰的视力。⑤散光性弱视：幼年时期的高度散光易引起弱视。

（2）体征　用检眼镜不能很清晰地看清眼底，有时可见视盘呈垂直椭圆形，边缘模糊。

3. 心理－社会状况　患者由于易出现视疲劳，视物不清等，影响个人生活和学习，从而产生烦躁、焦虑情绪。

4. 辅助检查　验光、眼底检查、角膜曲率计、角膜地形图检查等。

5. 治疗要点　戴镜矫正。

【常见的护理诊断/问题】

1. 感知改变　与视疲劳有关。

2. 知识缺乏　缺乏散光的防治知识。

【护理措施】

1. 一般护理　注意用眼卫生，劳逸结合，避免长时间用眼。

（1）矫正时光　轻度散光不必矫正，如出现视物不清，视疲劳则需及时矫正。规则散光可戴圆柱镜片矫正，不规则散光可试用硬性高透氧性角膜接触镜（RGP）矫正。准分子激光屈光性角膜手术可以矫正散光。

（2）弱视治疗　高度散光常伴有弱视，在矫正散光的同时还应进行弱视的治疗。

2. 心理护理　积极开展矫正治疗，帮助患者缓解视疲劳等，改善其生活和学习状态，帮助其树立学习和生活的信心。

【健康教育】

1. 避免过度用眼，定期检查视力，及时调整眼镜度数。

2.指导患者掌握正确的佩戴眼镜或角膜接触镜的方法及养护知识。

四、老视患者的护理

【概述】

老视（presbyopia）是一种生理现象，指随着年龄增长，晶状体逐渐硬化，弹性降低，睫状肌的功能也逐渐减弱，引起眼的调节功能减弱，出现近距离视物困难等一系列病变。

治疗上，老视眼应佩戴框架凸透镜以弥补眼的调节力的不足。

【护理评估】

1.健康史 询问患者有无视疲劳现象及近距离阅读困难的现象。

2.身体状况

（1）症状 ①近距离视物困难：表现为阅读时看不清楚小的字体，常将注视目标放得远些才能看清。在光线弱的环境下，近视力更差。随着年龄增长，虽然将注视目标尽量放远，也无法看清。②视疲劳：近距离阅读或工作时需要增加调节，因过度调节及过度集合，易出现头痛、眼胀等视疲劳症状。

（2）体征 无明显的眼部特异性改变。

3.辅助检查 验光、裂隙灯检查、眼底检查等。

4.治疗要点 戴镜矫正。

【常见的护理诊断 / 问题】

1.感知改变 与视疲劳有关。

2.知识缺乏 缺乏老视的配镜知识。

【护理措施】

1.一般护理 向患者解释老视的相关知识，使其能正确进行老视矫治。同时，注意用眼卫生，劳逸结合。

2.戴镜矫正 选择合适的镜片，缓解视疲劳症状。

戴近用的凸透镜，镜片的屈光度依年龄和原有的屈光状态而定，一般规律是：原为正视眼者，45 岁佩戴 +1.00D，50 岁佩戴 +2.00D，60 岁为 +3.00D。非正视眼者，所需戴老视眼镜的屈光度数为上述年龄所需的屈光度与原有屈光度的代数和。

【健康教育】

1.养成正确的用眼习惯。

2.定期检查视力和老视度数，一般建议每 5 年检查 1 次，及时调整眼镜度数。

思考题

1. 女性患者，57岁，自觉一过性头眼胀痛，稍后自行缓解。当晚10点观看电视时，右眼突然剧烈胀痛，伴呕吐1次，次日起床后发现右眼视物模糊，遂入院急诊。查见：右眼视力光感，角膜水肿，瞳孔6mm，眼压T+2。初诊：右眼急性闭角型青光眼急性发作期。

（1）能引起急性闭角型青光眼发作的诱因有哪些？

（2）请制定患者入院后的护理计划。

2. 如何在社区开展青光眼的健康教育，教育内容有哪些？

3. 如何根据飞蚊症的发病特点去采集患者的病史资料？

4. 简述年龄相关性白内障患者术后的护理措施及如何在社区开展年龄相关性白内障的健康教育。

5. 针对近视的发病情况，如何在中小学开展爱眼护眼的健康教育，内容有哪些？

第五章 眼外伤疾病患者的护理

学习目标

1. 掌握角膜、结膜异物伤和眼钝挫伤的临床表现、治疗要点和护理措施，眼球穿通伤的临床表现及处理方法。

2. 熟悉眼化学伤的病因、临床表现和急救处理，电光性眼炎的护理措施。

3. 了解眼外伤的分类。

眼受外来机械和非机械性因素的作用，发生组织结构和眼功能的损害，统称为眼外伤（ocular trauma）。眼是人体暴露的器官，眼组织结构精细而脆弱，受伤后往往发生单眼或双眼不同程度的视力障碍，甚至眼球丧失，是单眼失明的主要原因。预防和正确处理眼外伤，对于保护和挽救视力具有重要的临床和社会意义。

【眼外伤的特殊性】

1. 眼球壁的脆弱性　眼球各部的组织性质差异很大。虹膜、结膜、角膜、晶状体和玻璃体等各具其特有的解剖和生理的特点，对外伤的抵抗力与敏感性也各有差别。在外伤力量的作用下，更容易发生角虹膜裂伤。

2. 眼球组织结构的特殊性　眼球具有角膜、晶状体和玻璃体等无血管的透明组织，在外伤康复过程中，纤维增殖形成瘢痕，若瘢痕发生在身体其他部位时象征着痊愈，但对眼球来说，却可造成视功能方面的障碍，如角膜白斑、外伤性白内障和机化的玻璃体等。此外，这些无血管的组织由于新陈代谢很低，缺少对细菌感染的抵抗力，为细菌的生长繁殖创造了极为有利的条件，所以开放性眼外伤容易发生感染。

3. 交感性眼炎的威胁　一眼受伤后，不仅对受伤眼本身可造成严重破坏，而且还可能发生交感性眼炎，威胁另一眼的安全，以致双眼失明。

4. 眼外伤的并发症多　如眼内炎症、出血、感染和眼内增生性病变，可加重对视功能的威胁和延迟恢复。

【眼外伤的分类】

对眼外伤进行严格而标准的分类，有助于统一认识和统一学术用语，可使眼外伤的临床研究和学术交流更规范和科学。

1. 按眼外伤的致伤原因   可分为机械性眼外伤（mechanical ocular trauma）和非机械性眼外伤（non-mechanical ocular trauma）。机械性眼外伤进一步可分为开放性和闭合性两大类，非机械性眼外伤包括热烧伤、化学伤、辐射伤和毒气伤。

2. 按伤情轻重   可分为轻、中、重度伤三个等级。重度伤包括眼睑广泛撕脱和缺损、眼睑Ⅲ度烧伤、眼球穿通伤、眼内异物、眼球钝挫伤合并眼内出血、眼球Ⅱ度以上化学伤、辐射伤和眼眶骨折等。

3. 机械性眼外伤的国际分类（图 5-1）   在该分类中，以眼球作为参照体系，开放与闭合、穿通与贯通都是针对眼球而言的，而非受损组织。眼球壁仅指虹膜和角膜。凡眼球壁无全层伤口者为闭合性眼外伤（closed globe injury），若存在贯通全层的伤口则为开放性眼外伤（open globe injury）。挫伤（contusion）和破裂伤（rupture）均因钝性物体打击所致，但钝挫伤无眼球壁全层伤口，为闭合性眼外伤，而破裂伤存在全层伤口，为开放性眼外伤。穿通伤（penetrating injury）和贯通伤（perforating injury）被严格区分，两者均系锐器刺伤眼球壁所致，但穿通伤仅有入口，即便有多个伤口也是因多个致伤物造成的，而贯通伤既有入口也有出口，是由同一个致伤物造成的。

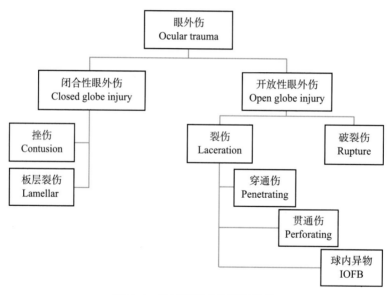

图 5-1　机械性眼外伤国际分类

【检查与处理原则】

1. 眼外伤的检查   在注意全身情况，不贻误急救、不增加损伤和痛苦的前提下，根据眼外伤的轻重缓急和患者就诊时的条件，有重点地进行检查，尤其应避免遗漏重要伤情，如眼球穿孔和眼内异物，以免贻误初期处理和挽回视力的时机。儿童不合作时，可给予镇静剂或在麻醉下进行检查。

（1）病史采集　详细询问受伤时间、部位、致伤原因、地点和周围环境、致伤物的性质、是否经过处理、既往视力状况，以及全身疾病和眼病史等。

（2）全身情况　首先注意生命体征，其次检查全身各部位，尤其在车祸、爆炸伤和战伤等情况下，要注意头颅、神经系统和重要脏器的损伤，有无休克和出血。

（3）视力检查　尽可能及时正确记录双眼视力情况。

（4）外眼检查　在灯光照明下，记录眼睑、结膜、泪器和眼肌等损伤部位、范围和程度，有无出血、感染和异物，应绘图并描述，涉及整形时应照相记录。

（5）眼球检查　注意位置和突出度，有无破裂和穿孔，角膜和前部虹膜情况，前房深度，瞳孔，有无眼内出血及眼内结构损伤，眼底情况等。瞳孔检查非常重要，可根据有无相对性传入性障碍初步判断伤眼的视网膜和视神经功能。

（6）辅助检查　根据受伤情况，选择进行 X 线片、超声、CT 或 MRI 检查，以确定有无异物存留、骨折或后部虹膜破裂等。UBM 和 B 超检查中探头需接触眼睑或眼球，可带来污染及对眼球的挤压，在新近的开放性眼外伤中不宜使用。MRI 不能用于磁性异物检查。必要时可进行视野和眼电生理检查以判断视功能情况。

2. 处理原则及注意事项

（1）如合并有休克和重要器官损伤，应由相关科室首先抢救生命。眼球破裂伤时必须加盖硬质透气眼罩，待生命体征平稳后，再行眼科检查处理。

（2）化学伤应分秒必争地用大量水反复冲洗双眼。

（3）开放性眼外伤应肌内注射抗破伤风血清。

（4）疑有开放性眼外伤时检查中切忌挤压，以免导致眼内容物脱出。可在表面麻醉下用眼睑拉钩检查。眼球表面可见的异物和血痂，不宜随便清除，应由眼科医生在手术室检查并处理。如合并眼睑裂伤，应先修复眼球再缝合眼睑。

（5）眼球破裂伤，不提倡做初期眼球摘除术。伤后无光感不是眼球摘除的主要适应证，有条件的单位在眼球的解剖和功能修复无望时，方可由眼科医生慎行眼球摘除。

（6）眼睑血液循环丰富，组织修复能力强，一旦缺损或畸形修复会引起严重并发症，因此不可随意将组织剪除或丢弃，应尽量分层对位缝合。

（7）合理应用抗生素。存在开放性眼外伤时，可局部和全身使用广谱抗生素预防感染。眼内感染时，可采取玻璃体内给药。因存在血眼屏障，全身应用抗生素效果常不佳。

（8）合理应用糖皮质激素。眼内炎性反应重或视网膜和视神经挫伤时可使用糖皮质激素以减轻炎性反应和神经组织水肿引起的损害。

【预防】

大多数眼外伤是可以预防的。加强卫生宣传教育，对工农业生产和体育运动等应制定规章制度，完善防护措施，可有效地减少眼外伤。对于儿童的眼外伤要特别引起重视。教育儿童远离危险玩具，以及放鞭炮、射弹弓和投掷石子等危险游戏。

第一节 眼球表面异物患者的护理

【概述】

眼球表面异物是指嵌顿或黏附在结膜、角膜表面的异物。角、结膜异物损伤是最常见的一种眼外伤。常见原因是磨床上溅出的金属碎屑、煤屑、空气中的灰尘、昆虫及农业劳动中的谷壳等细小异物，其次是爆炸伤、板栗刺等所致，多见于车床及电焊工人。结膜异物伤主要引起眼部刺激症状，如能及时取出异物，预防感染，通常恢复良好。临床表现为有异物感、眼痛、畏光流泪、视力下降等刺激症状；球结膜混合充血或睫状充血；检查可在睑板下沟、穹隆部及角结膜表面找到异物；角膜异物表浅者，附着处常为荧光素着色，位于深层者可借助裂隙灯检查确诊，异物如为铁屑，数小时后，异物周围可出现铁锈环，可引起感染。

【护理评估】

1.健康史 发病前多有与上述有关的诱发因素发生。

2.身体状况

（1）沙尘类异物 当沙尘随风飞入眼内时，产生的刺激往往使人们不由自主地用手或手绢揉擦眼睛，这不仅无法解决问题，反而使异物嵌入组织内而难以取出。

（2）铁屑类异物 若是飞溅的铁屑等蹦入眼内，可嵌入组织，导致取出困难。

3.辅助检查 可借助裂隙灯检查确诊。

4.心理-社会状况 由于眼睛内有异物，出现眼睛不适、疼痛，患者心理负担较重，情绪变化较大，可出现紧张、焦虑、暴躁、恐惧、绝望等。注意患者的年龄、工作性质、文化层次等，以及对疾病的认知程度。

5.治疗要点 角膜异物的剔除，应在麻醉下进行。附着于角膜表面的异物，用蘸湿生理盐水的棉花签即可擦去。已嵌入角膜上皮组织内的异物，可用消毒的注射器针头将其剔除。如有锈斑，尽量一次剔除。异物剔除后，结膜囊内应滴抗生素滴眼液，涂入抗生素眼膏，然后包扎患眼。

【常见的护理诊断/问题】

1.疼痛 与异物附着和嵌顿导致的眼痛有关。

2.感知改变 异物进入，导致视力下降。

3.自理能力缺陷 与视力下降有关。

4.知识缺乏 缺乏异物的防治知识。

5.焦虑 对异物能否取出和以后视力有无影响缺乏信心。

【护理措施】

异物落在眼内很不舒服，用手揉眼会将本来附在表面的异物揉到眼组织里去。有时异物较脏，带进了大量细菌，造成了角膜感染；有时因为揉擦引起大片组织的擦伤，形成了溃疡，给治疗带来很大困难。那么，眼球表面异物应该怎样处理呢？首先嘱患者不要揉眼，应该轻闭双眼，有时随着眼泪，表浅异物就被泪水冲出来了。如果经过检查确定异物还在眼内，就应根据异物的性质和位置做出相应的处理。

1. 沙尘类　正确的方法是用两个手指头捏住上眼皮，轻轻向前提起，救助者向眼内轻吹，刺激眼睛流泪，将沙尘冲出，这一方法如不奏效，则翻开眼皮直接查找异物。如果进入眼内的沙尘较多，可用清水冲洗。

2. 铁屑类　若是飞溅的铁屑等崩入眼内，异物嵌入组织取出困难时，不要反复沾拭和来回擦拭，这样会损伤眼组织，尤其是嵌在角膜上的异物绝不能盲目自行剔除，应立即去医院接受眼科医生的治疗。

【健康教育】

1. 如发生了眼球表面异物，首先不要揉眼，应该轻闭双眼，有时随着眼泪分泌，异物就被冲出来了。如果还在眼内，应当请别人或到医院检查，明确异物的位置、性质。有的异物躲在穹隆结膜上，有的在睑结膜面上，还有的粘在角膜上，最好用消毒棉签轻轻擦去。对角膜上的异物不太好取或时间较长，已有铁锈沉着或边缘有浸润的，必须到医院处理。

2. 若 2 天后如仍觉得眼睛有异物感、眼红、怕光、流泪，应再到医院检查，注意有无角膜发炎，以便及时治疗。

3. 如异物在穹隆结膜上、睑结膜面上、角膜上，用消毒棉签轻轻擦去。因角膜感觉灵敏，一碰角膜眼球就转动，反而容易擦伤角膜，所以应在医生使用麻醉药物（如丁卡因）后再取出异物。

4. 如果沙粒嵌入角膜内，可以用一折弯的消毒针头（一般用 4 号针头）将沙粒取出，并点消炎眼药水，必要时还要涂消炎眼膏包扎，次日复查。对角膜异物有锈斑且伴有角膜浸润者，异物清除后在结膜下应注射抗生素，第二天如仍觉得眼睛有异物感、眼红、畏光流泪时，应再到医院检查，注意有无角膜发炎，以便及时治疗。在处理的过程中严格无菌，防止感染，有眼部感染迹象者，球结膜下注射庆大霉素。有角膜溃疡者按角膜溃疡处理。做到操作轻、准、稳。多发异物，可分批剔除。嘱疼痛时及时复诊。

第二节　眼挫伤患者的护理

【概述】

眼挫伤是眼部受到机械钝挫力引起的损伤。可造成眼附属器或眼球的损伤，引起眼内多种组织和结构改变的病变。眼挫伤占眼外伤发病率总数的 1/3 以上，严重危害视功能。常见病因是各种钝器，如拳头、球类、玩具、石块、铁块、木棍、各种工具、跌碰，以及爆炸产生的气流冲击等，可引起直接损伤。除在打击部位产生直接的损伤外，由于眼球是个不易压缩的球体，钝力可在眼球内和眼球壁传递，引起多处间接损伤，甚至还可引起眼球破裂。

【护理评估】

1. 健康史 发病前多有与上述有关的诱发因素发生。

2. 身体状况

（1）眼睑挫伤 眼睑水肿、皮下淤血、皮肤裂伤、泪小管断裂、眼眶骨折、眼睑皮下气肿。

（2）结膜挫伤 结膜水肿、球结膜下淤血、结膜裂伤。

（3）角膜挫伤 角膜上皮裂伤，基质层水肿、增厚、浑浊，后弹力层皱褶，角膜裂伤。

（4）巩膜挫伤 巩膜破裂、眼压降低、前房及玻璃体积血、眼球运动受限、无光感。

（5）虹膜睫状体挫伤 外伤性虹膜睫状体炎、外伤性散瞳、瞳孔括约肌断裂。

（6）晶状体挫伤 晶状体脱位、半脱位、外伤性白内障。

（7）脉络膜、视网膜及视神经挫伤 脉络膜破裂、出血，视网膜震荡和脱离，玻璃体积血，视神经损害。

3. 辅助检查 X 线或 CT 检查、超声波检查。

4. 心理–社会状况 通过与患者交流，了解患者是否有焦虑、悲观和紧张的心理表现。注意评估患者的年龄、性别、职业、家庭状况及对本病的认识。

5. 治疗要点 清创缝合、止血、抗炎、对症、支持、卧床休息。

（1）非手术治疗

①眼睑水肿及皮下淤血者，通常数日至 2 周逐渐吸收，早期可指导患者冷敷，促进吸收。

②单纯的结膜水肿、球结膜下淤血及结膜裂伤者，应用抗生素眼药水预防感染。

③角膜上皮擦伤者涂抗生素眼膏，通常 24 小时即可愈合，角膜基质层水肿者选用糖皮质激素治疗。

④外伤性虹膜睫状体炎者应用散瞳剂、糖皮质激素点眼或涂眼。

⑤前房积血者，应取半卧位休息，适当应用镇静剂和止血剂，不散瞳也不缩瞳，眼压升高时应用降眼压药物。

⑥视网膜震荡与挫伤，服用皮质类固醇、血管扩张剂及维生素类药物。

⑦视网膜出血应卧床休息，使用止血药物。

⑧脉络膜破裂无特殊处理，早期应卧床休息。

（2）手术治疗

①眼睑的皮肤裂伤、严重结膜撕裂伤者，应手术缝合。

②泪小管断裂应行泪小管吻合。

③角虹膜裂伤者应在显微镜下行次全层缝合。

④严重虹膜根部离断伴复视者，可考虑虹膜根部缝合术。

⑤前房积血多者，尤有暗黑色血块伴眼压升高，经药物治疗眼压仍不能控制者，应做前房穿刺术放出积血；有较大血凝块时，可手术切开取出血块，避免角膜血染。告诉患者眼压升高的影响因素，鼓励多进食富含纤维素、易消化的软食，保持大便通畅，避免用力排便、咳嗽及打喷嚏。

⑥晶状体混浊可行白内障摘除术，晶状体脱位导致的继发性青光眼可手术治疗。

⑦玻璃体积血者，伤后 3 个月以上未吸收可考虑做玻璃体切割手术，若伴有视网膜脱离应及早手术治疗，争取视网膜复位。

【常见的护理诊断/问题】

1. 感知紊乱　视力下降，与眼内积血和眼内组织损伤等因素有关。

2. 潜在并发症　继发性青光眼、前房积血、玻璃体积血、视网膜脱离等。

3. 焦虑　与担心视力不能恢复或容貌破坏有关。

【护理措施】

1. 一般护理　伤情重者卧床休息，进半流食。眼睑皮下出血初期冷敷，48 小时后改湿热敷。按照医嘱及时用药，并观察用药后效果。非住院患者应教会其或家属局部用药的方法和注意事项。需手术的患者做好手术前后的护理工作。

2. 病情观察　密切观察视力和眼局部伤口的变化，眼挫伤常引起眼组织多部位损伤，并发症较多且较重。如前房积血应注意眼压变化和每日积血的吸收情况。监测眼压，如眼压高，及时遵医嘱给予降眼压药物，必要时给予止痛药物。

3. 心理护理　眼外伤多为意外伤，直接影响视功能和眼部外形，患者一时很难接受，多伴有焦虑及悲观心理。应给予心理疏导，使患者情绪稳定，配合治疗。如双眼视力受损应协助生活护理。

【健康教育】

1.嘱患者保持身心健康，正视疾病，避免不良情绪的刺激，保持情绪稳定，积极配合治疗及护理。

2.进行生活安全生产教育，严格执行安全生产制度，改善劳动条件和环境，注意自我防护，预防眼外伤的发生。

3.教会患者识别并发症的早期症状，减少并发症带来的损害。

第三节　眼球穿通伤及眼内异物患者的护理

【概述】

眼球穿通伤是指眼球被锐器刺入或切割造成眼球壁被全层穿透，以飞溅的金属碎片或刀、针、剪等锐利工具刺穿眼球最为常见。预后与穿通伤的部位、程度及是否合并感染密切相关。按损伤部位可分：角膜穿通伤、角虹膜穿通伤、虹膜穿通伤。常见病因为锐利器或异物、爆炸物直接刺破、击穿眼球壁，致眼球穿通伤。可表现为单纯角膜或虹膜损伤，也可合并眼内晶状体及视网膜的损伤，严重的损伤可导致失明及眼球萎缩。眼球穿通伤是致盲的重要原因。

眼球穿通伤伴有眼内异物（intraocular foreign body，IOFB）是严重危害视力的眼外伤。异物的损伤作用包括异物对眼内结构的机械性破坏、化学及毒性反应、诱发感染，以及由此造成的后遗症。例如：异物穿过角膜和晶状体可引起角膜穿孔、混浊及白内障，穿过葡萄膜或视网膜可造成眼内出血。铁质异物在眼内溶解氧化，对视网膜有明显的毒性作用，氧化铁与组织蛋白结合形成不溶性含铁蛋白，可沉着于眼内各组织，表现为棕褐色沉着物，称为铁质沉着症（siderosis），可致视力丧失和眼球萎缩。铜质异物可引起无菌性化脓和铜质沉着症（chalcosis），后者表现为角膜后弹力层棕黄色色素沉着，向日葵样白内障等。异物带入致病微生物，可引起眼内感染。

【护理评估】

1. 健康史　发病前多有与上述有关的诱发因素的发生。

2. 身体状况

（1）角膜穿通伤（penetrating corneal trauma）　伤口位于角膜。伤口较小且规则时，常可自行闭合，仅见点状或线状混浊。伤口较大时常伴有虹膜脱出或嵌顿，瞳孔变形，前房变浅。若刺伤物刺入较深，可伤及晶状体及眼后段组织。可有明显疼痛和流泪等刺激症状。

（2）角虹膜穿通伤（penetrating corneoscleral trauma）　伤口累及角膜和虹膜，可引起虹膜、睫状体、晶状体和玻璃体的损伤、脱出和眼内出血。伤眼可有明显的眼痛和刺激症状。视力明显下降。

（3）虹膜穿通伤（scleral penetrating trauma）　较少见。小的伤口易忽略，穿孔处可能仅见结膜下出血。大的伤口可伴有脉络膜、玻璃体和视网膜损伤及玻璃体积血。常见症状有伤眼疼痛、红肿、畏光、流泪和视力下降。如果伤及黄斑部可造成永久性中心视力丧失。

3. 辅助检查　怀疑有眼内容异物时可进行 X 片、超声波、CT 或 MRI 检查。

4. 心理－社会状况　注意评估患者的年龄、性别、职业、家庭状况及对本病的认识。了解患者的情绪状况以提供恰当的护理。

5. 治疗要点　眼球穿通伤是眼科急症。治疗原则是一期清创缝合伤口，确保伤口无渗漏；防治感染和并发症；必要时行二期手术。

（1）伤口处理　小于 3mm 的整齐角膜伤口，无眼内嵌顿症状，前房存在，可不缝合。大于 3mm 或不规则伤口时，应在显微手术条件下仔细缝合。角虹膜伤口应首先将角膜缘对位缝合，然后依次缝合角膜和虹膜。虹膜伤口应自前向后缝合，边缝合边暴露。在伤口修复过程中对经伤口脱出或嵌顿的组织也应一并处理。无明显污染和脱出时间在 24 小时之内的虹膜，用抗生素溶液冲洗后送还眼内；污染严重和坏死时可予剪除。脱出的晶状体和玻璃体予以切除。

（2）二期手术　眼内异物一般应及早取出，但应强调的是手术取出必须以重建和恢复视功能为目的，因此，不仅要考虑取出异物，还要考虑伤眼功能、手术难度、患者双眼和全身情况。应权衡利弊，并非每例的异物都必须取出。对于前房和虹膜的异物，可经角虹膜缘切口以电磁铁或镊子将异物取出。晶状体内的异物已使晶状体混浊影响视力，可一起摘除晶状体和异物。对于玻璃体或球壁异物，应根据异物大小、位置、有无磁性、有无玻璃体和视网膜并发症，选择虹膜外磁吸法或玻璃体手术方法取出。对于外伤性白内障、玻璃体积血、异物或视网膜脱离等并发症，伤后 1~2 周内再行手术处理。

（3）防治感染　常规注射抗破伤风血清，全身应用抗生素和糖皮质激素。术后球结膜下注射抗生素和糖皮质激素。抗生素滴眼液频繁滴眼，并用散瞳药。

【常见的护理诊断 / 问题】

1. 急性疼痛　与眼组织损伤有关。

2. 感知紊乱　视力下降，与角膜伤口、眼内积血和眼内组织损伤等因素有关。

3. 潜在并发症　前房积血、玻璃体积血、视网膜脱离、外伤性虹睫炎、继发性青光眼、外伤性白内障、化脓性眼内炎、交感性眼炎等。

4. 焦虑　与眼穿通伤，担心视力不能恢复或容貌破坏有关。

【护理措施】

1. 一般护理　按医嘱及时用药，并观察用药后效果。非住院患者应教会其或家属局部用药的方法和注意事项。需手术的患者做好手术前后的护理工作。

2. 病情观察　密切观察视力和眼局部伤口的变化，眼穿通伤常引起眼组织多部位损伤，并发症较多且较重。如前房积血应注意眼压变化和每日积血的吸收情况。监测眼压，如眼压高，及时遵医嘱给予降眼压药物，必要时给予止痛药物。

3. 心理护理　眼外伤多为意外伤，直接影响视功能和眼部外形，患者一时很难接受，多伴有焦虑及悲观心理。应给予心理疏导，使患者情绪稳定，配合治疗。如双眼视力受损，应协助生活护理。

4. 注意事项　手术前禁忌剪眼睫毛和结膜囊冲洗，防止对眼球增加压力和增加感染的几率。严格执行各项无菌操作，帮助患者增加抵抗力，防止感冒，严防眼内感染的发生。

【健康教育】

1.嘱患者保持情绪稳定，乐观对待生活，可促进疗效。

2.向患者及家属介绍交感性眼炎的临床特点、治疗原则及其预后。嘱患者一旦发生未受伤眼出现不明原因的眼部充血、视力下降及疼痛，要及时到眼科检查，及早发现可能出现的交感性眼炎，早期治疗。

3.注意安全生产，改善工作环境，加强个人防护，教育儿童不玩锐器。尤其是喜庆节日燃放烟花爆竹，应特别小心，预防眼外伤的发生。

4.出院后遵医嘱按时用药并定期复查，有眼内异物未取出者，择期行异物取出术。

第四节　眼化学伤患者的护理

【概述】

眼化学伤（ocular chemical burn）是化学物品的溶液、粉尘或气体接触眼部，引起眼部损伤。化学伤主要是指破坏机体蛋白质的物理和化学状态，使蛋白质变性、凝固、脱水，以致细胞死亡。眼化学伤多发生在化工厂、实验室、施工场所等地，最多见的有碱性物质损伤和酸性物质损伤。常见病因为：①碱性物质（如氢氧化钠、生石灰、氨水等）：这些碱性物质与组织中的脂类发生皂化反应，能溶解脂肪和蛋白质。由于角膜表层亲脂，角膜实质亲水，角膜接触碱性物质后，很快借皂化反应及溶解作用，穿透角膜进入眼内；同时碱侵入眼球与组织蛋白结合成碱性蛋白使组织坏死，还可继续扩散引起球内组织的广泛液化坏死。所以，碱性物质烧伤后果严重，严重者可导致视功能丧失和眼球萎缩，是致盲的重要原因。其病程长，预后差。但是不同碱性物质的致伤力也不同。如：生石灰作用很强，它除了有强碱性之外，当它接触水后还放出热，引起烫伤。②酸性物质（如硫酸、盐酸、硝酸等）：若是弱酸，仅引起局部反应，局部刺激。若是强酸，渗透性较强，能渗透组织的脂肪和蛋白质，产生较强的破坏作用。强酸能使组织蛋白质凝固，凝固蛋白不溶于水，能在某种程度上防止外界酸侵入，所以酸的破坏作用较碱轻，且持续时间短。

【护理评估】

1.健康史　发病前多有与化学物质接触等诱发因素的发生。

2.身体状况　有眼部刺激症状，如眼痛、畏光流泪、眼睑痉挛、视力下降。根据组织反应可分为轻度、中度和重度三种不同程度的损伤，不同组织的损伤表现也不一致。

（1）轻度　多由弱酸或稀释的弱碱引起。眼睑和结膜轻度充血水肿，角膜上皮有点状脱落或水肿。数日后水肿消退，伤皮修复，不留瘢痕，无明显并发症，视力多不受影响。

（2）中度　可由强酸或较稀的碱性物质引起。眼睑皮肤可起水疱或糜烂；结膜水肿，出现小片缺血坏死；角膜有明显混浊水肿，上皮层完全脱落，或形成白色凝固层。

治愈后可遗留角膜斑翳，睑球粘连，影响视力。

（3）重度　大多为强碱引起，结膜出现广泛缺血性坏死，呈灰白色混浊膜样；角膜毛玻璃样全层混浊甚至呈瓷白色；由于坏死组织释放趋化因子，病损区有大量嗜中性粒白细胞浸润，后者可释放大量的胶原酶，造成角膜基层溶解，出现角膜溃疡或穿孔；碱可立即渗入前房，引起葡萄膜炎、继发性青光眼和白内障等；角膜穿孔可造成葡萄膜脱出和感染性眼内炎。伤后 2 周，新生血管可侵入角膜，角膜组织逐渐修复。角膜溃疡愈合后会形成角膜白斑；角膜穿孔愈合后可有粘连性角膜白斑、角膜葡萄肿或眼球萎缩。由于结膜上皮的缺损，在愈合时可造成睑球粘连和假性翼状胬肉等。总之，重度碱烧伤可带来各种严重后果，导致视功能或眼球的丧失。此外，眼睑和泪道的烧伤还可引起眼睑畸形、眼睑闭合不全和溢泪等并发症。

3. 辅助检查　检查结膜囊内是否还有异物存留。

4. 心理－社会状况　注意评估患者的年龄、性别、职业、家庭状况及对本病的认识。了解患者的情绪状况以提供恰当的护理。

5. 治疗要点

（1）现场急救，争分夺秒，就地取材，彻底冲洗伤眼至少 30 分钟。发生化学性眼外伤时切忌包扎伤眼。送医院后，继续用生理盐水冲洗眼部，特别是穹隆部与睑板下沟处。也可根据致伤物质用中和冲洗液冲洗，根据病情进行进一步药物或手术治疗。

（2）进一步中和治疗。酸性物质引起的损伤可用 2% 碳酸氢钠冲洗，并用 5% 磺胺嘧啶钠进行球结膜下注射。碱性物质引起的损伤可用 3% 硼酸液冲洗，并用维生素 C 进行球结膜下注射。

（3）严重碱烧伤，协助医生进行球结膜放射状剪开冲洗或前房穿刺冲洗术，以清除碱性房水。

（4）应用抗生素控制感染。

（5）用 1% 阿托品滴眼液或者眼膏散瞳，防止虹膜后粘连；早期适当应用糖皮质激素，以抑制炎症反应和新生血管形成，但在用药后 2～3 周内，角膜有溶解倾向，应停用，点用自家血清和纤维连接蛋白等。如患者出现角膜溶解，可行角膜移植或板层角膜移植，以挽救眼球。术后要防止睑球粘连，用玻璃棒分离上下睑球结膜和穹隆部结膜，涂大量抗生素眼膏。

（6）应用胶原酶抑制剂防止角膜穿孔，可滴用 10% 枸橼酸钠，或 2.5%～5% 半胱氨酸滴眼；0.5% EDTA（依地酸钠）能促使钙质排出，可用于石灰烧伤病例。

（7）晚期治疗并发症，如手术矫正睑外翻、内翻、倒睫，睑球粘连，角膜血管翳等。角膜混浊时可行角膜移植术等。出现继发性青光眼时，应用药物或手术降低眼压。

【常见的护理诊断 / 问题】

1. 感知紊乱　视力下降，与眼内结构受到化学物质破坏有关。

2. 急性疼痛　与化学物质刺激眼部组织有关。

3. 恐惧　与眼部突然受化学物质的侵害，视力下降甚至丧失，眼部刺激症状明显，或担心治疗效果有关。

4. 知识缺乏 缺乏眼化学伤的防治知识。

5. 潜在并发症 睑球粘连、眼睑外翻或内翻、结膜干燥症、角膜溃疡、虹膜睫状体炎、角膜瘢痕、继发性青光眼、并发性白内障、眼球萎缩等。

【护理措施】

1. 彻底冲洗 立即按医嘱用大量生理盐水反复冲洗伤眼。冲洗时翻转上下睑，嘱患者转动眼球，充分暴露穹隆部，彻底冲洗化学物质，如有块状化学物质紧贴或嵌入眼部组织内，可用棉签擦除，必要时剪开结膜，彻底清除化学物质。冲洗时间在 30 分钟以上。

2. 用药护理 注意用药的途径，保证正确给药，注意用药效果和反应。

3. 病情观察 密切观察视力的变化，观察眼睑、结膜、角膜及眼内结构等组织病变的变化，监测眼压，如眼压高，及时遵医嘱给予降眼压药物。注意观察有无并发症的发生。

4. 心理护理 眼球化学伤直接影响视功能和眼部外形，患者一时很难接受，多有焦虑及悲观心理，应耐心向患者解释病情及治疗情况，消除患者的恐惧、悲观等心理障碍，使患者情绪稳定，配合治疗。如患者双眼视力受损，应协助生活护理。

【健康教育】

1. 教会患者及家属继续用药的方法，定期门诊随访。如有并发症出现，应配合医生积极治疗和控制。保持乐观心态和战胜疾病的信心，坚持治疗。

2. 应用各种方式大力提高宣传化学性眼外伤的危害，以及预防为主的意识。对从事化工工业方面人员，应掌握基本的防护知识，工作时可根据具体的情况，佩戴防护眼镜，规范操作，防止化学物质飞溅入眼。在生产、使用酸碱性物质的车间，应加强通风，及时排出酸碱烟雾。

3. 通过媒体宣传，使大众认识到化学性眼外伤最重要、最关键的处理是现场急救，一旦化学物质进入眼部，应争分夺秒就地用大量清水如河水、井水、自来水或饮用矿泉水等充分冲洗眼部，或用脸盆盛水，将面部浸入水中，充分冲洗，然后再送医院进一步处理，减轻化学伤的损伤程度。

第五节　电光性眼炎患者的护理

【概述】

电光性眼炎（electric ophthalmia, flash ophthalmia）是指紫外线引起的结膜和角膜损伤。常见病因为紫外线，如工业电焊、高原、雪地及水面反光等。220～310nm 紫外线对角膜损伤明显，可产生光化学作用，使蛋白质凝固变性，角膜上皮坏死脱落。一般潜伏期为 3～8 小时。

【护理评估】

1. 健康史　发病前多有电焊作业、雪地活动、玻璃加工、高温环境工作等诱发因素发生。

2. 身体状况　有眼部严重的刺激症状，如异物感、疼痛、畏光、流泪、眼睑痉挛。检查可发现双眼睑红肿，结膜混合性充血、水肿、瞳孔缩小、角膜上皮点状脱落及视力下降。

3. 心理 – 社会状况　注意评估患者的年龄、性别、职业、家庭状况及对本病的认识。了解患者的情绪状况。患者往往会出现紧张、恐惧，希望即刻缓解症状，又担心留下后遗症。

4. 治疗要点　电光性眼炎虽然病情来势凶猛，但预后较好。治疗主要是对症处理，减轻疼痛。发病当时可滴用表面麻醉药（如 0.5% 丁卡因液）1 ~ 2 次，可立即消除眼痛症状。可以用可的松眼药水或地塞米松眼药水，加上消炎眼药水，如氧氟沙星滴眼液或洛美沙星滴眼液，以预防感染。可涂抗生素眼膏包眼。随着结膜、角膜上皮的迅速修复，2 ~ 5 天后即可痊愈。

【常见的护理诊断 / 问题】

1. 感知紊乱　与视力下降有关。

2. 急性疼痛　与紫外线对眼部组织的损伤有关。

3. 紧张、恐惧　与眼部突然受紫外线的损伤，视力下降甚至丧失，眼部刺激症状明显，或担心治疗效果有关。

4. 知识缺乏　缺乏电光性眼炎的防治知识。

【护理措施】

1. 止痛　急诊时滴 0.5% 丁卡因眼药水 1 ~ 2 次 / 天。

2. 防止感染　滴抗生素眼药水及眼膏，并包扎。

【健康教育】

1. 嘱患者勿用手揉眼，防止角膜上皮细胞损伤、感染。

2. 加强卫生宣教，教育有关人员注意劳动安全，电焊、紫外线灯、野外强太阳光下作业时注意配戴防护罩或眼镜。如在玻璃加工和高温环境下应戴含氧化铁的特制防护眼镜。在强光下应戴有色镜。

思考题

1. 眼外伤的急救原则和处理措施是什么？如何预防眼外伤？

2. 简述眼球穿通伤的处理原则，以及常见并发症的临床表现和护理措施？

3. 简述眼化学伤的特点、临床表现、急救措施及护理要点？

4. 角膜异物取出有哪些注意事项？

第二篇　耳鼻咽喉科护理学

第六章　耳鼻咽喉科护理总论

学习目标

1. 掌握鼓膜标志、婴幼儿咽鼓管的特点、鼻出血的好发部位、鼻窦的分组与开口、咽峡的组成、咽淋巴环的免疫作用、婴幼儿喉部特点、食管的四个生理狭窄，耳鼻咽喉科患者的常用护理诊断，额镜、鼻镜、压舌板及音叉等常用检查和耳鼻咽喉科患者护理技术的操作目的、步骤及注意事项，并能熟练操作。

2. 熟悉窦口鼻道复合体的意义、中耳的组成、咽及喉腔的分区，耳、鼻、咽、喉的生理功能，耳鼻咽喉科患者的护理病史、常见症状及心理状况。

3. 了解鼓室及内耳的结构、声音的传播途径、气管、支气管及食管的解剖和生理特点，耳鼻咽喉科门诊与病房的护理管理及手术前后的护理。

第一节　耳鼻咽喉科的布局与管理

一、耳鼻咽喉科的布局与环境

耳鼻咽喉科应设置门诊区、治疗室、内镜检查室、听力检查室、手术室、病房等功能区域，各区域应布局合理，安静有序，使就诊流程便捷，保护患者隐私。

二、耳鼻咽喉科的基本配置

耳鼻咽喉科诊病时须借助专科器械、光源检查操作。光线应适宜，不宜过强或过暗。应具备耳鼻咽喉科综合治疗台（图6-1）、额镜（图6-2）。常用的检查器械有压舌板、前鼻镜、后鼻镜、间接喉镜、耳镜、电耳镜、鼓气耳镜、音叉、枪状镊、膝状镊、耵聍钩等（图6-3）。常用药物有1%~2%麻黄素、1%~2%丁卡因、3%过氧化氢、75%酒精、0.9%生理盐水等。有条件的医院也可有电磁波治疗仪、激光治疗仪、低温等离子射频治疗仪、鼓膜按摩仪、耳鼻咽喉内窥镜光学检查系统、听力及平衡检查系统等。

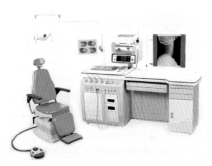

图6-1　耳鼻咽喉科综合治疗台

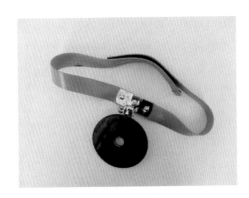

图6-2　额镜

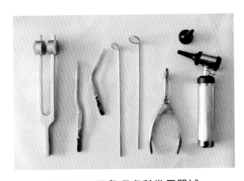

图6-3　耳鼻咽喉科常用器械

（从左到右依次为音叉、枪状镊、膝状镊、间接鼻咽镜、间接喉镜、鼻镜、耳镜、电耳镜）

三、耳鼻咽喉科的护理管理

（一）门诊诊室的护理管理

1. 做好诊前准备工作。开诊前检查并备齐各种常用的检查器械、药品、敷料和办公用品，并按固定位置放好。

2. 做好分诊工作，按病情特点，将患者分送给各有专长的医生诊治；检查婴幼儿时，应协助医生固定其头位；遇重度耳聋患者，应酌情采用笔谈，避免喧哗。

3. 组织患者有序就诊，如遇外伤、鼻出血、呼吸困难等危重急症患者应立即安排诊治，并密切配合医生，迅速准备好急救药品和器材，共同抢救患者，并送危重患者入院或转诊。

4. 协助医生做好病情解释和患者的思想工作，指导就医，使其积极配合治疗与护理。按医嘱进行门诊各种检查及诊疗操作，协助医生做好术前准备、术中巡回、术后观察及护理等。

5. 开展卫生宣教及健康指导，使患者及家属了解本科常见病的发病原因、诊疗方法和预后知识，掌握预防保健方法。

6. 做好门诊器械的消毒和保养。一般检查器械用过后须及时洗刷干净并擦干，煮沸消毒后再用。对不常用的或精细贵重的器械则应搽油保存。对一次性使用丢弃物品，注意按要求分类收集，集中销毁。做好门诊各项登记工作，保管好贵重仪器。

7. 做好卫生安全管理，保持诊疗室清洁卫生。下班前搞好卫生，关好门窗，切断电源。

（二）听力检查室的护理管理

1. 保持听力检查室室内整洁，空气清新，注意防潮。

2. 备好检查及办公用品，如音叉、纯音听力计及声导抗测听仪结果记录单等。按规定对纯音听力计和声导抗测听仪等测听设备定期校准。对耳机或耳塞等部件可用肥皂水清洗，并用75%酒精擦拭。

3. 测试开始前，向受试者解释测试的目的、过程及配合方法。婴幼儿受检者，应结合其年龄及检查目的，选择合适的测试方法或遵医嘱给予镇静药。

4. 做好测试准备工作，包括去除受试者的眼镜、头饰、耳环及助听器等，并清洁外耳道，调整耳机位置，以免因外耳道软骨部受压塌陷造成外耳道阻塞，影响测试结果。

5. 测试过程中应使受试者尽量坐得舒适，避免说话、吞咽及清鼻等动作，不晃动身体，保持安静。

6. 测试结束后，记录、整理检查结果，并及时转送医生。

（三）内镜检查室的护理管理

耳鼻咽喉科常用的内镜检查包括耳内镜检查、鼻内镜检查、纤维鼻咽镜检查、纤维喉镜检查、直接喉镜检查、支气管镜检查及食管镜检查等。内镜检查室主要是耳鼻咽喉科患者进行耳内镜检查、鼻内镜检查、纤维鼻咽镜检查及纤维喉镜检查等的检查场所，内镜室应有专职技术人员负责管理，并协助医生进行各项检查和治疗操作。内镜有硬管和软管两种，均系贵重精密光学仪器，配有光源及摄录像与监视系统，易因各种原因影响使用，故对仪器设备的妥善保管、正确使用和消毒等显得十分重要。

1. 妥善保管仪器设备

（1）建立仪器保管档案。妥善保存好仪器设备的各种证件、使用说明书，以备使用和维修时参考；建立保养和维修登记卡。

（2）制定规范的使用、消毒、保管、保养制度。

（3）注意防尘、防潮、防霉。存放处宜干燥、阴凉通风，仪器应罩以专用防尘罩。

（4）专柜存放。器材不用时应放回其原装盒内的海绵槽中，并通常把仪器设备按顺序置于专用柜内，以便于移动和操作。纤维内镜及光源导线内部系光导纤维，存放时应避免扭曲和过度弯折。光学仪器不得在日光下暴晒，也不能与挥发性或腐蚀性物质一起存放，零部件不得随意拆卸。

（5）各仪器及用电器具使用完毕后须将各调节控制钮旋至零位后再关闭电源开关，拔下插头，清洁、擦干附件，放回固定位置。

2. 做好检查前准备

（1）检查前应先告知患者检查的目的、方法、过程和注意事项，进行常规体检及必要的辅助检查，以查明有无内镜检查的禁忌证。术前必须对受检者做详细解释，消除紧张心理，使其能与检查者密切合作。术前遵医嘱用药或禁食。

（2）对所需器械进行检查，尤其对容易发生故障的器械，如照明装置、吸引器等更应重点检查。应检查器械各部件是否合套、齐全、功能良好，发现损坏和松动的零部件，应及时修配，不可勉强使用。

（3）检查者在实施内镜检查前应阅读 X 线片、CT 片，详细了解病情，正确选择内镜的种类和大小，同时应熟悉器械的使用方法及消毒和保养等相关知识。

3. 正确使用仪器设备

（1）内镜使用前应以无菌生理盐水冲洗（管腔内亦应冲洗），以免消毒液残留。

（2）术中要严格遵守操作规程，动作应轻柔、细心，进镜时要避免粗暴推进以免损伤黏膜、导致出血和影响镜像。

（3）保持镜面干净和视野清晰。因室温较鼻腔低，镜检时镜面会起雾，可先在镜面涂防雾硅油或不时在消毒盆内温热的蒸馏水中加温；遇少量出血或有分泌物时应及时抽吸或冲洗干净；镜面沾有血污时应用蒸馏水或者 75% 酒精棉球擦净。

（4）使用器械时要轻拿轻放，持镜要稳，切忌碰撞与摔损，要避免镜面受到擦划损伤。不要过分弯折导光线以免折断导光纤维而造成视像模糊不清。

4. 器械消毒

（1）检查结束后，用清水将所有器械及其部件冲洗干净（尤其是内镜管腔及吸引管等须反复冲洗）。内镜要用脱脂纱布或棉球反复擦拭消除污渍，不能用毛刷刷洗。其他器械均需仔细刷洗，尤其关节、缝隙处要彻底洗净、拭干、涂油。

（2）各种器械的消毒方法应依据材料及说明书选定。

5. 其他

（1）检查室内必备的常用的抢救药品，如肾上腺素、地塞米松及氧气等。配备观片灯，以便术中随时参考对照。

（2）做好卫生安全管理，保持室内整洁、通风良好、空气清新、注意防潮。定期用紫外线消毒室内空气。下班前搞好卫生工作，关好门窗，切断电源。

（四）手术前、后一般护理管理

1. 术前心理评估 是术前护理的重要环节。护士应主动、热情迎接患者入院，手术前全面评估患者的心理状况；针对患者对手术存在的各种不良心理反应，如焦虑、紧张、恐惧等，给予正确疏导；用通俗的语言，耐心地解释疾病及手术治疗的必要性和重要性，详细介绍术前准备、术中配合和术后有关注意事项等，取得患者和家属的理解。护士还应经常与患者交流和沟通，让患者及家属充分感受到被尊重和关心，并对医护人员产生信任感，建立良好的护患关系；及时发现引起患者情绪或心理变化的诱因，对症实施心理疏导。

2. 手术区准备 如手术区皮肤准备、剃须、剪鼻毛或耳毛、鼻腔冲洗、上颌窦穿刺冲洗，给予含漱剂并教会患者含漱方法，术前 1 天洗头、沐浴及更换清洁衣裤，以及遵医嘱术前用药、术前禁食等。对过度紧张者，护士可遵医嘱给予镇静药。进入手术室前，嘱患者排空大、小便，取下义齿、眼镜、手表、首饰等。

3. 物品准备 准备手术需要的物品，如病历、X 线片、CT 片、MRI 片、必需的药品等，并随患者一同带入手术室。

4. 术后安置 手术结束，患者回到病房后，根据不同的手术和麻醉的要求采取不同的体位，如鼻部手术一般采取半卧位，全身麻醉者完全清醒前取侧俯卧位、头稍低，乳突手术一般采取平卧位，术耳朝上。全身麻醉者按全身麻醉术后护理。做好访客管理，保持病室安静，保证患者足够的休息和睡眠。

5. 病情解释 整理手术文件，了解手术情况。根据患者术前、术后的具体情况及出现不适的原因、严重程度，耐心细致地做好患者及家属的解释工作，并予对症护理，做好针对性的心理疏导，使患者及家属树立战胜疾病的信心，积极配合医护活动。

6. 病情观察与执行医嘱 根据手术的情况，定时监测患者的体温、脉搏、呼吸、血压等生命体征；按时巡视患者，密切观察病情和伤口有无出血、渗液、敷料脱落，以及局部红、肿、热、痛等征象，如有呕吐、出血、呼吸困难等异常情况，应及时和医生联系并协助医生做适当处理。嘱患者尽量避免打喷嚏及咳嗽，可张口深呼吸抑制。及时执行各项术后医嘱，经常与医生交流患者的病情。

7. 伤口护理 做好伤口的局部护理和口腔卫生护理。给予滴鼻剂滴鼻、喉片含服、含漱剂含漱等，并教会患者或家属掌握使用方法。气管切开的患者应按气管切开术的术后护理，保持气管套管通畅，避免脱管。

8. 术后饮食与活动及注意事项 如扁桃体手术术后 3 小时无出血者可开始进流质饮食，以后视情况改为半流质和软食，7～10 天内不宜吃硬食和油炸食物，以免刺激、损伤伤口，术后第 2 天开始鼓励患者多讲话、多漱口、多进饮食，防止伤口粘连、瘢痕挛缩、后遗咽异感症等。口腔伤口完全愈合前不刷患侧牙。术后非制动患者应早期下床活动，以促进康复，预防肺部并发症和褥疮等。

9. 做好出院指导及健康教育

第二节 耳鼻咽喉的应用解剖生理

一、耳的应用解剖生理

耳分为外耳、中耳和内耳三部分（图6-4）。

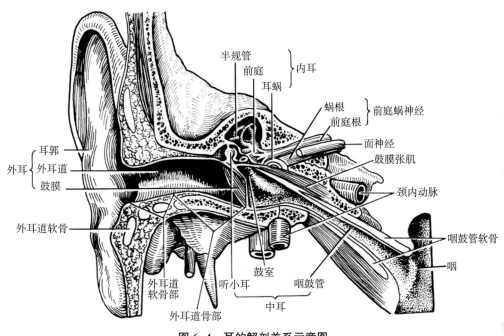

图6-4 耳的解剖关系示意图

（一）外耳（external ear）

包括耳郭和外耳道两部分。

1.耳郭（auricle） 耳郭内有弹性软骨构成的支架，外覆软骨膜和皮肤，附着于头颅侧面。上有耳屏、耳垂、耳轮等结构。

2.外耳道（external auditorycanal） 中医称为耳道，外起外耳门，向内终止于鼓膜，成人长度2.5～3.5cm，分软骨部和骨部。软骨部居外，占全长的1/3。整个外耳道覆盖皮肤，软骨部皮下组织富含毛囊、皮脂腺及耵聍腺，为耳疖的好发部位。此处皮肤和软骨附着较紧，故疖肿时疼痛剧烈。外耳道略呈S形弯曲，成人的软骨部弯向前下，婴幼儿则稍向上斜，故在检查外耳道深部或鼓膜时，需牵拉耳郭使外耳道成一直线，成人往后上外牵拉，婴幼儿则向后下外牵拉。

（二）中耳（middle ear）

包括鼓室、咽鼓管、鼓窦和乳突四部分。

1. 鼓室　为鼓膜和内耳外侧壁之间的含气空腔。向前经咽鼓管通鼻咽部，向后经鼓窦入口通鼓窦和乳突小房。鼓室内有听骨、肌肉、韧带和神经。听骨有三，即锤骨、砧骨和镫骨，共同构成听骨链。鼓室有上、下、内、外、前、后六壁（图6-5）。

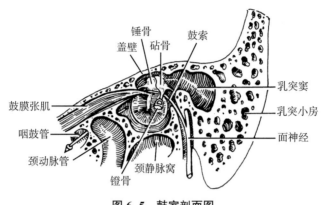

图 6-5　鼓室剖面图

（1）上壁　亦称鼓室盖，是一层薄骨板，将鼓室与颅中窝分隔，鼓室盖有岩鳞缝，婴幼儿时未闭合，鼓室病变可经此引起颅内感染。

（2）下壁　为一层薄骨板，将鼓室和颈静脉球分隔。

（3）内壁　即内耳的外壁，在中部有一隆起名鼓岬，为耳蜗底周所在处。鼓岬的后上方有前庭窗，又称卵圆窗，为镫骨底板及其周围的环状韧带所封闭。鼓岬的后下方有蜗窗，亦称圆窗。前庭窗上方有面神经水平段，该段的面神经骨管有时残缺，使面神经直接暴露于鼓室黏膜下，是急性中耳炎早期出现面神经瘫痪的原因之一。

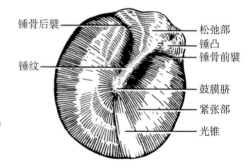

图 6-6　鼓膜示意图（右耳）

（4）外壁　大部为鼓膜。鼓膜（图6-6）中医称为耳膜，介于外耳道和鼓室之间，为椭圆形、灰白色的半透明薄膜，呈浅漏斗状，凹面向外。鼓膜自外上斜向内下，与外耳道底约成45°角。鼓膜分两部分，其上方小部分称松弛部，其余大部分称紧张部。

（5）前壁　前壁的上部为鼓膜张肌半管开口，其下为咽鼓管鼓室口。

（6）后壁　为乳突前壁，上部有鼓窦入口，自此通入鼓窦，为中耳炎症向鼓窦乳突小房扩散的通道。

2. 咽鼓管　中医称耳咽管，是连接鼻咽腔和鼓室的管道，是中耳通气引流的唯一通道，亦是中耳感染的主要途径。它的鼓室口开口位于鼓室前壁，然后向前下、内通入鼻咽部侧壁，开口在下鼻甲后端的后下部。咽鼓管的主要功能是调节鼓室内气压与外界平衡，此为声波正常传导的重要条件。咽鼓管的鼻咽口在静止状态时是闭合的，只有当张口、吞咽、歌唱或打呵欠等动作时开放，以保持鼓室内外的气压平衡。成人咽鼓管的鼻咽口较鼓室口低 15～25mm，婴幼儿的咽鼓管较成人短而平直，接近水平位，口径相对较大，故小儿鼻及鼻咽部的感染易经此管传入鼓室而罹患中耳炎。

3. 鼓窦 为鼓室后上方的含气骨腔，向后下通乳突小房。

4. 乳突 中医称为耳后高骨，内为许多大小形状不一的相互连通的含气骨腔，即乳突小房。

（三）内耳（inner ear）

又称迷路，位于颞骨岩部内，分骨迷路和膜迷路两部分。二者之间充满外淋巴液，膜迷路内含有内淋巴液。

1. 骨迷路 分为半规管、前庭和耳蜗三部分。

2. 膜迷路 分为椭圆囊、球囊、膜半规管和膜蜗管，借纤维束固定于骨迷路内。膜蜗管内有螺旋器为听觉感受器，椭圆囊和球囊内的椭圆囊斑和球囊斑及膜半规管内的壶腹崎为重要的平衡感受器。

（四）耳的生理功能

耳的生理功能主要有二，一司听觉，二司平衡。

1. 听觉生理 声音传入内耳的路径有二，一是空气传导，二是骨传导。正常时以空气传导为主。

（1）空气传导 声波被耳郭收集，经外耳道达鼓膜，引起鼓膜听骨链振动，镫骨足板的振动通过前庭窗传入内耳外淋巴，再传至内淋巴，刺激膜蜗管螺旋器产生神经冲动，经听神经传入听觉中枢。

（2）骨传导 声波经颅骨传入内耳，但其传音效能与正常的空气传导相比则微不足道。

2. 平衡生理 人依靠前庭、视觉和本体感觉三个系统的协调作用来维持身体的平衡，其中以前庭功能最为重要。

二、鼻的应用解剖生理

鼻（nose）由外鼻、鼻腔、鼻旁窦三部分构成。外鼻位于面部中央。鼻腔是位于两侧面颅之间的腔隙，其上、后、旁由左右成对的鼻旁窦环绕。鼻旁窦开口于鼻腔，与鼻腔黏膜互相移行连为一整体。

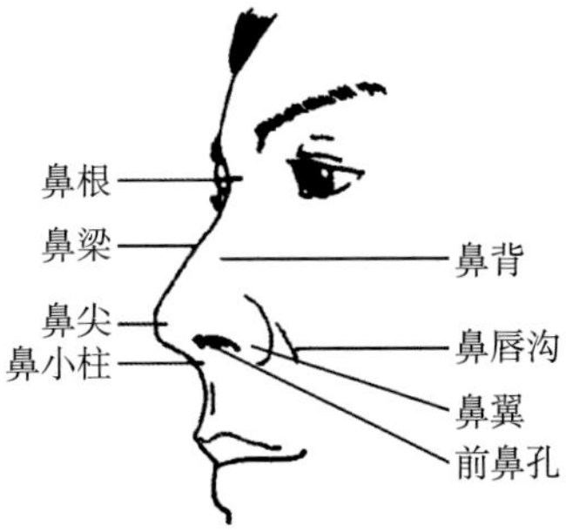

图 6-7 外鼻各部名称

（一）外鼻

外鼻（external nose）由骨、软骨构成支架，外覆软组织和皮肤，分鼻根、鼻尖、鼻梁、鼻翼、前鼻孔、鼻小柱等几个部分（图 6-7）。

鼻尖、鼻翼及鼻前庭皮肤较厚，与皮下组织及软骨膜粘连紧密，且富含皮脂腺、汗腺，为鼻疖、痤疮和酒渣鼻的好发部位，当疖肿炎症肿胀时，疼痛较剧。

外鼻的静脉经面静脉、内眦静脉及眼静脉与颅内海绵窦相通。面部静脉无瓣膜，血液可上下流通，当鼻或上唇（称危险三角区）患疖肿时挤压，则有可能使感染蔓延至颅内引起海绵窦血栓性静脉炎等严重并发症。

（二）鼻腔

鼻腔，中医称为鼻窍，前起前鼻孔，后止于后鼻孔，为一顶窄底宽的狭长腔隙，后通鼻咽部。由鼻中隔分隔为左右两腔，每侧鼻腔包括鼻前庭及固有鼻腔两部分。

1. 鼻前庭（nasal vestibule） 位于鼻腔最前部，由皮肤覆盖，长有鼻毛，富含皮脂腺和汗腺，易患鼻疖。鼻前庭皮肤与固有鼻腔黏膜交界处称为鼻阈。

2. 固有鼻腔（nasal fossa proper） 通称鼻腔，由黏膜覆盖，有内、外、顶、底四壁。

（1）内侧壁 即鼻中隔，中医称为鼻隔，由鼻中隔软骨、筛骨垂直板及犁骨构成。软骨膜和骨膜外覆黏膜。鼻中隔前下部黏膜内血管丰富，由鼻腭、筛前、上唇及腭大动脉支末端吻合形成毛细血管网，称为利特尔区（little area），中医称为中血堂。此处黏膜较薄，血管表浅，黏膜与软骨膜相接紧密，血管破裂后不易收缩，且位置又靠前，易受外界刺激，是鼻出血的易发部位。

（2）外侧壁 鼻腔外侧壁上有突出于鼻腔中的三个骨质鼻甲，由上而下分别称上、中、下鼻甲。各鼻甲外下方的空隙称为鼻道，即上、中、下鼻道（图6-8）。各鼻甲内侧面和鼻中隔之间的空隙称为总鼻道。上、中两鼻甲与鼻中隔之间的腔隙称嗅裂或嗅沟。

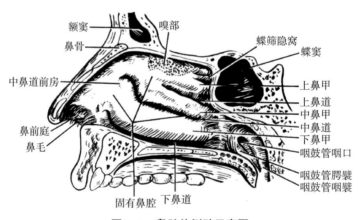

图6-8 鼻腔外侧壁示意图

上鼻甲：位于鼻腔外侧壁的后上部，位置最高、最小，因前下方有中鼻甲遮挡，前鼻镜检查时不易窥见。上鼻甲后上方有一凹陷称蝶筛隐窝，为蝶窦开口。

上鼻道：内有后组筛窦开口。

中鼻甲：系筛骨的一部分，中鼻甲前端外上方的鼻腔侧壁有小丘状隆起称为鼻丘，由筛前神经和嗅神经形成的敏感的反射区。中鼻甲基板将筛窦分成前组筛窦和后组筛窦。

中鼻道：外侧壁上有两个隆起，后上隆起为筛泡，前下隆起名钩突，筛泡、钩突之间有一半月状裂隙，称半月裂。额窦多开口于半月裂的前上部，其后为前组筛窦开口，最后为上颌窦开口。中鼻甲、中鼻道及其附近区域的解剖结构称为窦口鼻道复合体（ostiomeatal complex）（图6-9），它的异常和病理改变与鼻窦炎发病关系密切。

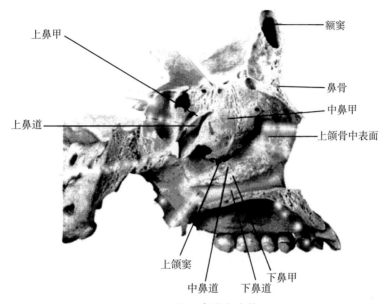

图6-9　窦口鼻道复合体

下鼻甲：为一独立骨片，是鼻甲中最大者，附着于上颌骨内侧壁和腭骨垂直板，前端距前鼻孔约2cm，后端距咽鼓管咽口约1cm，故下鼻甲肿胀或肥大时易致鼻塞或影响咽鼓管的通气引流。

下鼻道：前部有鼻泪管开口，距离下鼻甲前端1～2cm的下鼻道外侧骨壁较薄，是上颌窦穿刺的最佳进针部位。

（3）顶壁　呈狭小的拱形，前部为额骨鼻突及鼻骨，中部是分隔颅前窝与鼻腔的筛骨筛板。此板薄且有多数细孔，呈筛状，嗅神经由此穿过。外伤或手术时易骨折致脑脊液鼻漏，亦是鼻腔感染扩散入颅的途径。

（4）底壁　即硬腭的鼻腔面，与口腔相隔。

（三）鼻旁窦

鼻旁窦（accessory nasal sinuses）临床简称鼻窦，为鼻腔周围颅骨内的含气空腔，均有开口与鼻腔相通，内衬黏膜与鼻腔黏膜连续。按其所在颅骨命名为额窦、筛窦、上颌窦及蝶窦，共四对。

临床上按其解剖部位及窦口所在位置，将鼻窦分为前、后两组，前组鼻窦包括上颌窦、前组筛窦和额窦，其窦口均在中鼻道。后组鼻窦包括后组筛窦和蝶窦，前者窦口在上鼻道，后者窦口在蝶筛隐窝。

1. 上颌窦（maxillary sinus） 位于上颌骨内，为鼻窦中最大者。共有五个壁，前壁为尖牙窝，是上颌窦手术的常用进路；后外壁与翼腭窝和颞下窝比邻；顶壁即眼眶底壁，窦内与眶内疾病可相互影响；底壁为上颌骨牙槽突，上颌第二双尖牙和第一、二磨牙牙根感染可引起牙源性上颌窦炎；内壁为部分鼻腔外侧壁，上方有上颌窦口通中鼻道。

2. 筛窦（ethmoid sinus） 位于筛骨内，为蜂窝样结构。以中鼻甲基板为界分成前后两组。前组筛窦窦口在中鼻道，后组筛窦窦口在上鼻道。外壁即眼眶内壁，顶壁为筛骨水平板。筛窦疾病可引起眶内或颅内感染。

3. 额窦（frontal sinus） 位于额骨内。前壁为额骨外板，后壁与颅前窝仅隔一薄骨板，底壁相当于眼眶内上角。

4. 蝶窦（sphenoid sinus） 位于蝶骨体内，左右各一。顶壁为蝶鞍底，底壁为鼻咽顶，外侧壁与颈内动脉和视神经相邻，前壁内上方为窦口。

（四）鼻及鼻窦的生理功能

1. 鼻的生理功能

（1）呼吸功能　鼻腔为呼吸空气的通道，有调节吸入空气的温度、湿度、滤过和清洁作用，以保护下呼吸道黏膜，适应生理要求。

（2）嗅觉功能　含有气味的气体分子随吸入气流到达鼻腔嗅沟处，与嗅黏膜接触，溶解于嗅腺的分泌物中，刺激嗅细胞产生神经冲动，经嗅神经到达嗅觉中枢产生嗅觉。

（3）共鸣　鼻腔是重要的共鸣器官，发音在喉，共鸣在鼻，可使声音洪亮而清晰。若鼻腔因炎症致鼻甲肿胀而闭塞时，发音则呈"闭塞性鼻音"。若腭裂或软腭瘫痪，发音时鼻咽部不能关闭，则呈"开放性鼻音"。

2. 鼻窦的生理功能 鼻窦对增加吸入鼻腔空气的温度及湿度，增强声音的共鸣作用，以及减轻头颅重量等方面都起着一定的作用。

三、咽的应用解剖生理

咽（pharynx）是呼吸道与消化道上端的共同通道，上起颅底，下达环状软骨下缘，相当于第六颈椎食管入口平面，成人全长约12cm。前壁分别与鼻腔、口腔和喉腔相通。

（一）咽的分部

咽分为鼻咽、口咽和喉咽三部分（图6-10）。

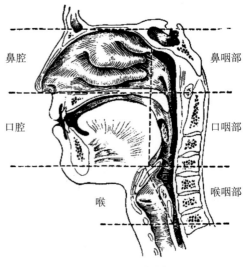

图6-10　咽的分部

1. 鼻咽（nasopharynx） 中医称为颃颡，在鼻腔的后方，颅底至软腭游离缘水平面间的咽部称鼻咽。其顶壁与后壁交界处的淋巴组织称增殖体、腺样体或咽扁桃体。若腺样体肥大可影响鼻呼吸，或阻塞咽鼓管咽口引起听力减退。鼻咽前方与后鼻孔及鼻中隔后缘相连。鼻咽的左右两侧距下鼻甲后端约1cm处有一喇叭形开口为咽鼓管咽口，此口的前、上、后缘隆起称咽鼓管圆枕。在咽鼓管圆枕后上方有一凹陷称咽隐窝，是鼻咽癌的好发部位，其上邻近颅底破裂孔，故鼻咽的恶性肿瘤常可循此进入颅内。咽鼓管咽口周围有丰富的淋巴组织，称咽鼓管扁桃体。

2. 口咽（oropharynx） 中医称为广义的喉关，为软腭游离缘平面至会厌上缘平面间的部分，后壁黏膜上有散在的淋巴滤泡，前方借咽峡与口腔相通，向下通喉咽部（图6-11）。咽峡中医称为狭义的喉关，系悬雍垂和软腭的游离缘、腭舌弓、舌背所围成的环形部分。腭舌弓和腭咽弓间的深窝称扁桃体窝，内有腭扁桃体。咽峡的前下部为舌根，有舌扁桃体。在腭咽弓的后方，有纵行束状淋巴组织，称咽侧索。

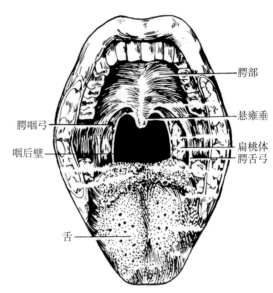

图 6-11　口咽与咽峡

（图注：腭部、悬雍垂、扁桃体、腭舌弓、舌、腭咽弓、咽后壁）

（1）腭扁桃体（palatine tonsil） 又称扁桃体，中医称为喉核，为一扁卵圆形淋巴组织，位于咽部两侧腭舌弓（中医称为关前）与腭咽弓（中医称为关后）之间的扁桃体窝内，左右各一，表面有6～20个内陷的深度不一的扁桃体隐窝。隐窝深入扁桃体内成为管状或分支状盲管，常为食物残渣及细菌病毒存留的场所，易形成感染"病灶"。

（2）咽淋巴环 咽部有丰富的淋巴组织，主要有腺样体、咽鼓管扁桃体、腭扁桃体、咽后壁淋巴滤泡、咽侧索及舌扁桃体等，这些淋巴组织在黏膜下有淋巴管相连，与下颌下淋巴结等共同构成咽的淋巴环。

3. 喉咽（laryngopharynx） 中医称为咽门，上起会厌软骨上缘平面，下于环状软骨下缘平面接食管，前方为喉，两侧杓会厌襞的外下方各有一深窝称梨状窝，此窝前壁黏膜下有喉上神经内支经此入喉。两梨状窝之间，环状软骨板后方有环后隙与食管入口相通。在舌根与会厌软骨之间的正中有舌会厌正中韧带，韧带两侧为会厌谷，常为异物存留的部位。

（二）筋膜间隙

1. 咽后间隙 位于椎前筋膜与颊咽筋膜之间。上起颅底，下达上纵隔，相当于第一、二胸椎平面，两侧仅以薄层筋膜与咽旁间隙相隔，正中由咽缝分为左右两部分。

2. 咽旁间隙　位于咽后间隙的两侧，左右各一，形如锥体。

（三）咽的主要生理功能

1. 吞咽功能　食物入咽腔，软腭上举关闭鼻咽腔，同时会厌遮盖喉入口，咽缩肌收缩使食物进入食道，完成吞咽动作。

2. 呼吸功能　咽作为呼吸道的一部分，有调节吸入空气的温度、湿度、滤过和清洁作用。

3. 保护和防御功能　咽淋巴组织可吞噬和消灭细菌。另在吞咽和呕吐时可反射性关闭鼻咽和声门，避免食物进入气管和鼻腔。

4. 共鸣作用　发音时咽腔可改变形态使声音产生共鸣。

5. 扁桃体的免疫功能　扁桃体为一免疫器官，在儿童期免疫功能较活跃，能产生多种免疫球蛋白，具有细胞免疫和体液免疫功能。

四、喉的应用解剖生理

喉（larynx）居颈前正中，上通喉咽，下接气管，为呼吸与发音的重要器官，是由一组软骨、韧带、喉肌及黏膜构成的锥形管腔状器官。

（一）喉软骨

喉的支架主要由三个单一软骨，即甲状软骨、环状软骨、会厌软骨，以及成对软骨（即杓状软骨）共同构成（图 6-12）。

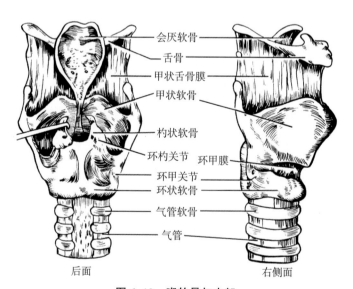

图 6-12　喉软骨与支架

1. 甲状软骨　喉支架中最大的一块软骨，两侧由左右对称的甲状软骨翼板在颈前正中线汇合形成一定的角度，男性夹角较小且上端向前突出，称为喉结。甲状软骨上缘正中有一"V"形凹陷，称甲状软骨切迹，为识别颈正中线的标志。

2.环状软骨　环状软骨位于甲状软骨之下，下接气管，前部较窄，称环状软骨弓，后部向上延展而较宽阔，称环状软骨板。环状软骨是喉部唯一呈完整环形的软骨，对支撑喉腔，保持其通畅甚为重要。

3.会厌软骨　会厌软骨扁平如叶状，上缘游离呈弧形，茎在下端，附着于甲状软骨前角的内面。位于舌根之后，喉入口之前上方。会厌分舌面和喉面，舌面组织疏松，故感染时易肿胀。

4.杓状软骨　位于环状软骨板后上缘，呈三角锥形，左右各一，其底部和环状软骨连接成环杓关节，它在关节面上的滑动和旋转可使声带张开或闭合。

（二）喉腔

喉腔上起自喉入口，下达环状软骨下缘。由声带分隔为三区（图 6-13）。

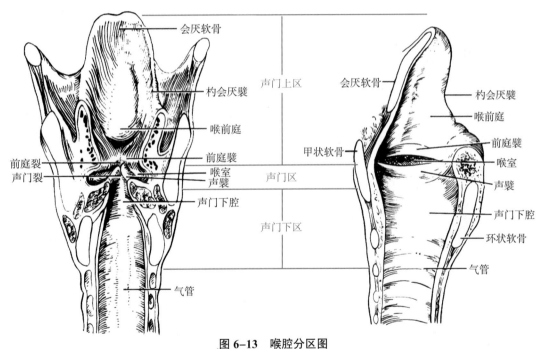

图 6-13　喉腔分区图

1.声门上区　位于喉入口与声带上缘之间。

2.声门区　中医称为声户，位于两侧声带之间。声带呈白色带状，左右各一，张开时出现一等腰三角形裂隙，称声门裂，为喉腔最狭窄处。

3.声门下区　位于声带下缘至环状软骨下缘之间。此区黏膜下组织疏松，炎症时易水肿引起喉阻塞。

（三）神经

喉的神经均为迷走神经分支。

1. 喉上神经 在相当于舌骨大角平面处分为内外两支，内支为感觉神经，和喉上动脉伴行穿入甲状舌骨膜处后上方入喉，分布于声带以上区域的黏膜。在梨状窝处黏膜下该神经位置较浅，故可在此做表面麻醉。外支属运动神经，支配环甲肌。喉上神经病变时，喉黏膜感觉丧失，易发生误咽，同时环甲肌松弛致发音障碍。

2. 喉返神经 为喉的主要运动神经，支配除环甲肌以外的喉内诸肌，亦有感觉支分布于声门下区黏膜。两侧喉返神经的径路不同，左侧在主动脉弓前由迷走神经分出，绕主动脉弓下方，然后沿气管食管沟上行，在环甲关节后方进入喉部。右侧喉返神经在右锁骨下动脉前由右迷走神经分出向下、后绕此动脉，然后沿气管食管沟上行，到环甲关节后方入喉。由于左侧径路较右侧长，故临床上受损伤机会较多。

（四）喉的生理功能

1. 呼吸功能 声门是呼吸道最狭窄处。声带外展和内收调节声门大小，声门大小的改变又可调节呼吸气流量。

2. 发音功能 肺呼出的气流冲击声带使其振动发音。

3. 保护功能 喉的杓状会厌襞、室带、声带具有括约肌作用，形成三防线，防止误吸，保护下呼吸道。

五、气管及支气管的应用解剖生理

气管（trachea）位于颈前正中，食管的前方，是一个由软骨、肌肉、黏膜和结缔组织构成的管腔。上起环状软骨下缘，向下至气管隆凸，在此分成左右两主支气管。

右主支气管较短而粗，与气管纵轴的延长线约成25°角；左主支气管较细而长，与气管纵轴约成45°角，因此气管异物进入右侧的机会较左侧多见。

气管及支气管主要具有通气及呼吸调节、清洁、防御性咳嗽及屏气功能。

六、食管的应用解剖生理

食管（esophagus）是一个由肌肉和黏膜构成的管道，位于纵隔内，上通喉咽，下止贲门。成人的食管长度为23～25cm，食管管壁由四层组织构成，由内向外分黏膜层、黏膜下层、肌层和纤维层。

食管自上而下有四个比较狭窄的部位：第一狭窄位于食管入口处，距中切牙约15cm，是食管最狭窄处。第二狭窄为主动脉弓横过食管处，距中切牙约23cm。第三狭窄为左主支气管横过食管处，距中切牙约27cm。第四狭窄是食管穿过横膈裂孔处，距中切牙约40cm。该四个狭窄的部位是食管异物易停留处。

食管的生理功能是摄入食物。人体无论采用何种姿势，无论胸腔和腹内压如何变化，食管均能将咽下的食物运送到胃内，并能阻止反流。另外，食管具有一定的分泌功能，能分泌黏液，对自身有润滑保护作用。

第三节　耳鼻咽喉科疾病患者的护理概述

一、耳鼻咽喉科疾病的基本特征

耳鼻咽喉诸器官作为人体重要的感觉器官，具有呼吸、嗅觉、吞咽、发声、听觉、平衡等生理功能，且与免疫系统关系密切，因此，耳鼻咽喉诸器官患病将导致上述功能障碍，影响患者的日常工作、生活、学习与社交。譬如变应性鼻炎患者，除有呼吸、嗅觉功能障碍外，常有流涕、头昏、头痛，往往导致心情烦躁苦恼，影响工作、学习和人际交往。

耳鼻咽喉诸器官在功能上联系密切，主要体现在解剖上相沟通、生理上相关联、病理上相影响、诊断上相参考、治疗上相辅助。耳鼻咽喉诸器官也与整个机体有着广泛而密切的联系，譬如中耳炎可引起颅内并发症，鼻窦炎可引起眶内并发症，扁桃体炎可引起关节炎、肾炎、心脏病等；同时一些全身性疾病也可表现出耳鼻咽喉科症状，如高血压引起鼻出血，反流性食道炎引起咽异感症等。因此，耳鼻咽喉科患者往往可有多个器官同时产生病变或一个主要器官病变累及其他器官而出现多种主诉和不适。这就要求耳鼻咽喉科护士在护理评估时应注意耳鼻咽喉诸器官之间的联系，亦应考虑到耳鼻咽喉局部与全身各系统的联系，对患者进行全面、系统、动态的评估。

耳鼻咽喉科急症较多，有的甚至危及生命。如呼吸道异物、耳源性颅内并发症、喉阻塞等，若抢救治疗不及时可致严重后果，因此，对这类患者一定要高度重视，严密观察，积极治疗。

耳鼻咽喉科的疾病有时仅表现为局部症状，患者常因经济条件或缺乏疾病相关知识等因素而未能及时治疗，有时自行错误处理（如用吞食团的方法处理咽和食道异物）延误病情引起各种并发症，甚至危及生命等。所以，在接诊患者时要耐心细致，不失时机地进行健康宣教，使患者熟悉本科疾病的保健知识。

二、耳鼻咽喉科疾病患者的护理评估

护理评估是制定护理计划的基础，贯穿于患者的整个住院过程。评估资料主要包括健康史、身体状况与心理状态、护理检查等。

（一）健康史

了解患者过去的健康状况及工作生活环境等，评估耳鼻咽喉疾病由何种因素引起。

1. 既往病史　一些全身性疾病常成为耳鼻咽喉疾病的发病原因，如血液系统和心血管系统等疾病可引起鼻出血。而某些耳鼻咽喉疾病又可成为全身性疾病的病灶，如扁桃体炎可并发风湿热、心脏病、关节炎和肾炎等。各器官间及其相邻组织病变亦可相互影响，如鼻炎、鼻窦炎可成为中耳炎、咽炎发病的诱因。

2. 环境与职业　生活、工作环境和职业与某些耳鼻咽喉疾病的发生密切相关。如长期在有害粉尘及有毒气体的环境下工作，容易患鼻炎、咽喉炎；长期生活、工作在噪声环境中可引起噪声性耳聋。

3. 生活习惯 不良的生活习惯可引发耳鼻咽喉疾病。如有烟酒嗜好者易患咽喉炎，不正确地擤鼻动作可引起急性鼻窦炎、中耳炎等。

4. 家族史与过敏疾病史 某些耳鼻咽喉疾病的发生与家族史、过敏史有关系。如变应性鼻炎患者，可有支气管哮喘、荨麻疹、湿疹等过敏性疾病病史。

5. 发病诱因 受凉、过度劳累、营养不良及机体抵抗力低下等，均可成为耳鼻咽喉疾病的发病诱因。

（二）耳鼻咽喉科患者常见的症状、体征与心理状况

1. 耳漏（otorrhea） 指经外耳道流出或在外耳道内聚积异常分泌物。黏脓性或脓性者多见急、慢性化脓性中耳炎，若脓液有臭味应考虑非良性型中耳炎，无色、清亮水样者应警惕脑脊液耳漏，持久血性脓液应注意恶性病变。有耳漏的患者常自卑，表现出性情孤僻、回避社交。

2. 耳聋（deafness） 一般将听力损失统称耳聋，按病变部位可分为传导性聋、感音神经性聋和混合性聋。耳聋患者可出现社交困难，生活工作均受影响，精神受创伤。

3. 耳痛（otalgia） 多由耳部炎性病变引起，也可为耳部邻近器官疾病引起的牵涉性痛。如外耳道炎、外耳道疖、急性中耳炎等，可表现为胀痛、跳痛。牵拉耳郭疼痛加剧常提示为外耳道炎症。耳痛常影响睡眠，使患者心情烦躁。

4. 耳鸣（tinnitus） 是指患者耳内有声音的主观感觉，但其周围环境中并无相应声源。其产生机制复杂，影响因素多，患者心理状态亦有较大影响。耳鸣常扰人不安，患者可出现焦虑、失眠、抑郁或情绪激动。

5. 眩晕（vertigo） 为一种运动性或位置性错觉，常感自身或外界景物发生运动。引起眩晕的原因复杂。耳源性眩晕常有耳聋、耳鸣，可伴有恶心、呕吐、面色苍白、出冷汗等自主神经反射症状。眩晕患者常表现出恐慌、焦虑或易激动。

6. 鼻塞（nasal obstruction） 系鼻腔通气阻力增大，常因鼻黏膜充血、水肿、鼻甲肥厚及鼻腔或邻近部位新生物等引起。可表现为交替性、间歇性或进行性加重。常伴有头昏、头痛、耳闷、嗅觉障碍等症状。患者常心情烦躁，影响学习社交。

7. 鼻漏（rhinorrhea） 指鼻内分泌物过多而自前鼻孔溢出。因原因不同，性状各异。水样鼻漏多见于急性鼻炎早期和变应性鼻炎，脑脊液鼻漏发生于外伤或手术后。黏液性或黏脓性鼻漏多见于慢性鼻炎及鼻窦炎。血性鼻漏指鼻分泌物中带血，见于鼻腔、鼻窦或鼻咽部炎症、肿瘤或异物。鼻漏患者常感苦恼，回避社交。

8. 鼻出血（nosebleed, epistaxis） 见第八章第一节的相关内容。

9. 嗅觉障碍（dysosmia） 临床上以嗅觉减退、嗅觉丧失常见，多因鼻腔阻塞或嗅黏膜、嗅神经疾病引起。嗅觉障碍患者常有食欲减退，精神不振，从而影响工作生活。

10. 咽痛（sore throat） 是咽部疾病中最常见的症状。除可因咽部或咽邻近器官炎症、创伤、异物、肿瘤等疾病引起外，全身性疾病如白血病、艾滋病等也可引起。咽痛重者常影响吞咽及发声，带给患者极大痛苦。

11. 咽感觉异常（perverted sensation of pharynx） 指咽部有异物、黏附、瘙痒、干燥、堵塞等异常感觉。常由咽部及其周围组织的器质性病变或功能性因素引起。患者常烦躁多疑，可产生焦虑或恐癌情绪。

12. 吞咽困难（dysphagia） 可分梗阻性、神经性、功能障碍性三种，前者见于咽或食管狭窄、肿瘤、异物等，神经性者由咽肌麻痹引起，功能障碍性者由咽痛引起。此类患者常营养不良、消瘦、精神不振，痛苦不堪。

13. 打鼾（snoing） 是因软腭、舌根处软组织随呼吸气流颤动所产生的有节奏的声音。各种造成上呼吸道狭窄及某些全身性疾病如肥胖、内分泌紊乱等均可引起打鼾。如伴睡眠呼吸暂停，则称阻塞性睡眠呼吸暂停综合征。打鼾患者常白天嗜睡，注意力不集中，记忆力减退，易出差错和安全事故。

14. 声嘶（hoarseness） 是由于声门闭合不全、声带增厚或新生物引起，为喉部疾病特有的症状之一。最常见的原因是炎症，如喉炎、声带小结及息肉等。另外，喉部肿瘤、喉神经麻痹、创伤及先天性畸形等均可引起。

15. 喉鸣（stridor） 是指呼吸气流通过变窄的喉腔产生涡流振动而发出的响声，是喉部特有的症状之一。常见的原因有喉部先天畸形、炎症、水肿、异物、外伤、肿瘤等。由于小儿喉解剖特点，易发生喉鸣。

16. 呼吸困难（dyspnea） 一般可分为吸气性呼吸困难、呼气性呼吸困难和混合性呼吸困难。喉源性呼吸困难为吸气性呼吸困难。呼吸困难者常精神紧张，内心恐慌。

（三）耳鼻咽喉科常用的检查

1. 额镜的使用 额镜为一中央有孔的凹面反光镜，有头带固定于头部，通过联结关节可使镜面灵活转动。检查者头戴额镜，镜面置于与光源同侧的眼前，将镜子的反光聚焦于受检部位，保持瞳孔、镜孔和检查目标三者成一直线，两眼同时睁开进行检查。

2. 受检者体位 检查鼻、咽、喉时，受检者面对检查者端坐，上身稍前倾，头颈放松以便头位随检查者需要作适当调整。若检查耳部，则受检者侧坐，将被检耳朝向检查者。不合作的小儿则由家长抱着，右手固定小儿头部于胸前，左手环抱其两臂，双膝夹住小儿双腿，以防乱动。

3. 耳的检查

（1）耳郭及耳周检查　观察耳郭及其周围有无畸形、红肿、瘘口、瘢痕、新生物等。注意耳郭有无牵拉痛，耳屏及乳突有无压痛；耳周淋巴结有无肿大、压痛。

（2）外耳道及鼓膜检查　检查者将受检耳耳郭向后、上、外牵拉（婴幼儿则往下牵拉），使外耳道变直。注意外耳道内有无耵聍、异物、肉芽及分泌物，皮肤是否红肿糜烂，有无新生物。有耵聍、异物及分泌物者先清除，再观察鼓膜，注意鼓膜的解剖标志及活动度，有无充血、穿孔、内陷、钙化和瘢痕等。

（3）咽鼓管检查　主要查明咽鼓管的通气功能，常用的方法有捏鼻鼓气法、波利策法、导管吹张法等。

（4）听力检查　分为主观测听法和客观测听法两类。前者包括语音检查法、钟表试验、音叉检查、纯音听阈及阈上功能测试等。后者有声导抗测试、电反应测听及耳声发射测试等。其中音叉检查、纯音听阈测试、声导抗测试较为常用。

音叉检查法是检查者将击响的音叉置于距受试耳外耳道口 1cm 处，叉臂末端应与外耳道口在一平面上测气导听力，将振动的音叉柄置于乳突表面或颅骨中线上测骨导听力。

林纳试验（RT）：即单耳气骨导比较试验。将振动的音叉柄置于受检耳鼓窦区，待受检耳听不到声音时，立即将叉臂置于外耳道口，若能听见说明气导 > 骨导，计作 RT（＋），提示正常或感音神经性耳聋；若气导听不到后，骨导仍能听到，说明骨导 > 气导，计作 RT（－），提示传导性耳聋。

韦伯试验（WT）：比较受检者两耳的骨导听力，即骨导偏向试验。将振动的音叉柄底置于受检者颅骨中线任何一点。请受检者辨别声音偏于何侧。记录时以"→"示所偏向的侧别，如果偏向患侧多为传导性聋，而偏向健侧者患耳则为感音神经性聋，"＝"示两侧相等。

施瓦巴赫试验（ST）：比较受检者与正常人的骨导听力。将振动的音叉柄底置于受检者耳后乳突，至听不到声音时，立即移至检查者（正常人）耳后乳突，比较两者骨导时间长短。若受检者较检查者骨导延长，为传导性聋；若骨导缩短，则为感音神经性聋。

（5）前庭功能检查 通过一些特殊的测试方法，了解前庭功能状况，并为定位诊断提供依据。前庭功能检查主要包括：评价前庭眼动反射弧的眼震反应，如眼震检查法、温度试验、旋转试验等；评价前庭脊髓反射系统的平衡功能，如闭目直立检查法、过指试验、行走试验等。

（6）影像学检查 影像学检查是耳部疾病重要的辅助检查方法，包括颞骨岩部、乳突部 X 线摄片、颞骨 CT 扫描及磁共振成像。

4. 鼻的检查

（1）外鼻检查 观察外鼻有无畸形、红肿、缺损、隆起等。触诊外鼻有无压痛、皮下气肿、骨摩擦感等。

（2）鼻腔检查

鼻前庭检查：用拇指将鼻尖抬起，受检者头稍后仰，观察鼻前庭皮肤有无红肿、皲裂、糜烂、结痂，有无鼻毛脱落等。

鼻腔检查：检查者一手持前鼻镜，与鼻腔底平行伸入鼻前庭，注意镜唇勿超过鼻阈，以防损伤鼻黏膜，轻轻张开镜唇扩大前鼻孔，观察鼻黏膜有无充血、水肿、出血、肥大及萎缩，鼻中隔有无偏曲，各鼻道内有无分泌物、新生物等。若分泌物较多可嘱患者擤出；若鼻甲肥大则先用麻黄碱收缩，再行检查。检查完撤出前鼻镜时勿将镜唇闭拢，而是呈半开放状态退出，以免夹住鼻毛。

（3）鼻窦检查 观察各鼻窦相应的体表皮肤有无红肿、隆起，局部有无叩痛、压痛。前鼻镜或鼻内镜检查中鼻道、嗅沟或后鼻孔有无分泌物、息肉。另外，可行体位引流及上颌窦穿刺冲洗等检查。

（4）鼻内镜检查 鼻内镜分硬管镜和软管镜，可清晰地观察鼻腔深部、鼻窦开口、鼻咽及鼻窦的细微病变，还可在直视下取活组织检查等。

（5）嗅觉检查　嗅觉检查常用乙醇、醋、水三种物质进行测试，一般认为均能分清者为正常，说出 1 ~ 2 样为减退，不能辨别者为嗅觉丧失。

（6）影像学检查　鼻窦 X 线摄片、CT 扫描和 MRI 是鼻窦疾病的主要辅助检查，能进一步明确病变的性质、范围。

5. 咽的检查

（1）口咽检查　用压舌板轻压患者舌前 2/3 处，嘱其发"啊"音，观察软腭运动情况，自前向后依次观察双侧腭舌弓、腭咽弓、咽侧壁及咽后壁，注意黏膜有无充血、溃疡、假膜、肿胀和隆起，咽后壁淋巴滤泡及咽侧索有无增生肥大等；观察扁桃体大小、隐窝口处有无分泌物等。

（2）鼻咽检查　鼻咽检查常用间接鼻咽镜（后鼻镜）检查，可观察到后鼻孔区、咽鼓管咽口及圆枕、咽隐窝、鼻咽顶后壁及腺样体，应注意有无充血、溃疡、分泌物及新生物等。还可用纤维鼻咽镜、鼻内镜检查。CT 扫描是重要的辅助检查方法。

（3）喉咽检查　喉咽检查常用间接喉镜检查，观察喉咽黏膜有无红肿、溃疡、增厚、新生物或异物等，梨状窝有无异物、积液。还可用直接喉镜、纤维喉镜、X 线摄片、CT 扫描及 MRI 等检查方法。

6. 喉的检查

（1）喉外部检查　观察喉体大小、有无畸形、皮肤情况，触诊有无肿胀、触痛，颈部有无肿大淋巴结或肿块等。

（2）喉内部检查　常用间接喉镜检查，观察会厌舌面及游离缘、舌会厌侧襞、会厌谷，嘱患者发"衣"音，再观察会厌喉面、杓状会厌襞、杓间区、室带和声带，检查时注意喉腔黏膜有无红肿、溃疡、增厚、新生物或异物等；同时应观察声带及杓状软骨活动情况。也可用纤维喉镜、显微喉镜、CT 扫描及 MRI 等检查方法。

三、耳鼻咽喉科疾病患者常见的护理诊断 / 问题

1. 感觉改变　由慢性鼻病、鼻窦炎等引起的鼻塞；由耳鼻咽喉诸器官的炎症、外伤或手术创伤、异物、肿瘤等引起的疼痛，如鼻源性头痛、咽喉痛、耳痛等；由盯聍栓塞、中耳炎、梅尼埃病等疾病引起的耳鸣；由梅尼埃病、迷路炎、突聋等疾病引起的眩晕。

2. 有感染的危险　先天性耳前瘘管、咽鼓管功能不良、鼻窦通气引流障碍、慢性感染病灶存在、耳鼻咽喉科异物及外伤或手术创伤等，均可使病原微生物侵入的危险性增加。

3. 体温升高　由耳鼻咽喉科的各种炎症，如急性化脓性扁桃体炎和中耳炎、耳源性颅内外并发症、急性化脓性鼻窦炎、急性会厌炎、急性咽喉炎等所引起。

4. 潜在并发症　可因耳鼻咽喉科外伤、手术创面止血不彻底或伤口感染、异物、挖鼻、存在凝血功能障碍或其他全身疾病等引起出血；上呼吸道急性炎症，如急性会厌炎、小儿急性喉炎、咽后脓肿，喉外伤、异物、肿瘤等引起喉阻塞，气管支气管异物阻塞，气管套管脱管等可引起窒息危险。

5. 清理呼吸道无效　由鼻腔、鼻窦、咽、喉、气管等的炎症或异物引起分泌物增

多、咳痰困难等因素引起。

6. 气体交换障碍　由气管、支气管内异物存留或炎症肿胀，阻碍正常呼吸引起。

7. 吞咽障碍　由于炎症导致的疼痛或机械性梗阻如食管肿瘤、异物等因素引起。

8. 体液不足或有体液不足的危险　由于体液丢失过多，如鼻出血或手术出血及各种原因引起的呕吐；摄入量不足，如咽痛不愿吞咽及食管异物存留时间较长导致进食困难；水分蒸发过多，如气管切开等因素所引起。

9. 感知改变　主要指由于鼻部疾病引起的嗅觉改变，如耳部或全身性的因素所引起的听觉改变和前庭功能障碍。

10. 语言沟通障碍　与喉部病变、气管切开、全喉切除术后造成的声音嘶哑、失语，各种原因引起的耳聋，以及鼻阻塞引起的闭塞性鼻音或鼻咽腔不能关闭形成的开放性鼻音等有关。

11. 自我形象紊乱　与耳鼻咽喉诸器官先天畸形，如鞍鼻、耳郭畸形；炎症引起的分泌物过多，如慢性化脓性鼻窦炎、变应性鼻炎、慢性化脓性中耳炎；破坏性手术，如全喉切除术等有关。

12. 知识缺乏　缺乏有关耳鼻咽喉科疾病预防、保健、治疗等方面的知识。如耳毒性药物的使用及其副反应的防治知识，避免接触变应原的知识，气管、支气管及食管异物的预防与急救知识与技能，有关职业病的防治知识等。

13. 焦虑　主要与缺乏耳鼻咽喉科疾病的有关知识，如病情的严重程度、疾病的预后、手术并发症；对住院环境不熟悉；经济负担，以及其他社会因素等有关。

四、耳鼻咽喉科常用的护理技术

（一）外耳道清洁法

1. 目的　清洁患者耳内的分泌物、耵聍，为耳部检查及治疗作准备。

2. 用具及药品　卷棉子、耳镜、耵聍钩、膝状镊及 3% 过氧化氢、消毒剂等。

3. 方法　整块耵聍用膝状镊或耵聍钩轻轻取出，耵聍碎屑用卷棉子清除。外耳道内的分泌物用蘸有 3% 过氧化氢的耳用小棉签清洗，然后用干棉签拭净。

4. 注意事项　整个操作应在明视下进行，动作应轻柔，不可损伤外耳道皮肤和鼓膜。对不合作的儿童应由家长或护士协助固定。

（二）外耳道冲洗法

1. 目的　去除外耳道内的耵聍及微小异物。

2. 用具　温生理盐水、冲洗球或注射器、弯盘、卷棉子。

3. 方法　患者侧坐，患耳朝向操作者，手托弯盘紧贴于耳垂下。操作者左手向后上方轻拉耳郭，右手持冲洗球 / 或注射器，向外耳道后上壁缓慢注入温生理盐水，借水的回流将耵聍或异物冲出。用卷棉子擦干。

4. 注意事项　冲洗液温度应与体温接近，以免引起刺激。冲洗宜缓慢，冲洗方向勿直对鼓膜。有急慢性化脓性中耳炎、鼓膜穿孔者禁忌冲洗。

（三）外耳道滴药法

1. 目的　软化盯聍和外耳道炎、中耳炎的局部用药。

2. 用具及药品　3%过氧化氢、棉签、滴管及滴耳药。

3. 方法　取坐位，3%过氧化氢清洁外耳道。头偏向健侧，患耳向上。向后上方牵拉耳郭，将药液滴入耳底部3~5滴，轻压耳屏数下，并保持该体位5分钟。

4. 注意事项　药液温度应与体温相近，以免滴入后患者出现眩晕，应教会患者或患者家属掌握滴药的方法，药瓶嘴滴管口不能接触耳部。

（四）咽鼓管吹张法

1. 目的　检查咽鼓管的功能情况和咽鼓管阻塞的治疗。

2. 用具与药品　听诊器、波氏球、咽鼓管吹张导管、1%麻黄碱、1%丁卡因及棉片。

3. 方法

（1）捏鼻鼓气法　嘱患者擤尽鼻涕，捏紧两侧鼻翼，吸气后紧闭嘴唇，向鼻腔鼓气，使空气从咽鼓管进入鼓室。如患者耳内有轰响声及鼓膜向外膨胀的感觉，示咽鼓管通畅；如无上述感觉，则示咽鼓管功能不良。

（2）波氏球吹张法　嘱患者取坐位，擤鼻后，含水一口，将波氏球的橄榄头塞入患者前鼻孔，用手指压紧对侧鼻翼，在患者咽下水的同时，迅速挤压皮球，使空气从咽鼓管进入鼓室。正常者耳内有轰响及膨胀感，如无此感觉，则示咽鼓管功能不良。可重复数次。

（3）导管吹张法　嘱患者擤尽鼻涕，鼻腔以1%麻黄碱和1%丁卡因棉片收缩、麻醉。将听诊器两端的橄榄头分别置于检查者和患者的外耳道口。将导管弯头朝下，沿受检侧鼻底缓缓伸入鼻咽部抵达鼻咽后壁，再将导管向受检侧旋转90°，并稍向外拉，此时导管前端即可滑入咽鼓管咽口。然后再向外上方旋转45°，并以左手固定之。用橡皮球对准导管末端开口吹气数次，气体经咽鼓管进入鼓室，同时经听诊管听诊判断咽鼓管是否通畅。

4. 注意事项　上呼吸道急性感染或鼻腔有分泌物者不宜作吹张；吹张力量不可过大，以防吹破鼓膜；操作动作应轻巧，以免损伤组织；严重的高血压及动脉硬化患者不宜做咽鼓管吹张。

（五）鼓膜穿刺法

1. 目的　用于诊断和治疗中耳积液或鼓室内给药。

2. 用具及药品　75%酒精、耳镜、无菌棉球、1mL或2mL注射器，斜面较短的7号针头，2%丁卡因。

3. 方法　患者取侧坐位，清洁、消毒耳周及外耳道皮肤，以2%丁卡因行鼓膜表面麻醉，左手固定耳镜，右手持穿刺针沿外耳道下壁向鼓膜前下部刺入鼓室，会有"落空感"；抽除中耳积液，或注入治疗药物；术毕用无菌棉球塞住外耳道口。

4. 注意事项　鼓膜穿刺针的斜面宜磨钝，以减少对鼓室黏膜的损害；针头的方向必须与鼓膜垂直，不得向后上方倾斜，以防损伤听骨，或刺入蜗窗、前庭窗；刺入鼓室后，一定要固定好针头，以防抽液时针头脱出；严格无菌操作，以防细菌感染。

（六）剪鼻毛

1. 目的　鼻腔手术前准备。

2. 用具　小剪刀、凡士林、棉签、75%酒精。

3. 方法　患者取坐位，头后仰，剪刀刃上涂少许凡士林，用左手拇指将鼻尖向上推，右手持剪刀齐鼻毛根部剪去鼻毛，用棉签蘸净鼻毛，最后用75%酒精消毒鼻前庭。

（七）鼻腔冲洗法

1. 目的　用于去除萎缩性鼻炎，鼻及鼻窦手术后及鼻咽癌放疗后鼻腔、鼻咽部的脓液、脓痂。

2. 用具及药品　灌洗桶、面盆、橡皮管、橄榄头及500~1000mL温生理盐水。

3. 方法　患者取坐位，稍低头，张口呼吸，下接面盆。将装有温盐水的灌洗桶悬挂于距患者头顶约1m的高度，橄榄头塞入患侧前鼻孔，盐水注入一侧鼻腔并经对侧流出，即可将鼻腔内的分泌物或痂皮冲出。一侧鼻腔冲洗后可按此法冲洗对侧鼻腔。也可用鼻腔冲洗器冲洗。

4. 注意事项　急性炎症时禁止冲洗，灌洗桶不宜悬挂过高，冲洗时勿讲话，冲洗液温度适宜，应教会患者自行冲洗。

（八）鼻腔滴药法

1. 目的　用于检查或治疗鼻腔、鼻窦和中耳的疾病。

2. 用具及药品　滴鼻药、滴管或喷雾器。

3. 方法　取仰卧头低位，使颏部与外耳道口连线与地面垂直。滴入药液3~5滴，轻捏鼻翼几次，使药液与鼻腔黏膜广泛接触，5~10分钟后恢复正常体位。另外，也可使用喷雾器将药液喷入鼻腔。

4. 注意事项　不能取仰卧头低位者，可取侧卧患侧向下位；药瓶口、滴管口或喷雾器头不得碰及鼻翼和鼻毛，以防污染；应教会患者或家属，使其能自行滴药。

（九）上颌窦穿刺冲洗法

1. 目的　用于治疗和诊断上颌窦疾患。

2. 用具与药品　前鼻镜，棉签或卷棉子，上颌窦穿刺针，橡皮管及接头，20~50mL注射器，治疗碗及弯盘，1%麻黄碱滴鼻液，500~1000mL温生理盐水，1%丁卡因棉片及治疗用药。

3. 方法　患者取坐位，1%麻黄碱滴鼻液收缩鼻甲和黏膜，1%丁卡因棉片置于下鼻道外侧壁表面麻醉5~10分钟。右手持带针芯的穿刺针（左侧穿刺与此相反），针头斜面朝向鼻中隔一侧，经前鼻孔伸入下鼻道，于距下鼻甲前端 1～1.5cm 下鼻甲附着处的鼻腔外侧壁，向同侧耳郭上缘方向用力刺入上颌窦内侧壁，穿刺针进入窦腔后有落空感。然后拔出针芯，用注射器回抽，若有空气或脓液吸出，证明针已进入窦内。接上带橡皮管的接头，嘱患者头向前倾，偏向健侧，张口呼吸，手持弯盘接污物。以温生理盐水连续冲洗，直至将脓液洗净为止（图 6-14）。如为双侧上颌窦炎可同法冲洗对侧。冲洗结束可注入抗生素和激素，拔出穿刺针，棉片压迫穿刺部位止血。记录冲洗结果。

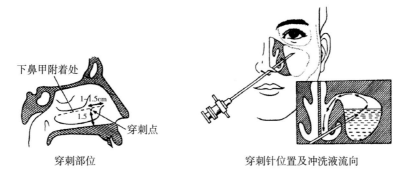

图 6-14 上颌窦穿刺冲洗示意图

4. 注意事项 适用于 8 岁以上儿童及成人；高血压、冠心病、血液病及急性炎症期患者禁止穿刺；进针部位、方向要准确，用力适中以免刺入邻近器官组织；上颌窦内不宜注入空气，以免发生气栓；如冲洗不畅，不应勉强冲洗，应改变进针部位、方向及深度，并收缩中鼻道黏膜，如仍有阻力应停止冲洗；穿刺过程中若发生昏厥等意外情况应停止穿刺，去枕平卧，密切观察生命体征，根据患者情况，给予必要的处理；冲洗时应密切观察患者眼球和面颊部，若患者眶内疼痛或面颊肿胀则应立即停止冲洗；穿刺后嘱患者在治疗室休息片刻，若出血不止，可用 0.1% 肾上腺素棉片紧填下鼻道止血。

（十）鼻窦负压置换疗法

1. 目的 经吸引使鼻窦腔内形成负压，将药液引入鼻窦，用于治疗慢性化脓性全组鼻窦炎。

2. 用具及药品 吸引器及带橡皮橄榄头或波氏球，换药碗，1% 麻黄碱滴鼻液及其他治疗药物。

3. 方法 擤净鼻涕，先用 1% 麻黄碱滴鼻液收缩鼻黏膜，以利窦口开放。取去枕仰卧位，肩下垫枕，使下颌颏部与外耳道呈一垂直线。将 2～3mL 抗生素、糖皮质激素及 α-糜蛋白酶的麻黄碱混合液注入鼻腔，将与吸引器相连的橄榄头或预先已排气的波氏球塞入治疗侧前鼻孔，用手指压紧另一侧鼻孔，并令患者均匀发"开、开、开"音，同步开动吸引器或放松波氏球。每次持续 1～2 秒，重复 6～8 次。同法处理对侧鼻腔。

4. 注意事项 压力不宜过大（压力一般为 20～24kPa）；负压吸引时间不宜过长，以免引起真空性头痛；急性鼻炎、急性鼻窦炎、鼻出血、鼻部手术后伤口未愈、高血压患者等不宜使用。

（十一）咽部涂药及吹药法

1. 目的　用于治疗各种类型的咽炎。

2. 用具及药品　额镜，压舌板，咽喉卷棉子或长棉签，喷粉器及各种治疗用药，如20%硝酸银、2%碘甘油、冰硼散等。

3. 方法　取坐位，头稍前倾，张口发"啊"音，用压舌板将舌前2/3部位压低，充分暴露咽部。用棉签或卷棉子将药液直接涂布于病变处，或用喷粉器直接喷于咽部。

4. 注意事项　压舌板不宜过深，以免引起恶心；涂药时，棉签上的棉花应缠紧，以免脱落；所蘸药液（尤其是腐蚀性药液）不宜过多，以免流入喉部造成黏膜损伤；嘱患者涂药后尽可能暂不吞咽，也不要立即咳出；长期或需反复用药者应教会患者或家属在家里自行用药。

（十二）咽喉喷药法

1. 目的　使药液直达咽喉黏膜上，用以治疗局部的病变。内镜检查前喷表面麻醉药。

2. 用具及药品　喷雾器、所用药液。

3. 方法　取正坐位，嘱患者张口伸舌，发"伊"音。操作者将喷雾器的头端放在悬雍垂的下方，右手握捏橡皮球打气，使小壶内所盛的药液呈雾状喷洒于咽喉部。

4. 注意事项　喷雾器的头端应能转动，以适宜向各个方向喷洒。喷药后嘱患者不宜立即进食或漱口。

（十三）蒸气或雾化吸入法

1. 目的　治疗急、慢性咽炎，喉炎，气管、支气管炎等。

2. 用具及药品　蒸气吸入器、雾化器或超声雾化器、注射器和各种治疗用药，如复方安息香酊、抗生素及糖皮质激素等。

3. 方法　患者取坐位，将药液加于蒸气吸入器或雾化吸入器内的药杯内，对准气流或将雾化吸入器的含嘴放入口中，做深呼吸。治疗时间每次20～30分钟，每日1次，5～6次为1个疗程。

4. 注意事项　蒸气的温度不可太高，以免烫伤；雾化吸入器的水槽内须保持有足够的温水；气管切开的患者，蒸气应从气管套管口吸入。

思考题

1. 简述窦口鼻道复合体的解剖概念及临床意义。
2. 婴幼儿喉部有何解剖特点及其临床意义。
3. 耳鼻咽喉科患者常见的护理诊断主要有哪些？
4. 上颌窦穿刺的操作要点及注意事项。

第七章　耳科疾病患者的护理

学习目标

　　1. 掌握急性化脓性中耳炎、慢性化脓性中耳炎、分泌性中耳炎患者的身体状况、护理诊断、护理措施和健康教育方法。
　　2. 熟悉耳外伤、外耳道炎及梅尼埃患者的护理评估和预防方法。
　　3. 了解耵聍栓塞、耳源性并发症患者的身体状况和健康指导方法。

第一节　外耳疾病患者的护理

外耳疾病是指耳郭和外耳道的疾病，如外伤、感染和阻塞等。

一、耳外伤患者的护理

【概述】

　　耳外伤是指耳部遭受外力作用所导致的损伤。常见的耳外伤有耳郭外伤（auricle trauma）、耳郭化脓性软骨膜炎（suppurative perichondritis of auricle）及鼓膜外伤（tympanic membrane trauma）。

　　耳郭外伤包括挫伤、切割伤、撕裂伤、烧伤和冻伤等，其中以挫伤及撕裂伤多见。

　　耳郭化脓性软骨膜炎是耳郭软骨膜的化脓性炎症，多由于耳外伤如撕裂伤、切割伤、冻伤或手术伤及邻近组织，引起感染扩散所致。中医称之为断耳疮。

　　鼓膜外伤常因直接或间接的外力损伤所致。可分器械伤（如挖耳时刺伤鼓膜）及压力伤（如掌击耳部、潜水等），其他尚有颞骨纵行骨折、动物性异物损伤等。

【护理评估】

　　1. 健康史　有外伤史。

　　2. 身体状况

　　（1）**耳郭外伤**　耳郭挫伤轻者仅耳郭皮肤擦伤或局部红肿，多可自愈。重者耳郭受伤处常形成血肿，血肿可波及外耳道。因耳郭皮下组织少，血循环差，血肿不易自行吸收，如不及时处理，血肿机化可致耳郭增厚变形；如发生感染可发生化脓性软骨膜炎。

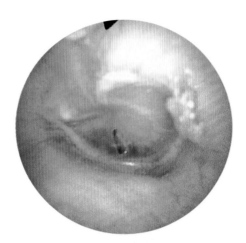

图 7-1　外伤性鼓膜穿孔

撕裂伤有不同程度的耳郭组织损伤，轻者仅有裂口，组织完整，重者有组织缺损，甚至耳郭部分或全部断离。

（2）耳郭化脓性软骨膜炎　先有耳郭肿痛感，继而红肿热痛加重，患者疼痛不安。

（3）其他　鼓膜外伤破裂后，突感耳痛、听力突然下降伴耳鸣和耳内堵塞感，有时见外耳道有少许鲜血。检查发现外耳道内可见血迹或血痂，鼓膜多呈裂隙状或不规则穿孔（图7-1），穿孔边缘常有少量血迹，听力检查呈传音性或混合性聋。若外耳道内有水样液流出，示有颞骨骨折或颅底骨折所致的脑脊液耳漏。

3. 辅助检查　乳突 X 光片检查：慢性化脓性中耳炎乳突多呈硬化型，而外伤性鼓膜穿孔多气化良好。

4. 心理-社会状况　耳外伤起病突然，耳郭外伤严重者可见耳痛剧烈、耳郭畸形，鼓膜外伤愈合不好可导致听力下降、耳鸣、继发感染。患者心理负担较重，情绪变化较大，出现精神紧张、焦虑、烦躁、恐惧、绝望等。注意患者的年龄、工作性质、文化层次等，以及对疾病的认知程度。

5. 治疗要点　耳郭挫伤后，早期可用冷敷；耳郭撕裂伤应仔细清创；鼓膜损伤后应保持外耳道清洁，耳内切忌冲洗或滴药。应用抗生素以预防感染。

【常见的护理诊断/问题】

1. 耳痛　与耳外伤有关。

2. 舒适改变　耳鸣、眩晕、听力下降等，与鼓膜外伤有关。

3. 自我形象紊乱　主要与外伤引起的耳郭畸形有关。

4. 有感染的危险　与耳外伤有关。

5. 知识缺乏　缺乏耳外伤的防治及护理知识。

6. 焦虑　对耳外伤的预后缺乏信心。

【护理措施】

1. 用药护理　按医嘱及时准确用药，注意观察药物的效果、副作用，并做好记录。

（1）抗生素　应用抗生素类药物，严防感染。耳郭化脓性软骨膜炎应用足量有效的抗绿脓杆菌的抗生素，或按细菌药物敏感试验选用的抗生素全身应用。耳郭周围局部小剂量湿敷抗生素。鼓膜外伤禁止外耳道滴药。

（2）破伤风抗毒素　组织破损并被泥土、铁锈等污染时，注射破伤风抗毒素，过敏试验为阳性反应者慎用。1 次皮下或肌内注射 1500 ~ 3000IU，儿童与成人用量相同；

伤势严重者可增加用量 1~2 倍。经 5~6 日，如破伤风感染危险未消除，应重复注射。

（3）镇痛药　疼痛严重可用镇痛药。

2. 心理护理

（1）恐惧者护理　耳外伤由于发病突然，外伤带来的诸多症状使患者产生恐惧心理。护士应向患者介绍耳外伤的常见症状，嘱患者不用过于担心，使患者能积极配合治疗及护理，促进其早日康复。

（2）悲观者护理　严重的耳郭外伤、耳郭化脓性软骨膜炎、鼓膜外伤由于痊愈过程较长，心理压力较大。护士应经常巡视患者，热情、耐心、细致地与患者交流，鼓励患者用乐观的态度、愉快的情绪对待疾病，坚定信心。

（3）焦虑者护理　患者多为缺乏疾病健康知识，担心耳外伤后造成种种后遗症，要求治疗的意识强烈，但同时又表现出对治疗的不信任。护士应向其详细讲解耳外伤的相关知识及治疗过程。

（4）烦躁者护理　患者情绪冲动，易被激怒，护士接待首诊患者时，应同情、关心、安慰患者及家属，细致地介绍病情及治疗前后的注意事项，积极安排治疗护理方案。

【健康教育】

1. 讲解本病的相关知识，告知患者及家属：①避免感冒，保持鼻腔呼吸通畅，不要用力擤鼻涕。②不宜咀嚼硬的食物。③可应用抗生素，预防感染。④穿孔愈合前，禁止游泳或任何水液入耳。⑤鼓膜外伤如果发生感染，引起化脓性中耳炎，要按中耳炎进行治疗。

2. 加强卫生宣教，禁用火柴杆、发卡等锐器挖耳。遇及爆破情况如炸山、打炮、放鞭炮等，可用棉花或手指塞耳。

二、外耳道炎患者的护理

【概述】

外耳道炎（external otitis）是由细菌感染所致的，任何年龄均可发病。挖耳或异物损伤，药物刺激，化脓性中耳炎的脓液刺激或游泳、洗澡时的水液浸渍，易引发外耳道炎。贫血、维生素缺乏、糖尿病患者及变应体质者易反复发作。外耳道炎可分为两类，一类为局限性外耳道炎，发生于外耳道软骨部，又称外耳道疖（furunculosis of external auditory meatus），是外耳道皮肤毛囊或皮脂腺的局限性化脓性炎症，病原菌主要是葡萄球菌。另一类为外耳道皮肤的弥漫性炎症，又称弥漫性外耳道炎（diffuse external otitis），中医称之为耳疮。弥漫性外耳道炎临床上分为急性、慢性两型，夏秋季节多见。本病的致病菌为：金黄色葡萄球菌、链球菌、绿脓杆菌和变形杆菌等。

【护理评估】

1. 健康史　患者是否有挖耳等不良习惯，有无慢性中耳炎，游泳时耳内是否进水，以及是否有其他全身性疾病，如糖尿病、慢性便秘等。

2. 身体状况

（1）外耳道疖　早期耳痛剧烈，张口、咀嚼时加重，并可放射至同侧头部，多感全身不适，体温或可微升。疖肿堵塞外耳道时耳闷、耳鸣、听力下降。检查时有耳郭牵引痛及耳屏压痛，外耳道软骨部皮肤有局限性红肿。脓肿成熟破溃后，外耳道内有脓血流出耳外，此时耳痛减轻。

（2）弥漫性外耳道炎　急性期外耳道灼热，疼痛，可流出少量分泌物。有时因皮肤肿胀和分泌物堆积堵塞耳道，产生传导性耳聋及耳鸣。重者可出现全身不适症状。检查有耳郭牵拉痛及耳屏压痛，外耳道皮肤弥漫性充血、肿胀，肿胀明显者可使外耳道狭窄或闭塞，分泌物多。慢性期主要为耳部不适或痒感，少量渗出物。检查外耳道皮肤增厚或结痂、破裂、脱屑、分泌物积存，可致外耳道狭窄。

（3）坏死性外耳道炎　是一种特殊的弥漫性外耳道炎，常引起外耳道骨髓炎和广泛的进行性坏死，可导致颞骨和颅骨骨髓炎，并发生多发性神经麻痹，以面神经麻痹最为常见。常见的致病菌为绿脓杆菌。

3. 辅助检查　X 线乳突摄片检查可与急性乳突炎鉴别。实验室检查应排除全身性疾病，如糖尿病等。脓液细胞培养和药物敏感试验能更好地选择治疗用药。

4. 心理 – 社会状况　患者因为耳痛、发热等症状影响食欲及睡眠，可导致烦躁不安或焦虑、恐惧心理。因此，应评估患者的情绪状况，对疾病的认知程度，以及对疼痛的耐受力等。

5. 治疗要点　应用抗生素控制感染，服用镇静、止痛剂。局部尚未化脓者用1%～3%酚甘油或10%鱼石脂甘油滴耳，或用上述药液纱条敷于患处，或黄连膏、紫金锭外耳道涂敷；疖肿成熟后及时挑破脓头或切开引流。慢性者可用抗生素与糖皮质激素类合剂、糊剂或霜剂局部涂敷，或黄连膏、紫金锭外耳道涂敷，不宜涂太厚。积极治疗感染病灶如化脓性中耳炎。

【常见的护理诊断 / 问题】

1. 耳痛　与外耳道皮肤与其下面的软骨膜贴合紧密，炎性肿胀无扩展余地有关。因此，引起的耳痛非常剧烈，会影响进食和睡眠。

2. 舒适改变　耳鸣、听力下降等，与皮肤肿胀和分泌物堆积堵塞耳道有关。

3. 知识缺乏　缺乏外耳道炎的防治及护理知识。

4. 焦虑　对外耳道炎的预后缺乏信心。

【护理措施】

1. 用药护理　按细菌培养和药物敏感试验结果选择有效的抗菌药物。服用镇静、止痛剂。

2. 配合治疗　细心清除外耳道脓液、渗液、痂皮、脱屑等。

3. 饮食护理　在饮食方面不要吃煎炸和辛辣食品，如葱、蒜、辣椒、咖喱等，海鲜、河鲜也应该禁止。

4. 生活护理

（1）痒时忌搔抓。

（2）洗澡、理发时，注意防止污水入耳，在洗头之前可以用特制的橡皮塞或干净的棉球堵塞外耳道。

（3）患病之后禁止游泳。

（4）婴儿的指甲要经常修剪，以免抓耳时损伤外耳道，造成继发感染。

【健康教育】

1. 讲解本病的相关知识，告知患者及家属：①不宜咀嚼硬的食物；②可应用抗生素控制、预防感染；③禁止游泳，防止任何水液入耳；⑤若有化脓性中耳炎，要对中耳炎进行治疗。

2. 加强卫生宣教，禁用火柴杆、发卡等锐器挖耳。

三、耵聍栓塞患者的护理

【概述】

外耳道耵聍积聚过多，形成团块，阻塞外耳道，称耵聍栓塞（impacted cerumen）。

外耳道软骨部皮肤具有耵聍腺，分泌淡黄色黏稠液体，称耵聍。耵聍栓塞的原因为耵聍腺分泌过多或排出受阻。如外耳道炎症、尘土等刺激外耳道可使耵聍分泌过多；外耳道狭窄、异物存留或老年人肌肉松弛，下颌运动无力等，可致耵聍排出受阻。

【护理评估】

1. 健康史　有遗传史及家族史。发病前多因上述有关的诱发因素发生。

2. 身体状况　可出现听力减退，耳鸣，耳痛，耳胀，甚至眩晕，还可刺激外耳道引起外耳道炎。检查可见棕黑色或黄褐色块状物堵塞外耳道内。耵聍团块质地不等，有的松软如泥，有的坚硬如石。

3. 辅助检查　电耳镜检查可见棕黑色或黄褐色块状物堵塞外耳道内（图 7-2）。

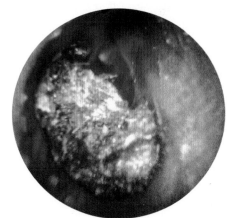

图 7-2　外耳道耵聍

4. 心理 - 社会状况　患者因为耳痛、听力减退等症状影响食欲及睡眠，可导致烦躁不安或焦虑、恐惧心理。因此应评估患者的情绪状况，对疾病的认知程度，以及对疼痛的耐受力等。

5. 治疗要点　用耳镊或耵聍钩取出耵聍团块。若大而硬难以取出者，先滴入 5% 碳酸氢钠或 1% ～ 3%酚甘油，每日滴 4 ～ 6 次，待软化后可用冲洗法清除。已有外耳道炎者，应先控制炎症，再取耵聍。

【常见的护理诊断／问题】

1. 耳痛 与耵聍堵满外耳道或压迫骨膜有关。

2. 舒适改变 耳鸣、听力下降等，与耵聍积聚堵塞耳道有关。

3. 知识缺乏 缺乏耵聍栓塞的防治及护理知识。

4. 焦虑 对耵聍栓塞的预后缺乏信心。

【护理措施】

1. 用药护理 5%碳酸氢钠或 1% ～ 3%酚甘油滴入耳内，待耵聍软化后再行取出。

2. 配合治疗

（1）采用外耳道冲洗法治疗耵聍。方法：患者取侧坐位，头向患侧偏斜，紧贴患侧耳垂下方的皮肤置放一弯盘，以盛装冲洗时流出的水液；操作者以左手将患侧耳郭轻轻向后上（小儿向后下）牵引，右手取吸满温生理盐水的 20mL 注射器置于外耳道口，向外耳道的后上壁方向冲洗；冲洗液进入深部并借回流力量将耵聍或异物冲出。如此反复冲洗，直至耵聍或异物冲出为止。

（2）对于鼓膜穿孔或疑有鼓膜穿孔的患者，不要用冲洗法，以免患耳进水导致继发感染。

（3）已有外耳道炎者，应先控制炎症，再取耵聍。

3. 生活护理 日常生活中要保持外耳道的清洁，防止耵聍栓塞的发生。

4. 心理护理 由于患者因耵聍栓塞后引起耳痛、耳闭塞感、听力下降等，又缺乏对本病的认识，加之患者对本病将要采取的治疗方法常常会有不同程度的恐惧、焦虑和紧张情绪，因此，在外耳道冲洗前必须耐心、细致地向患者解释操作目的和注意事项，耐心听取和回答患者提出的一些问题，建立彼此间的信任，使患者对外耳道冲洗有初步的了解，从而减轻乃至消除其紧张情绪。

【健康教育】

1. 讲解本病的相关知识，告知患者及家属在耵聍取出后，要注意保持外耳道洁净干燥。

2. 加强卫生宣教，禁用火柴杆、发卡等锐器挖耳。

第二节 中耳疾病患者的护理

中耳炎为耳鼻咽喉科的常见病，包括分泌性中耳炎、化脓性中耳炎及乳突炎。

一、分泌性中耳炎患者的护理

案例引入

男性患者，39岁。因"10天前感冒后出现右耳闷胀感，伴听力下降"来诊。查体：耳郭无畸形，双耳道洁，右耳鼓膜呈黄色、内陷，鼓室内可见气泡，左耳鼓膜标志清晰。声导抗测试示：右耳B型曲线，左耳A型曲线。

初步印象：右耳分泌性中耳炎。

（1）提出分泌性中耳炎患者的护理诊断，并采取护理措施。

（2）给分泌性中耳炎患者进行健康指导。

（3）制定1份分泌性中耳炎的社区宣教资料。

【概述】

分泌性中耳炎（secretory otitis media）是指不伴有耳部急性感染症状和体征的中耳积液。中耳积液可为浆液性漏出液或渗出液，亦可为黏液。本病亦可称为渗出性中耳炎（exudative otitis media）、卡他性中耳炎（catarrhal otitis media）、浆液性中耳炎（serous otitis media）、黏液性中耳炎（mucoid otitis media）、非化脓性中耳炎（non-suppurative otitis media）。中医称之为耳胀。

分泌性中耳炎可分为急性和慢性两种。急性分泌性中耳炎早期若及时处理，可获痊愈，否则即转变为慢性分泌性中耳炎，后者若仍未得到合理治疗，拖延日久，中耳可发生粘连、鼓室硬化等不易恢复的病变，或继发感染化脓，甚至可形成胆脂瘤。本病冬、春季多见，小儿及成人均可发病，为小儿常见的致聋原因之一。

病因尚未完全明确，目前认为主要与咽鼓管功能障碍，感染和免疫反应等有关。

咽鼓管功能障碍又分为机械性功能障碍（如腺样体肥大、肥厚性鼻炎、鼻咽部肿瘤、长期的鼻咽部填塞等）和功能性功能障碍（如腭帆张肌、腭帆提肌和咽鼓管咽肌等肌肉薄弱，收缩无力，咽鼓管软骨发育不够成熟，弹性较差，当咽鼓管处于负压状态时，软骨段的管壁甚易发生塌陷，导致中耳负压）两种。

中耳黏膜是上呼吸道黏膜的一部分，当上呼吸道感染时，咽鼓管咽口及软骨段黏膜充血肿胀；同时，细菌和病毒可经咽鼓管进入鼓室。细菌学和组织学检查结果，以及临床征象表明，分泌性中耳炎可能是中耳的一种轻型或低毒性细菌感染。

中耳积液中有炎性介质前列腺素等的存在，积液中也曾检出过细菌的特异性抗体和免疫复合物，以及补体系统和溶酶体酶等，提示慢性分泌性中耳炎可能属一种由抗感染免疫介导的病理过程，可溶性免疫复合物对中耳黏膜的损害（Ⅲ型变态反应）可为慢性分泌性中耳炎的致病原因之一。

【护理评估】

1.健康史 既往有慢性鼻窦炎、鼻咽炎、腺样体肥大、鼻咽部肿瘤、鼻中隔偏曲等病史。头颈部肿瘤放射后易发生此病。

2. 身体状况

（1）听力减退　表现为传音性聋，自听增强（即听外界声音低，但听自己说话响声增大）。当头位前倾或偏向健侧时，积液可离开蜗窗，听力可暂时改善（变位性听力改善）。积液黏稠时，听力可不因头位变动而改变。小儿常对声音反应迟钝，注意力不集中，学习成绩下降而由家长领来就医。如一耳患病，另耳听力正常，可长期不被觉察，而于体检时始被发现。

（2）耳痛　急性者可有隐隐耳痛，常为患者的第一症状。耳痛可为持续性，亦可为抽痛；多以阻塞或闷胀感为主，压迫耳屏后症状可暂时减轻。

（3）耳鸣　为低音性，当头部运动或打呵欠、擤鼻时，耳内可出现气过水声。

（4）鼓气耳镜检查鼓膜活动受限　早期鼓膜紧张部或松弛部边缘充血，鼓膜内陷，表现为光锥缩短、变形或消失，锤骨柄向后上方移位，锤骨短突明显外突，前后皱襞夹角变小。鼓室积液时鼓膜失去正常光泽，呈淡黄色或琥珀色，积液未充满鼓室时，可见弧形液平线，凹面向上，变动头位时此线移动并始终与地平线保持平行。有时可见气泡随头位移动而变动。

3. 辅助检查

（1）音叉试验及纯音听力测试　结果显示传导性聋，少数患者听阈无明显改变，重者可达 40dB 左右，因积液量常有变化，故听阈可有一定波动。听力损失一般以低频为主，但由于中耳传声结构及两窗的阻抗变化，高频气导及骨导听力亦可下降。

（2）鼓室导抗图　此为诊断意义最大的检查。多呈 B 型或 C 型，极少数为 As 型鼓室导抗图。

（3）鼻咽镜检查　寻找病因，排除鼻咽部占位性病变。

（4）颞骨 CT 扫描　可见中耳系统气腔有不同程度密度增高。

（5）鼓膜穿刺抽液　是诊断分泌性中耳炎的金标准。

4. 心理 – 社会状况　患者因为耳闷胀感、耳痛、听力减退等症状影响食欲及睡眠，可导致烦躁不安或焦虑、恐惧心理。因此，应评估患者的情绪状况，对疾病的认知程度，以及对闷胀感等的耐受力等。

5. 治疗要点　清除中耳积液，改善中耳通气引流及病因治疗为本病的治疗原则。常见的治疗有鼓膜穿刺抽液、鼓膜切开术、鼓室置管术。成人鼓室积液者，需在局麻下进行；小儿由于不能配合，应在全麻下进行。

【常见的护理诊断 / 问题】

1. 感知改变　听力下降及耳鸣，与分泌性中耳炎咽鼓管阻塞有关。

2. 舒适改变　耳闷塞感、耳鸣等，与鼓室积液、中耳腔内压力改变有关。

3. 知识缺乏　与缺乏分泌性中耳炎预防和治疗的有关知识有关。

【护理措施】

清除中耳积液，改善中耳通气引流功能，积极治疗鼻咽或鼻腔疾病。

1. 配合治疗

（1）鼓膜穿刺抽液 成人用局麻，小儿由于不能配合，故应在全麻下进行。以针尖斜面较短的 7 号针头，在无菌操作下从鼓膜前下方刺入鼓室，抽吸积液。必要时可重复穿刺，亦可于抽液后注入糖皮质激素类药物。若液体较黏稠，鼓膜穿刺不能吸尽，则应行鼓膜切开术。术前应向患者（或患儿家属）说明手术的必要性及大致过程，消除恐惧心理。

（2）鼓膜切开术 手术可于局麻（小儿全麻）下进行。注意勿伤及鼓室内壁黏膜，鼓膜切开后应将鼓室内液体全部吸除。

（3）鼓室置管术 适用于病情迁延不愈，或反复发作者；胶耳者；头部放疗后，估计咽鼓管功能短期内难以恢复正常者。以改善通气引流，促使咽鼓管恢复功能为目的。通气管留置时间一般为 6～8 周，最长可达半年至 1 年。咽鼓管功能恢复后取出通气管，部分患者可自行将通气管排出于外耳道内。解释术前各项准备的目的及术后应注意的事项。

（4）积极治疗鼻咽或鼻腔疾病 若患者有腺样体肥大、鼻中隔偏曲、鼻息肉、鼻咽炎等，必须行相应的腺样体切除术、鼻中隔矫正术、鼻息肉摘除术等。扁桃体特别肥大，且与分泌性中耳炎复发有关者，应作扁桃体摘除术。应向患者讲清上述疾病是引起分泌性中耳炎的重要原因，必须彻底治疗，并向患者讲明诊疗的大致过程，减轻患者精神负担，愉快地配合治疗、护理。

（5）咽鼓管吹张 可采用捏鼻鼓气法、波氏球法或导管法。应向患者特别讲解咽鼓管吹张的方法及有关注意事项，使患者能正确配合实施。

（6）理疗 超短波或微波，可改善中耳血液循环，促进积液吸收。

（7）其他 如为鼻咽部恶性肿瘤引起的分泌性中耳炎，应立即给予放疗或化疗，同时给予相应的护理。

2. 手术护理

（1）手术目的 ①清除中耳积液；②改善中耳通气引流。

（2）常用的手术方法 ①鼓膜穿刺抽液、鼓膜切开术、鼓室置管术；②腺样体切除术，鼻中隔矫正术，鼻息肉摘除术，扁桃体特别肥大且与分泌性中耳炎复发有关者，应作扁桃体摘除术。

（3）术前后护理 ①按中耳手术护理常规做好术前准备。②术后严密观察生命体征，外耳道棉球有无血性分泌物。保持术耳外耳道清洁，禁忌游泳。观察置管位置是否有松脱、堵塞和外耳道及管口有无分泌物。避免感冒，不要用力咳嗽或擤鼻涕。切忌用捏鼻屏气法。

3. 用药护理 按医嘱及时准确应用抗生素、鼻腔收缩剂、黏液促排剂、糖皮质激素。注意观察药物的效果、副作用，并做好记录。

【健康教育】

1. 讲解本病的相关知识，告知患者及家属；术后带管期间勿让污水进耳，勿参加游泳等水上活动。

2. 进行卫生宣教，加强身体锻炼，预防上呼吸道感染，可有效防止中耳炎发生。对10岁以下儿童定期进行声导抗筛选试验。

二、急性化脓性中耳炎患者的护理

【概述】

急性化脓性中耳炎（acute suppurative otitis media）是由于细菌进入鼓室引起中耳黏膜的急性化脓性炎症。多继发于上呼吸道感染，可能部分病例初起为病毒感染，而后细菌侵入。常见于儿童，好发于冬春季节。病变主要位于鼓室，但中耳其他各部亦常受累。中医称之为脓耳。

急性化脓性中耳炎主要由3种感染途径引起。①咽鼓管途径：最常见。急性上呼吸道感染、急性传染病、在污水中游泳、跳水或不恰当的咽鼓管吹张、擤鼻等，都可使致病菌经咽鼓管进入中耳腔。小儿咽鼓管较成人宽、短、平，咽部细菌或分泌物易经此途径侵入鼓室。例如，哺乳期如平卧吮奶，乳汁可经咽鼓管流进中耳。②外耳道鼓膜途径：鼓膜外伤、鼓膜穿刺或置管时污染，致病菌可从外耳道侵入中耳。③血行感染途径：很少见。常见的致病菌为肺炎球菌、流感嗜血杆菌、溶血性链球菌等。致病菌侵入中耳腔后，早期黏膜充血，水肿，血管扩张，红细胞、多形核白细胞等从毛细血管渗出，聚集于鼓室，逐渐变成脓性。脓液增多后鼓膜因受压而缺血，终致局部破溃、穿孔、脓液外泄。炎症得到控制后，鼓膜穿孔可自行修复或遗留永久性穿孔。

【护理评估】

1. 健康史　机体抵抗力差者易患此病。急、慢性鼻炎或咽部炎症性疾病反复发作者易患此病。

2. 身体状况

（1）全身症状　轻重不一，一般小儿症状较重，除了畏寒、发热、倦怠、食欲减退外，还可伴有呕吐、腹泻等症状。当鼓膜穿孔后，体温可下降，全身症状减轻。

（2）局部症状　①耳痛：常为患者的第一症状，鼓膜穿孔前症状明显，可出现搏动性跳痛或刺痛，并可向同侧头部及牙放射，一旦鼓膜出现自发性穿孔或行鼓膜切开术后，脓液向外宣泄，疼痛顿减。②听力减退及耳鸣：病程初期患者常有明显耳闷、低调耳鸣和听力减退。后期鼓膜无穿孔后耳聋反而可能减轻。耳痛剧烈者，听觉障碍常被忽略。有的患者可伴眩晕。③流脓：患者鼓膜穿孔后耳内有液体流出，初为血水脓样，随后变为脓性分泌物。

（3）耳镜检查　早期可见鼓膜松弛部充血，继之弥漫性充血，向外膨隆，标志不清

（图 7-3）；鼓膜穿孔一般位于紧张部，清除耳道分泌物后可见穿孔处闪烁搏动的亮点。坏死型者，鼓膜迅速形成大穿孔。

3. 辅助检查

（1）听力检查 多呈传导性听力损失，听阈可达 40～50dB。如内耳受到细菌毒素损害，则可出现混合性听力损失。

（2）血常规 白细胞总数增多，中性粒细胞比例增加；鼓膜穿孔后血常规逐渐正常。

（3）细菌培养 常检出表皮葡萄球菌、金黄色葡萄球菌、大肠杆菌等。

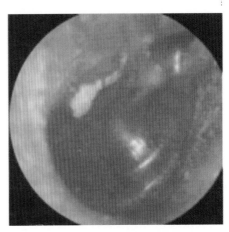

图 7-3 急性化脓性中耳炎

4. 心理 - 社会状况 患者因为剧烈耳痛和耳流脓致烦躁不安和焦虑，并担心中耳炎能否治愈，听力能否恢复等。

5. 治疗要点 原则是控制感染，通畅引流，并去除病因，预防发生迷路和颅内感染等并发症。

【常见的护理诊断 / 问题】

1. 疼痛 耳痛，与急性化脓性中耳炎有关。

2. 体温过高 与急性化脓性中耳炎有关。

3. 感知改变 听力减退及耳鸣，与急性化脓性中耳炎有关。

4. 焦虑 与因急性化脓性中耳炎所致的听力下降、耳鸣、耳流脓和耳痛有关。

【护理措施】

1. 一般护理

（1）初期高热时，多饮开水，温水擦浴。

（2）忌进辛辣发物及酒类。病儿的乳母也应忌以上诸物。

（3）注意休息，症状重者应卧床休息，疏通大便。

2. 用药护理 按医嘱使用足量、有效的抗生素，症状消退后仍继续用药 5～7 天。

（1）鼓膜穿孔前，耳道内滴用 2% 酚甘油，以利于消炎止痛。鼓膜穿孔后应立即停止向耳内给药。如全身及局部症状较重，鼓膜明显膨出，可行鼓膜切开术。

（2）鼓膜穿孔后，采集脓液标本行脓液培养及药敏试验。外耳道用 3% 过氧化氢清洗，耳道内滴用盐酸左氧氟沙星滴耳液。炎症消退后，穿孔多能自行愈合。

（3）高热患者应适当给予退热药。

（4）指导患者鼻腔内滴血管收缩剂，以减轻咽鼓管咽口肿胀，有利于引流。

【健康教育】

指导患者平时锻炼身体，提高身体素质，预防和治疗上呼吸道感染。做好各种传染病的预防接种。指导母亲采用正确的哺乳姿势（婴儿头高脚低），避免幼儿在平卧时吮奶。

三、慢性化脓性中耳炎患者的护理

【概述】

慢性化脓性中耳炎（chronic suppurative otitis media）是中耳黏膜、骨膜或深达骨质的慢性化脓性炎症，中医称之为脓耳，常与慢性乳突炎合并存在。一般认为，急性中耳炎延续6~8周，中耳炎症仍然存在，就可称为慢性化脓性中耳炎。本病极为常见，临床上以耳内反复流脓、鼓膜穿孔及听力减退为其特点，可引起严重的颅内、外并发症而危及生命。

慢性化脓性中耳炎多因急性化脓性中耳炎未及时治疗或治疗不当迁延而成；或乳突发育不良，病变发生后很难消散；鼻、咽部慢性疾病亦为重要原因之一。

本病常见的致病菌是革兰阴性菌：变形杆菌、绿脓杆菌等；革兰阳性菌：金黄色葡萄球菌。中革兰阴性杆菌较多，有时可见两种以上细菌的混合感染。

【护理评估】

1. 健康史　鼻部、口咽部存在慢性炎性病灶者易患本病。

2. 身体状况　慢性化脓性中耳炎的临床特征为反复中耳流脓、鼓膜穿孔及听力下降。

（1）单纯型　最常见，病变局限于鼓室黏膜。常为间歇性流脓，脓液常为黏液性或黏液脓性，无臭味；听力损害多不严重，为轻度传音性聋；检查见鼓膜紧张部有中央性穿孔，鼓室黏膜光滑，鼓室内一般无肉芽组织或胆脂瘤样物质。

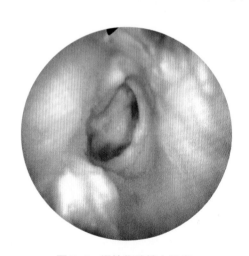

图7-4　慢性化脓性中耳炎

（2）骨疡型　又称坏死型或肉芽型，多由急性坏死型中耳炎迁延而来。此型特点：耳流脓多为持续性，脓液黏稠，常有臭味，有时耳漏为脓血性，患者多有较重的传导性聋；检查见鼓膜紧张部大穿孔，可累及鼓环或边缘性穿孔，鼓室内有肉芽或息肉（图7-4）。

（3）胆脂瘤型　胆脂瘤并非真性肿瘤，是由于鼓膜、外耳道的复层鳞状上皮在中耳腔生长堆积成团块而形成的。胆脂瘤对周围骨质直接压迫；或其产生的溶酶体酶、胶原酶等，致使中耳乳突的骨质渐被侵蚀和吸收。此种骨质破坏，易使炎症扩散，导致一系列颅内、颅外并发症。此型一般无感染不流脓，如感染，常为持续性流脓，脓量多少不等，脓液有特殊恶臭，松弛部或紧张部后上方可见内陷袋口，内陷袋内有灰白色鳞屑状或豆腐渣样物质，奇臭，听力检查一般均有较重的传音性聋，晚期可引起混合性聋。

3. 辅助检查

（1）颞骨高分辨率 CT 扫描 炎症主要局限于鼓室黏膜者，乳突多为气化型，充气良好。若有骨疡、黏膜增厚或肉芽生长等病损时，则气房模糊，内有软组织影，此时乳突多为板障型或硬化型。

（2）细菌学检查 中耳分泌物细菌培养和药物敏感试验可以明确致病菌的种类和帮助选择敏感的抗生素。

（3）术前常规检查。

4. 心理－社会状况 部分患者虽有中耳流脓，听力下降，但认为并不妨碍工作和生活，更不知其严重后果，往往并不在意。也有患者中耳流脓，并有臭味加之听力下降，故忧心忡忡。一旦确诊为骨疡型或胆脂瘤型中耳炎，需手术时又担心术后仍有耳漏，听力不能改善，甚至担心术后面瘫而顾虑重重。

5. 治疗要点 局部治疗和手术治疗。局部治疗可取脓培养做药敏，选用有效药物，但仅适用于单纯型中耳炎，用药前一定要清除外耳道脓痂。

【常见的护理诊断/问题】

1. 感知改变 听力下降，与慢性化脓性中耳炎有关。

2. 舒适改变 与耳流脓有关。

3. 耳漏 与慢性化脓性中耳炎、鼓膜穿孔、细菌感染有关。

4. 知识缺乏 缺乏有关慢性化脓性中耳炎，尤其是骨疡型或胆脂瘤型中耳炎的治疗及可能发生耳源性并发症的知识。

5. 潜在并发症 面瘫、脑脓肿等，与炎症扩散有关。

【护理措施】

1. 一般护理

（1）积极治疗鼻咽部疾病，以免病菌进入中耳，引发炎症。

（2）不能强力擤鼻和随便冲洗鼻腔，不能同时压闭两只鼻孔，应交叉单侧擤鼻涕。

（3）加强体育锻炼，增强体质，减少感冒。如患感冒、咳嗽、鼻炎等上呼吸道疾病，要积极治疗。

（4）戒酒戒烟，少食辛辣及海鲜等鱼腥食物，日常饮食应以清淡为主。

（5）注意防止水液侵入耳中，禁止游泳、潜水。

（6）婴儿要注意防止其眼泪、鼻涕、口水、乳汁等流入耳道。

2. 用药护理

（1）指导患者正确使用血管收缩剂，以保持咽鼓管引流通畅。

（2）应对中耳脓液做细菌培养和药物敏感试验，以便为医生选用恰当的抗生素滴耳液提供依据。

（3）对于单纯型慢性化脓性中耳炎，应指导患者用3%过氧化氢洗耳，尽量消除分泌物，使引流通畅，并用氧氟沙星、氯霉素等滴耳液滴耳。

3. 手术护理

（1）术前护理 ①术前健康宣教：术前向患者介绍手术相关知识，解除患者的焦虑、恐惧、不安等不良心理状态。向患者讲解术前、术后的注意事项及术后可能引起的不适，鼓励患者积极配合术前检查。②病情观察及护理：观察患者耳部流脓的情况，有无面瘫及其相关的症状等，并及时记录。③术前常规准备：协助患者完善术前常规检查，术前1天洗头、沐浴、备皮。

（2）术后护理 ①全麻术后护理：给予持续低流量吸氧、心电监护，严密监测生命体征。②术后观察耳部伤口渗血情况，观察有无面神经麻痹发生，注意患者有无眩晕、恶心、呕吐及剧烈头痛和平衡障碍，一旦出现上述症状，及时向医生报告。③术后7天拆线，7~14天抽出外耳道内填塞的纱条，及时换药，观察术腔引流情况及上皮生长情况。

【健康教育】

广泛宣传慢性化脓性中耳炎对人体的危害，使慢性化脓性中耳炎患者都能得到早期的诊断与积极治疗，以避免出现耳源性颅内、颅外并发症。

四、耳源性并发症患者的护理

【概述】

急性和慢性化脓性中耳炎、乳突炎向周围扩散引起的各种并发症，统称为耳源性并发症（otogenic complications）。耳源性并发症是耳鼻咽喉科的急重症之一。中医称之为脓耳变证。由于抗生素的广泛应用，以及对化脓性中耳炎诊疗水平的提高，耳源性并发症的发病率已有明显下降，严重并发症更为少见，其预后也有显著改善。但同时也使耳源性并发症的典型症状和体征掩盖，导致诊断困难，如处理不当，常可危及生命。根据出现并发症的部位，一般分为颅内、颅外并发症两大类。颅内并发症中医称之为黄耳伤寒。

耳源性并发症的发生与下列因素有关：中耳炎类型、患者抵抗力下降及致病菌毒力强。

感染扩散途径：①循破坏、缺损的骨壁途径，此途径最常见。当骨质有破坏或缺损时，感染可向颅内、耳后骨膜下或颈深部或内耳等处蔓延，引起相应的并发症。②经解剖通道或未闭的骨缝途径。正常的解剖通道如前庭窗、蜗窗、内耳道等可作为感染的通道，小儿未闭的骨缝亦可被细菌或毒素利用而引起各种耳源性并发症。③血行途径。中耳感染可直接通过血流，或随血栓性静脉炎蔓延至颅内，或并发的脓毒败血症引起远离脏器的化脓感染，如肺炎、肺脓肿等。

【护理评估】

1. 健康史 评估患者有无长期慢性化脓性中耳炎病史，并询问治疗情况等。

2. 身体状况

（1）颅外并发症

①耳后骨膜下脓肿（postauricular subperiosteal abscess）：表现为高热，头痛，耳后乳突部皮肤红肿，疼痛剧烈，耳后沟变浅或消失，耳郭被推向前外方，乳突部压痛，有波动感，穿刺可抽出脓液，外耳道后上壁塌陷，脓肿穿破后可形成经久不愈的瘘管。中医称之为耳后附骨痈。

②耳源性颈深部脓肿（贝佐尔德脓肿）（Bezold，s abscess）：乳突尖破坏后，在胸锁乳突肌和颈深筋膜中层之间形成脓肿。表现为高热，患侧颈部上方疼痛，颈部活动受限；胸锁乳突肌上 1/3 处隆起，皮肤红肿，压痛明显，无明显波动感，但穿刺可抽出脓液。

③迷路炎（labyrinthitis）：是炎症侵入内耳所致。表现为阵发性眩晕、恶心、呕吐、耳鸣、听力丧失。可有自发性眼球水平震颤，瘘管试验为阳性，少数可因瘘管阻塞或迷路已破坏而表现为阴性。中医称之为脓耳眩晕。

④耳源性面瘫（otogenic facial parlysis）：患侧乳突破坏累及面神经，表现为同侧额纹消失，眼睑闭合不全，鼻唇沟变浅或消失，口角歪斜，鼓腮漏气等。中医称之为脓耳面瘫。

（2）颅内并发症

①硬脑膜外脓肿（extradural abscess）：是最常见的耳源性颅内并发症，炎症扩展至颅骨骨板与硬脑膜之间，小脓肿多无特殊的症状和体征，脓肿较大和发展较快时，可有患侧头痛，体温多不超过 38℃ 。

②耳源性脑膜炎（otogenic meningitis）：是急性或慢性化脓性中耳乳突炎所并发的软脑膜、蛛网膜的急性化脓性炎症。局限性脑膜炎系指局部蛛网膜与软脑膜之间的化脓性病变，又称硬脑膜下脓肿。以高热，头痛，呕吐为主要症状。

③乙状窦血栓性静脉炎（thrombophlebitis of the sigmoid sinus）：是指伴有血栓形成的乙状窦静脉炎，以右侧多见，为常见的耳源性颅内并发症。常表现为周期性发作的畏寒、寒战、高热、头痛，以及脑静脉血液回流受阻、颅内压升高、血栓扩展的症状 。局部临床表现：患侧耳后、枕后及颈部疼痛；患侧颈部可扪及条索状肿块；Tobey-Ayer（动力试验）阳性；眼底检查见患侧视乳头可有水肿、视网膜静脉扩张；Growe 试验为阴性；实验室检查见白细胞增多，脑脊液常规正常。

④耳源性脑脓肿（otogenic brain abscess）：是指脑组织白质内局限性积脓。有以下特点：以颞叶脓肿多见，其次为小脑脓肿；常为单发性，占各种脓肿的80%。致病菌以杆菌如变形杆菌、绿脓杆菌等为主。起病期：为时数日，有寒战、发热、脉速，有时有呕吐和头痛。潜伏期：历时数周，多无明显症状，可有头痛、低热、全身不适、精神状态不正常、消瘦或便秘等。显症期：低热、食欲不振、剧烈头痛、恶心和喷射性呕吐、视神经乳头水肿、脉缓、脑膜刺激征、表情淡漠、嗜睡，最后昏迷。颞叶脓肿可出现命名性失语、感觉性失语、对侧偏瘫、同侧偏盲、对侧锥体束征等；小脑脓肿可出现同侧肢体肌张力减退、共济失调、轮替运动障碍、中枢性眼震、过指试验阳性。终末

期：多因脑疝或脓肿破裂，引起脑室炎及弥漫性脑膜炎，出现高热、昏迷或突然呼吸心跳停止。

3. 辅助检查

（1）耳部检查　观察鼓膜穿孔部位，有无小穿孔引流不畅，有无肉芽及胆脂瘤，有无慢性中耳炎急性发作。

（2）眼底检查　有助于了解有无颅内高压。

（3）颞骨和颅脑影像学检查　可用 CT、MRI 等检查中耳、内耳、脑等部位有无骨质破坏，脑组织吸收的阴影。

（4）脑脊液与血象检查　对诊断脑膜炎、脑脓肿等有重要参考价值。

（5）细菌培养　脓液和脑脊液的细菌培养及药敏试验。

4. 心理–社会状况　评估患者的心理状态、性格特征和对疾病的认知程度等。

5. 治疗要点　给予大剂量广谱抗生素或磺胺类药物（以磺胺嘧啶为主）。颅内压增高者，应及早脱水治疗。及早施行乳突根治术，彻底清除病变组织；寻找瘘管，予以处理。疑有脑脓肿者，应行脑脓肿穿刺抽脓探查，并予以相应处理。有脑膜炎者，术后应每日或隔日作脑脊液检查，必要时可椎管内注射抗生素。请相关科室会诊，协助处理。

【常见的护理诊断 / 问题】

1. 疼痛　剧烈头痛，与耳源性并发症有关。

2. 体温过高　与耳源性并发症有关。

3. 平衡障碍　与小脑脓肿、迷路炎等有关。

4. 清理呼吸道无效　与耳源性脑膜炎、脑脓肿引起的昏迷有关。

5. 自理缺陷　与绝对卧床不起有关。

6. 皮肤完整性受损　与耳源性并发症和中耳乳突手术有关。

7. 焦虑　与对耳源性脑膜炎、脑脓肿等缺乏治疗信心有关。

8. 知识缺乏　缺乏有关耳源性并发症的预防、保健、治疗等方面的知识和技能。

【护理措施】

1. 一般护理

（1）给予清淡、易消化、富营养、多维生素、多纤维素、高蛋白的流质或半流质饮食。

（2）防止便秘，避免用力排便，必要时给予开塞露肛塞或遵医嘱给予缓泻剂。

（3）绝对卧床休息，床头抬高15°～30°，翻身时避免头部突然大幅度转动，避免重力拍背咳痰。

2. 心理护理　与患者沟通，了解患者恐惧、焦虑、悲观、失望情绪的原因、程度，给予针对性的疏导。讲解疾病的有关知识，使患者树立战胜疾病的信心，鼓励患者积极配合治疗。

3. 用药护理

（1）按医嘱全身给予大剂量抗生素治疗，观察用药效果和副作用，必要时按药敏试验结果选用敏感抗生素。

（2）高颅压时遵医嘱给予高渗糖和甘露醇交替使用，同时注意水电解质平衡，能量消耗大者可适当补血浆、氨基酸等。

（3）禁用散瞳药，如阿托品等，以免影响对瞳孔的观察。

4. 病情观察

（1）密切观察有无剧烈头痛、喷射性呕吐等颅内压增高的症状，观察瞳孔变化，警惕脑疝形成。

（2）脑脓肿引流术后注意观察生命体征、神志及瞳孔变化，注意保持引流通畅。

（3）观察患者体温变化，体温较高者给予物理降温或遵医嘱给予退热药物，并观察用药后的体温变化。

【健康教育】

1. 加强卫生宣教，使患者了解中耳炎并发症的危害性，积极治疗化脓性中耳炎，防患于未然。

2. 加强锻炼，增强体质，提高抗病能力。耳源性并发症做到早发现、早治疗，减少后遗症。

3. 预防感冒，防止咳嗽、打喷嚏，保持大便通畅，必要时使用缓泻剂。

第三节　内耳疾病患者的护理

内耳疾病可因感染、外伤、肿瘤、药物等原因所致。临床多见耳鸣、眩晕、听力减退等症状。本节将重点讲述内耳疾病的一种——梅尼埃病。

【概述】

梅尼埃病（meniere's disease）是耳科常见病之一，是以膜迷路积水为基本病理改变所致的特发性内耳疾病，以阵发性眩晕伴恶心、呕吐为主，兼有波动性耳聋、耳鸣及耳内胀满感等症。中医称之为耳眩晕。

梅尼埃病的发病原因至今不明，有下列几种学说：

1. 耳蜗微循环障碍　各种原因引起的耳蜗微循环障碍均可使膜迷路组织缺氧，代谢紊乱，内淋巴液渗透压增高，导致膜迷路积水。

2. 内淋巴液生成、吸收平衡失调　膜迷路中钙离子浓度升高等因素可使分泌细胞功能亢进，内淋巴液生成增加；内淋巴导水管纤维化、狭窄、闭锁、内淋巴囊发育异常等，可使内淋巴液吸收减少；两者平衡失调可造成膜迷路积水。此外，内耳腺苷环化酶活性的改变，亦可致内淋巴液生成、吸收平衡失调，最终产生膜迷路积水。

3. 膜迷路破裂　炎症或外伤引起膜迷路积水，进而导致膜迷路胀破，内、外淋巴液混合，刺激神经感觉细胞导致眩晕、耳鸣、耳聋。裂口愈合后病变暂恢复。

4. 变态反应、免疫反应与自身免疫异常　可引起内耳微血管通透性增加及内淋巴囊吸收功能障碍，产生膜迷路积水。

5. 其他　其他学说如内分泌机能障碍、病毒感染、微量元素缺乏、中耳肌肉炎等因素可能与梅尼埃病的发生发展有关。

【护理评估】

1. 健康史　本病原因不明，其发生与疲劳、紧张、疾病感染、变态反应、内分泌功能紊乱、内耳血循环障碍有关，主要的病理变化是内耳的膜迷路积水。

2. 身体状况

（1）眩晕　突然发作的眩晕是患者最感痛苦和就诊的主要原因。少数患者在发作前可有预感。

（2）听觉障碍　早期有低频听力减退，间歇期好转。长期反复发作者高频听力损失较重，可出现感音性聋。

（3）耳鸣　发作前可有耳鸣，为持续性，发作时加重。

（4）耳部胀满感　发作时患者多有胀满感或头痛。

3. 辅助检查　眩晕发作高潮期，可见自发性眼震，而后逐渐消失。发作中很难进行逐项检查，常在间歇期进行下述检查：

（1）纯音听力计测试　早期呈低频感音性耳聋，中期多呈平坦型，发作期加重，发作后可部分或完全恢复，呈波动性听力曲线，晚期呈稳定下降型曲线，发病后 5～10 年听力损失多在 50～70dB。

（2）耳蜗电图检查　SP/AP 振幅比值 >37%。

（3）甘油试验（glycerine test）　由于甘油渗透压高，分子直径小，可进入血管纹边缘细胞内，增加细胞内的渗透压，因而吸收内淋巴液中的水分，减轻膜迷路积液，使听力得到暂时性改善，并可借此检测有无内淋巴积液。若患耳听力在服甘油后提高 15dB 或以上者为阳性。

（4）闭目直立试验　用来检查前庭平衡功能是否正常的方法。前庭周围性病变时，躯干倾倒方向朝向前庭破坏的一侧，与眼震慢相方向一致；中枢性病变时，躯干倾倒方向与眼震慢相不一致。

4. 心理 – 社会状况　评估患者的心理状态、性格特征和对疾病的认知程度等。

5. 治疗要点　调节自主神经功能、改善内耳微循环、减轻膜迷路积水。对频繁发作者，可考虑手术治疗。

【常见的护理诊断 / 问题】

1. 舒适改变　眩晕、耳鸣、耳闷胀感，与膜迷路积水有关。

2. 感觉紊乱　听力下降，与膜迷路积水有关。

3. 恐惧　与眩晕症状较重有关。

4.有受伤的危险 与平衡失调有关。

【护理措施】

1.一般护理

（1）注意安全，防止意外。本病可以在无明显诱因及先兆的情况下突然发生，因此患者平时生活、工作宜注意安全。

（2）患者应正确对待自己的疾病，长期忧愁、紧张心理更易加重自主神经功能的失调，从而加重患者的病情。平日里患者应保持乐观的情绪，以清除自己的紧张心理。

（3）患者的卧室以整洁安静、光线稍暗为好。

（4）避免劳累及生活不规律，保证充足的睡眠。疾病发作期应卧床休息。疾病间歇期建议加强锻炼，增强体质。

2.饮食护理

（1）患者的饮食宜清淡、富有营养，可常食用鱼、肉、蛋、蔬菜、水果等食物，而肥腻辛辣之品容易助热、耗气，不宜多食。

（2）要求患者进低盐饮食，并注意少饮水。

（3）忌烟、酒、浓茶、咖啡等。

3.用药护理 讲解药物的不良反应及注意事项。

（1）可按医嘱给予利尿剂，或静脉推注50%葡萄糖和维生素C以消除或减轻内耳膜迷路积水。

（2）给予低分子右旋糖酐加丹参注射液，或山莨菪碱口服，以达到改善内耳微循环或解除内耳血管痉挛的目的。

（3）前庭功能抑制剂：如安定5mg，每日3次口服。

【健康教育】

加强卫生宣教，向患者及家属解释此病的特点，让其明白此病临床表现重，属多发疾病，特别强调本病对生命没有威胁，消除其紧张、恐惧的心理，放松心情，规律生活。

附：耳聋患者的护理

【概述】

耳聋（hearing loss）是听觉传导路器质性或功能性病变导致不同程度听力损害的总称。程度较轻的耳聋有时也称重听（hard of hearing），显著影响正常社交能力的听力减退称为聋（deafness），因双耳听力障碍（hearing handicap）不能以语言进行正常社交者称为聋哑或聋人。耳聋是影响人类生活质量最主要的问题之一。近些年来的临床调查表明，明显听力障碍者约占世界总人口的7%～10%。

按病变部位及性质可将耳聋分为不同类型：

1. 传导性聋（conductive deafness）　外耳、中耳病变导致声波不能传入内耳所致的听力损失。外耳道的堵塞，中耳的发育不良，中耳的炎性疾患，听骨固定，外伤等均可导致传导性聋。

2. 感音神经性聋（sensorineural deafness，neurosensory deafness）　为耳蜗、蜗后病变所致听力损失的统称。其中耳蜗听觉感受器官病变导致感音障碍引起的聋称为感音性聋，也称耳蜗性聋。病变位于耳蜗神经者称为神经性聋，或者将耳蜗神经和中枢听觉通路病变所致的听力障碍统称为蜗后性聋。脑干听觉通路和大脑皮质听觉中枢的病变引起的听觉障碍称为中枢性聋。

根据导致听力障碍的原因，感音神经性聋可分为3类：遗传性聋（hereditary hearing loss）、非遗传性先天性聋（nonhereditary congenital hearing loss）、非遗传性获得性感音神经性聋（acquired nonhereditary sensorineural hearing loss）。非遗传性获得性感音神经性聋常见的有突发性聋、药物性聋、噪声性聋、老年性聋、创伤性聋、病毒或细菌感染性聋、全身疾病相关性聋等。

3. 混合性聋（mixed deafness）　传音和感音结构同时有病变存在。

【护理评估】

1. 健康史　耳部外伤史、爆震史、耳毒性药物用药史、耳流脓史。

2. 身体状况　患者主诉不同程度的听力下降，大部分患者伴有耳鸣，部分患者有耳内发闷、胀满及阻塞感。突发性聋中有一少部分患者同时伴有眩晕。

3. 辅助检查

（1）耳镜检查　神经性聋鼓膜常正常，传导性聋可见鼓膜充血或穿孔。

（2）听力检查　了解听力损失的性质，程度和动态。

（3）实验室检查　包括血常规、血沉、出凝血时间、血糖、血脂等。

（4）影像学检查　颞骨CT、内听道MR提示内听道及颅脑无明显器质性病变。

4. 心理 - 社会状况　突发性聋患者由于缺乏思想准备，听力损失突然发生，加之难以忍受的耳鸣、眩晕及恶心、呕吐，严重地影响其正常的工作和休息，心情较急躁。考虑到自己将来的学习、工作和生活，唯恐听力难以恢复，影响社交和生活质量，往往产生焦虑和自卑感。

5. 治疗要点　传导性聋可根据病因进行相应治疗。感音神经性聋的治疗原则是早期发现、早期诊断、早期治疗，适时进行听觉语言训练，适当应用人工听觉。

【常见的护理诊断 / 问题】

1. 舒适改变　与眩晕、恶心、呕吐、耳鸣、耳闷胀感有关。

2. 感知改变　听力下降，由突发性听力损失所致。

3. 恐惧　与眩晕和听力障碍症状较重有关。

4. 知识缺乏　缺乏对疾病的认识。

【护理措施】

1. 一般护理

（1）注意勿过度劳累，做到起居有时。

（2）安心静养，杜绝噪声。

（3）情绪稳定，忌大悲大喜。

2. 心理护理 向患者讲解耳聋的发病因素及治疗等有关知识，经常与患者沟通，了解患者的整体情况，并用通俗易懂的语言向其介绍治疗的过程、注意事项，消除患者焦虑情绪，配合治疗。

3. 用药护理

（1）传导性聋可按医嘱给予抗菌药。

（2）感音神经性聋给予血管扩张药和维生素类药，以达到改善内耳微循环或解除内耳血管痉挛的目的。

（3）避免使用耳毒性药物。

4. 饮食护理

（1）饮食定量。

（2）限制脂肪的摄入，多吃维生素类食物。

5. 病情观察 观察病情，做好护理记录。

（1）观察患者血压、舌脉及二便的变化。

（2）观察患者耳鸣的音调、声音大小、耳聋程度等变化。

（3）观察患者有无恶寒、发热、头痛、眩晕等症状。

【健康教育】

1. 讲解本病的相关知识，尤其是发病诱因。告知患者及家属：①怡情养性，保持心情舒畅，避免情绪激动。②保证充足的睡眠。③避免噪声刺激。④饮食有节，忌生冷、辛辣食物。⑤加强体育锻炼，增强机体抵抗力。

2. 重视先天性耳聋的预防，加强遗传学研究，采取优生学措施。

思考题

1. 急性化脓性中耳炎的感染途径？

2. 鼓室积液多见于什么病？

3. 简述慢性化脓性中耳炎患者的护理措施。

4. 简述梅尼埃病的护理评估。

第八章　鼻科疾病患者的护理

📖 学习目标

1. 掌握鼻部手术患者的护理措施和急慢性鼻窦炎、鼻出血的护理评估及护理措施。

2. 熟悉慢性鼻炎的两种病理类型的鉴别要点及护理要点，以及急性鼻炎、变应性鼻炎、鼻息肉患者的身体状况。

3. 了解鼻疖的好发部位、并发症及护理要点。

第一节　鼻部疾病患者的护理

鼻经常受到外界不良因素的影响，容易发生各种疾病。微生物的感染可致鼻疖、鼻腔的炎症；鼻腔是变应原进入机体的门户，又是发生变态反应疾病的部位，故可致变应性鼻炎、鼻息肉；鼻腔病变还可引发鼻出血。

一、鼻疖患者的护理

【概述】

鼻疖（nasal furuncle）是鼻部毛囊、皮脂腺或汗腺的局限性、急性化脓性炎症，多发生在鼻前庭、鼻尖或鼻翼。多为单侧性。中医称之为鼻疔。

多因挖鼻或拔鼻毛等不良习惯，亦可因鼻分泌物刺激，使细菌从皮肤毛囊根部进入皮下组织，形成局限性化脓感染。糖尿病或体力衰弱者较多见，并易反复发作。致病菌多为金黄色葡萄球菌。常可因挤压使感染发生扩散，严重者可引起海绵窦栓塞危及生命。

【护理评估】

1. 健康史　询问患者是否有挖鼻习惯，是否有鼻腔、鼻窦的炎症性疾病史，是否免疫力低下或患糖尿病。

2. 身体状况

（1）局部　红、肿、热、痛。严重者患侧上唇及面颊部出现肿胀，颌下淋巴结常肿胀疼痛。

（2）全身　可伴有低热、全身不适。

（3）体征　①初期可见一侧鼻前庭内有丘状隆起，周围浸润发硬，发红，触痛明显。②成熟后顶部黄白色脓点，溃破后脓液流出。多在1周内自行穿破而愈。

3. 辅助检查　可检查血常规。

4. 心理-社会状况　鼻疖虽然不是严重的疾病，但往往因不及时就医而造成严重后果。

5. 治疗要点　疖未成熟者，局部可作超短波、透热疗法等理疗，可涂用抗生素油膏，促进疖肿消失。疖已成熟者，可待其穿破或在无菌操作下小尖刀挑破脓头后用小吸引器头吸出脓液。使用抗生素及适当的镇痛剂。

【常见的护理诊断/问题】

1. 舒适改变　与鼻部红、肿、热、痛有关。

2. 恐惧　与全身不适，患侧上唇及面颊部出现肿胀有关。

3. 知识缺乏　与缺乏对疾病的认识有关。

【护理措施】

1. 病情观察　严密观察生命体征，面部表情，有无脑膜刺激症状，并准确记录，发现异常及时报告，对症处理。

2. 配合治疗

（1）早期严禁切开引流，以免炎症扩散。

（2）出现疖肿严禁挤压。

（3）若疖肿成熟可待自然穿破或用碘酊消毒后用无菌刀将其轻轻挑破引出脓液。

3. 用药护理　按医嘱使用抗生素清除感染，局部涂抗生素软膏。

4. 心理护理　消除患者紧张、恐惧情绪，调动和增强全身和局部的抗病能力。

【健康教育】

1. 普及个人卫生常识，注意鼻部清洁卫生，少挖鼻、拔鼻毛。

2. 患病后严禁挤压鼻疖，以防止感染扩散引起颅内海绵窦血栓性静脉炎。

二、鼻出血患者的护理

【概述】

鼻出血（epistaxis nosebleed），既是鼻腔、鼻窦疾病常见的临床症状之一，也是某些全身性疾病或鼻腔邻近结构病变的症状之一，临床以前者多见。鼻出血多为单侧出血，亦可为双侧；可表现为间歇反复出血，亦可呈持续性出血。儿童及青年人出血多发生在鼻中隔前下方的易出血区，即利特尔动脉丛或克氏静脉丛；中老年患者出血部位多在鼻腔后部的鼻－鼻咽静脉丛及鼻中隔后部动脉。其出血量多少不一，轻者反复涕中带血，重者可致失血性休克。中医称之为鼻衄。

局部因素：鼻部受到外伤撞击或挖鼻过深或挖鼻过重；鼻中隔偏曲或有嵴、距状突，因局部黏膜菲薄，受空气刺激后易出血；患急性鼻炎、萎缩性鼻炎者易出血；鼻腔鼻窦肿瘤。

全身因素：血液病、高血压动脉硬化、静脉压增高、维生素缺乏、汞磷砷苯中毒、急性传染病、内分泌失调（代偿性月经）、风湿热活动期、尿毒症、败血症等。

【护理评估】

1.健康史　询问患者或家属有关健康史，如有无引起鼻出血的相关局部、全身性疾病史或家族史，有无接触风沙或气候干燥的生活史等。

2.身体状况

（1）不同的病因导致鼻出血的部位、出血量多少及出血次数不同，症状及体征变化较大。儿童及青少年出血多在鼻腔前部，中老年患者出血多在鼻腔后部；局部原因引起出血者多为单侧出血，全身性疾病引起出血者多为双侧或交替性出血。

（2）短时间内失血量达500mL时，可出现头昏、口渴、乏力、面色苍白；失血量在500～1000mL时，可出现出汗、血压下降；若收缩压低于80mmHg，提示血容量已损失约1/4。

（3）长期反复出血可导致贫血。

（4）鼻腔检查多可见糜烂面或出血点（图8-1）。

3.辅助检查　测量血压及血常规、鼻内镜检查。

4.心理－社会状况　患者及家属多精神紧张，尤其是反复大量出血者可有恐惧感。

5.治疗要点　应急处理鼻腔的大量出血；全身用止血药物；失血较多者，补液、补血、抗休克；查明病因对因治疗。

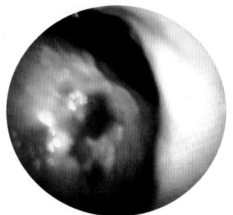

图8-1　鼻黏膜见糜烂面及出血点

【常见的护理诊断/问题】

1.疼痛　与鼻腔填塞有关。

2.有体液不足的危险　与鼻出血量较多有关。

3.恐惧　与鼻出血及担心疾病的预后有关。

4.潜在并发症　长期鼻腔填塞引起口腔黏膜干燥、中耳感染等。

5.自理能力下降　与鼻出血量较多，鼻腔填塞有关。

6.知识缺乏　缺乏对疾病的认识。

【护理措施】

原则：镇静，局部止血，对因治疗。

1. 心理护理　患者对于反复鼻出血和量大出血感到紧张，接诊护士一定要热忱接待，安慰患者，稳定患者的情绪，消除其紧张、恐惧心理，促使其对医务人员产生信任。

2. 配合治疗

（1）纱条填塞止血。前鼻孔鼻腔填塞及后鼻孔纱球填塞是治疗顽固性鼻出血的主要有效措施，动作要迅速果断。凡士林油纱条的填塞时间一般 1～2 天。

（2）嘱患者将口中分泌物吐出，切勿咽下，避免刺激胃黏膜而引起恶心、呕吐。

（3）能找到出血点者，可用烧灼法凝固出血点组织，使血管封闭或凝固而达到止血目的。

3. 病情观察

（1）定时测量患者血压、脉搏的变化，注意观察鼻部有无继续出血。注意有无并发鼻窦炎、中耳炎。

（2）如发现患者面色苍白，出冷汗，烦躁不安，脉快、细，血压下降等休克症状时，应立即配合医生进行抢救。迅速建立静脉通道，输血、输液与抗休克抢救处理同步进行；大量出血应进行气管插管，以免血液流向气道，引起窒息。

4. 生活护理　双侧鼻腔填塞后加强口腔护理。

【健康教育】

1. 讲解本病的相关知识，尤其是发病诱因。告知患者及家属：①注意保持鼻腔清洁、湿润，去除挖鼻的习惯，避免鼻部损伤。②保证充足的睡眠，避免情绪激动。③积极治疗能引起鼻出血的全身性疾病。④不宜进食辛辣等刺激性食物，要选择清淡易消化的饮食，保持排便通畅。⑤鼻腔填塞期，患者张口呼吸，口唇干燥，嘱患者多饮水或润唇，经常漱口，保持口腔清洁。

2. 再次出现鼻出血时，简易的止血方法为用拇指和食指紧压鼻翼两侧 10～15 分钟，同时冷敷前额、鼻部、颈部或 1% 麻黄碱棉片填塞等，如不能止血立即到医院就诊。

三、急性鼻炎患者的护理

【概述】

急性鼻炎（Acute rhinitis）系鼻腔黏膜的急性感染性炎症，也就是平时称的"伤风""感冒"。本病全年均可发生，但以秋、冬、春气候多变季节发病较多。本病发病率高，具有一定的传染性，主要以飞沫经呼吸道传播。中医称之为伤风鼻塞。

受凉、过度疲劳、营养不良、烟酒过度等各种能引起机体抵抗力下降的原因都可诱发本病。病毒侵入机体还可以使原来存在于鼻部和鼻咽部的细菌活跃、繁殖而引起继发性的细菌感染，如链球菌、肺炎链球菌、流感嗜血杆菌等感染。呼吸道有病灶存在，如扁桃体炎、鼻窦炎，也易诱发本病的发生。

早期出现血管痉挛，腺体分泌减少，继之血管和淋巴管扩张，水肿，分泌物增多，黏膜中有单核细胞及嗜中性白细胞浸润，上皮细胞和纤毛破坏脱落，鼻内分泌物转为脓性直至恢复期。

【护理评估】

1. 健康史　询问患者或家属有关健康史，如有无受凉、过度疲劳、营养不良、烟酒过度等的生活史，有无与急性鼻炎患者密切接触史等。

2. 身体状况　潜伏期 1 ~ 3 天。整个病程可分为 3 期：

（1）初期（前驱期）　时间 1 ~ 2 天，鼻及鼻咽部发干灼热。检查可见鼻黏膜充血干燥。多表现为一般性的全身酸困。

（2）急性期（卡他期）　时间 2 ~ 7 天，渐有鼻塞，鼻分泌物增多，喷嚏和鼻腔发痒，说话呈闭塞性鼻音，嗅觉减退。检查见鼻黏膜明显充血肿胀，总鼻道或鼻腔底充满水样或黏液性分泌物。由于大量分泌物的刺激和炎性反应，鼻前庭可发生红肿，皲裂。同时全身症状达高峰，如发热（大多为低热），倦怠，食欲减退及头痛等，如并发急性鼻窦炎则头痛加重。

（3）末期（恢复期）　鼻塞逐渐减轻，脓涕也减少，全身症状逐渐减轻。如无并发症，7 ~ 10 天后痊愈。而鼻黏膜的纤毛输送功能一般在 8 周左右方能完全恢复。

3. 辅助检查　血常规检查。

4. 心理 - 社会状况　患者及家属多精神紧张，尤其是患有急性鼻炎的患儿家长可有恐惧感。

5. 治疗要点　以支持和对症治疗为主。同时注意预防并发症。

【常见的护理诊断 / 问题】

1. 舒适改变　与鼻内发干、鼻塞有关。
2. 恐惧　与发热及担心疾病的预后有关。
3. 潜在并发症　感染可向邻近器官扩散，产生各种并发症。

【护理措施】

1. 一般护理
（1）卧床休息，注意保暖，多饮开水，进食易消化的食物。
（2）鼻塞时不可强行擤鼻，以防细菌进入咽鼓管引起中耳炎。
（3）若因受凉、受湿而患病者，可用生姜 9g，大枣 9g，红糖适量，煮成姜糖大枣汤，以祛风散寒除湿。

2. 病情观察

（1）注意观察呼吸、心率等病情变化。

（2）注意头痛的部位、程度及规律，鼻腔分泌物的颜色、性质及气味。

3. 用药护理 按医嘱用药。

（1）早期用抗感冒药，并对症处理。

（2）给予中药口服。

（3）局部治疗。1%麻黄素液或呋喃西林麻黄素液滴鼻，每日3次，以利通气引流。

（4）如有继发的细菌感染，可适当地选用抗生素。

【健康教育】

1. 讲解本病的相关知识，尤其是发病诱因。告知患者及家属：①避免导致人体抵抗力下降的各种因素。②保证充足的睡眠。③居处常开窗，使居室多接受阳光的照射，保持空气流通。④不宜进食辛辣等刺激性食物，要选择清淡易消化的饮食，保持排便通畅。

2. 指导患病人群正确的擤鼻方式，避免并发症的发生。

四、慢性鼻炎患者的护理

【概述】

慢性鼻炎（chronic rhinitis）是一种常见的鼻腔黏膜和黏膜下层的慢性炎症，炎症可持续数月以上或反复发作，间歇期内不恢复正常，且无确切的致病微生物感染。临床上可分为慢性单纯性鼻炎（chronic simple rhinitis）和慢性肥厚性鼻炎（chronic hypertrophic rhinitis）。中医称之为鼻窒。

本病致病原因较多，但无确切病因，一般认为与下列因素有关：急性鼻炎反复发作或治疗不彻底，鼻窦慢性炎症如慢性化脓性鼻窦炎的脓液长期刺激鼻腔，严重鼻中隔偏曲妨碍鼻腔通气引流，长期使用减充血剂等局部因素；全身因素如贫血、结核、便秘、糖尿病、心肝肾慢性病、营养不良、烟酒过度、维生素缺乏、内分泌失调等；环境及职业因素如长期吸入污染的空气，环境温度、湿度急剧变化，以及通风不良等。

【护理评估】

1. 健康史 本病患者多患有引起本病的局部或全身性疾病。

2. 身体状况 慢性单纯性鼻炎和慢性肥厚性鼻炎虽然病因学基本相似，病理学上无明显界限，常有过渡型存在，后者多由前者发展、转化而来，但二者临床表现不同，治疗亦有区别。慢性单纯性鼻炎及慢性肥厚性鼻炎的鉴别要点见表8-1。

3. 辅助检查 鼻镜检查、纤维鼻咽镜检查、鼻分泌物检查、鼻窦CT等。手术患者还应行血常规、乙肝、出凝血时间、HIV、梅毒等检验，以及心电图、胸透等检查。

表 8-1 慢性单纯性鼻炎及慢性肥厚性鼻炎鉴别要点

	慢性单纯性鼻炎	慢性肥厚性鼻炎
鼻塞	间歇性、交替性	持续性
鼻分泌物	增多,呈黏液性或黏液脓性	少而稠,不易擤出
前鼻镜检查	下鼻甲黏膜肿胀,暗红色,表面光滑	下鼻甲黏膜肥厚,暗红色,表面不平,呈结节状或桑椹样,鼻甲骨肥大
对麻黄碱的反应	有明显收缩反应	反应不佳
下鼻甲触诊	柔软,有弹性	硬实,无弹性
治疗	非手术治疗	一般宜手术治疗

4. 心理-社会状况　慢性鼻炎患者鼻塞明显,反复治疗效果差,患者心理负担较重,情绪变化较大,出现紧张、焦虑、暴躁、恐惧、绝望等。注意患者的年龄、工作性质、文化层次等,以及对疾病的认知程度。

5. 治疗要点　慢性单纯性鼻炎非手术治疗,慢性肥厚性鼻炎可考虑手术治疗。

【常见的护理诊断/问题】

1. 清理呼吸道无效　与鼻黏膜充血、肿胀、肥厚及分泌物增多有关。

2. 感知改变　嗅觉减退或消失,与鼻塞或嗅觉神经末梢变性有关。

3. 有感染的危险　并发鼻窦炎、中耳炎等,与鼻炎妨碍鼻窦引流及中耳通气有关。

【护理措施】

1. 一般护理

(1)加强体育锻炼,增强体质,预防感冒。

(2)鼓励患者说出苦恼的原因,促进其与社会交往。

(3)应积极治疗急性鼻炎(感冒)。

(4)居住室内应保持空气新鲜,冬季气温变化不应太大。

2. 病情观察　密切观察病情,及时向医生报告新的评估发现,配合医生预防鼻窦炎及中耳炎等并发症。

3. 配合治疗

(1)注意休息,坚持治疗。

(2)帮助患者并配合医生找出局部原因,及时治疗。

(3)鼻腔有分泌物时不要用力擤鼻,应堵塞一侧鼻孔擤净鼻腔分泌物,再堵塞另一侧鼻孔擤净鼻腔分泌物。

4. 用药护理

(1)按医嘱给予减充血剂喷鼻,介绍正确的用法,以提高药效及预防药物性鼻炎。

（2）按医嘱给予中药治疗，观察药物的不良反应。

5. 手术护理

（1）手术目的 解决鼻塞症状。

（2）常用的手术方法 ①低温等离子消融术。②有鼻甲骨肥厚者行下鼻甲部分切除术。③下鼻甲骨折外移术：下鼻甲骨局部肥大或向内过度伸展者可行此手术。

（3）术前后护理 按鼻腔手术护理常规做好术前准备。术后患者应该取半卧位，以利于鼻腔引流，48小时后取出鼻腔填塞物，为预防炎症反应，应按医嘱使用抗生素。

【健康教育】

1. 讲解本病的相关知识，尤其是发病诱因。告知患者及家属：①注意加强锻炼以增强体质。②保证充足的睡眠，避免情绪激动。③平时可常做鼻部按摩。④注意保暖防寒，预防感冒。⑤在有粉尘的环境中工作时应戴口罩。

2. 向患病人群说明坚持用药和定期复查的重要性。

五、变应性鼻炎患者的护理

【概述】

变应性鼻炎（allergic rhintis，AR）一般又称过敏性鼻炎，是机体接触变应原后，发生主要由IgE介导的鼻黏膜非感染性炎性疾病。本病以鼻黏膜的反应性增高为主要特点，这是一个全球性的健康问题，可发生于任何年龄，近年来发病呈上升趋势。中医称之为鼻鼽。

该病的主要变应原为吸入物。本病发生的必要条件有3个：特异性抗原，即引起机体免疫反应的物质；特应性个体，即所谓个体差异、过敏体质；特异性抗原与特应性个体二者相遇。本病是指特应性个体接触变应原后，表现为主要由免疫球蛋白E（IgE）介导的介质（主要是组胺）释放，再加上多种免疫活性细胞和细胞因子等参与的鼻黏膜非感染性炎性疾病。

【护理评估】

1. 健康史 有遗传史及家族史，发病前多有与上述有关的诱发因素。

2. 身体状况

（1）鼻痒 或伴咽痒、眼痒。

（2）喷嚏 每天数次阵发性发作，每次数个到数十个不等。

（3）清涕 为大量清水样鼻涕，是鼻分泌亢进的特征性表现。

（4）鼻塞 程度轻重不一，呈间歇性或持续性，单侧、双侧或两侧交替。

（5）嗅觉减退 由于鼻黏膜水肿明显，部分患者尚有嗅觉减退，多为暂时性，但也可为持续性。

（6）鼻镜检查 鼻黏膜苍白，双下鼻甲水肿，总鼻道及鼻底可见清涕或黏涕（图

8-2）。病史长者可见中鼻甲息肉样变。

3. 辅助检查 变应原皮肤试验等。

4. 心理 – 社会状况 变应性鼻炎患者鼻痒、喷嚏、流清涕、鼻塞反复发作，患者过度关注于自己，夸大病情，易于绝望，更易怒和暴躁等。注意患者的年龄、工作性质、文化层次等，以及对疾病的认知程度。

5. 治疗要点 避免接触致敏的变应原，药物治疗和免疫治疗。

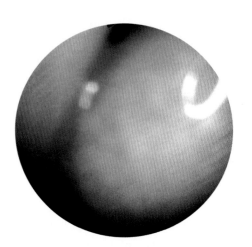

图 8-2 变应性鼻炎

【 常见的护理诊断 / 问题 】

1. 鼻痒 是鼻黏膜感觉神经末梢受到刺激后发生于局部的特殊感觉。

2. 喷嚏 与接触变应原有关。

3. 清理呼吸道无效 与鼻黏膜肿胀、肥厚及分泌物增多有关。

4. 知识缺乏 缺乏变应性鼻炎的防治及护理知识。

5. 焦虑 对变应性鼻炎的预后缺乏信心。

6. 有感染的危险 并发鼻窦炎、中耳炎等，与鼻炎妨碍鼻窦引流及中耳通气有关。

【 护理措施 】

1. 用药护理

（1）抗组胺药 地氯雷他定、氯雷他定、西替利嗪等，每日 1 次服药。

（2）减充血剂 疗程应控制在 7 天以内。

（3）皮质类固醇 推荐鼻用糖皮质激素，如丙酸氟替卡松等。

（4）中医药疗法 辨证用药。

2. 一般护理

（1）明确过敏源的前提下，避免或减少接触过敏原。

（2）加强自身保健，尽量避免抽烟、酗酒等不良生活习惯。

（3）用手按摩鼻的两侧，有助于促进血液循环。

（4）控制室内霉菌和霉变的发生，彻底杀灭蟑螂等害虫。

3. 饮食护理

（1）避免食用辛辣、寒凉等刺激性食物，对鱼、虾、蟹等海产品要慎重食用。

（2）多吃维生素 B 与维生素 C 含量丰富的蔬菜、水果。

【 健康教育 】

1. 讲解本病的相关知识，尤其是发病诱因。告知患者及家属：①避免接触过敏原。②保证充足的睡眠，避免情绪激动。③运动可使鼻气道阻力减少，减轻鼻塞。④不宜进食辛辣等刺激性食物，要选择清淡易消化的饮食，保持排便通畅。⑤卧室家具宜简单整洁，空气清新。⑥最好不在卧室堆放杂物，摆放棉、毛、绒和悬挂各种挂图等，打扫卫生时要用湿抹布和湿拖把，以免尘土飞扬，刺激鼻黏膜。

2. 症状控制后，患者常常不愿再接受治疗，自行停药而导致变应性鼻炎反复发作甚至加重。指导患病人群规律用药。

六、鼻息肉患者的护理

【概述】

鼻息肉（nasal poltp）是一种常见的鼻病，好发于双侧筛窦，单侧或双侧发病。来源于上颌窦的息肉多经自然开口发展到后鼻孔，称为上颌窦–后鼻孔息肉（antrochoanal polyp，即 Killian 息肉）。

引起本病的病因仍不清楚，但多数学者认为鼻息肉与变态反应、鼻黏膜的慢性疾病、嗜酸性粒细胞释放的多种细胞因子有关。在多种病因的共同作用下，鼻黏膜小血管的通透性增加，黏膜水肿，并受重力作用而逐渐下垂，形成息肉。鼻息肉为高度水肿、肥厚的疏松结缔组织，其间有淋巴细胞、浆细胞及嗜酸性细胞浸润，表面为复层鳞状上皮、柱状上皮覆盖，无神经支配，仅有少许血管分布。

【护理评估】

1. 健康史　部分患者可有哮喘发作史及过敏史。

2. 身体状况

（1）症状　①渐进性持续性鼻塞：该症状随息肉的增大而逐渐加重；②多脓涕：多因鼻息肉阻塞鼻窦引流所致，常伴头痛；③嗅觉下降：由于息肉堵塞嗅区或嗅区黏膜慢性炎症引起；④听力下降：若息肉阻塞咽鼓管咽口，可引起耳部症状；⑤蛙鼻：如病史长，息肉体积大，可引起鼻外形改变，鼻背增宽形成"蛙鼻"。

（2）体征　鼻镜检查可见鼻腔内有一个或多个表面光滑、灰白色、半透明的、可移动新生物，触诊软，不痛，不易出血（图8-3）；息肉若突出前鼻孔，因受空气、尘埃刺激，前鼻孔处的鼻肉表面呈淡红色。

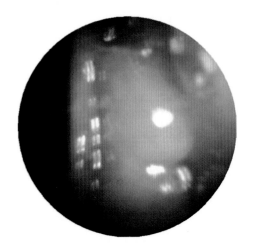

图 8-3　鼻息肉

3. 辅助检查　纤维鼻咽镜检查、鼻窦 CT 检查、全麻术前常规检查。

4. 心理–社会状况　鼻息肉患者鼻塞明显，并且反复发作，患者心理负担较重，情绪变化较大，出现紧张、焦虑、暴躁、恐惧、绝望等。注意患者的年龄、工作性质、文化层次等，以及对疾病的认知程度。

5. 治疗要点　以综合治疗为主。用药治疗目前主要采用糖皮质激素喷鼻，手术治疗目前主要采用鼻窦内镜下息肉摘除手术。

【常见的护理诊断 / 问题】

1. 舒适改变　与息肉引起鼻塞、流涕有关。

2. 感知改变　与息肉引起嗅觉下降，听力下降有关。

3. 自我形象紊乱　与息肉引起蛙鼻有关。

4. 头痛　与息肉阻塞鼻窦引流有关。

【护理措施】

1. 心理护理　热情接待患者，详细介绍病室环境及责任医生、护士，使其尽快适应环境；耐心地向患者介绍治疗的目的及手术方法，消除患者因担心手术效果、疾病困扰而带来的焦虑情绪，使其增强对手术治疗的信心，以良好的心态配合治疗。

2. 用药护理

（1）抗生素　目的为预防感染。手术前、后可以应用广谱的抗生素，连用 3 ~ 5 天。

（2）局部糖皮质激素　初发较小的息肉，或鼻息肉手术前与手术后，或伴有明显变态反应因素者，可用局部吸入型糖皮质激素喷鼻剂喷鼻，每日清晨 1 次。

（3）止痛药物　适量应用止痛药物以缓解术后疼痛。

3. 手术护理

（1）术前护理依据患者的具体情况耐心细致地与其交流，详细为患者讲解疾病的相关知识；协助患者进行多项术前检查；嘱患者戒烟、戒酒，保证充足的睡眠。

（2）术后严密观察鼻腔堵塞物有无松动脱出，嘱患者若纱条脱出，切勿用手拉出，应及时报告医生处理。

（3）清理术腔，待鼻腔填塞物全部取出后，在鼻腔黏膜表面麻醉下，利用吸引器清理术腔凝血块、分泌物和结痂。

（4）当患者暂离病室时，嘱患者戴口罩，鼻腔内涂软膏，以防止大量的冷空气突然进入而诱发急性气管炎或哮喘等并发症。

（5）手术后要定期复诊。

【健康教育】

1. 讲解本病的相关知识，尤其是发病诱因。告知患者及家属：①手术仅仅是治疗疾病的开始，更重要的是手术后的长期随访和综合治疗。②保证充足的睡眠，避免情绪激动。③注意气候变化，及时增减衣服，预防感冒。④不宜进食辛辣等刺激性食物，要选择清淡易消化的饮食，保持排便通畅。⑤鼻内镜术后适时、适量应用类固醇鼻内气雾剂能控制变态反应症状发作，减轻术腔炎症及黏膜水肿，达到防止鼻息肉、慢性鼻窦炎复发的目的。

2. 指导鼻息肉术后人群在术后第 1 个月内，每周门诊内镜复查 1 次，出院后第 2 个月内每 2 周复查 1 次，第 3 个月内每 4 周复查 1 次，3 个月后每 1～2 个月复查 1 次。

第二节 鼻窦疾病患者的护理

案例引入

男性患者，61 岁，因"左侧鼻腔流浊涕 6 个月"来诊。T：36.3℃，P：76 次 / 分，R：20 次 / 分，Bp：120/80mmHg。专科情况：鼻腔黏膜略充血，双下鼻甲无肿大，左中鼻道可见少许脓性分泌物。鼻窦 CT 示：左侧上颌窦及部分筛窦炎症。纤维鼻咽镜检查示：右侧中鼻道洁，鼻中隔后端右侧黏膜突出，左侧中鼻道见大量脓性分泌物，双侧圆枕肿胀，咽隐窝略饱满，鼻咽顶光滑，余未见异常。初步印象：慢性化脓性鼻窦炎。

（1）提出患者的护理诊断并采取护理措施。

（2）给患者进行健康指导。

（3）制定 1 份慢性化脓性鼻窦炎的社区宣教资料。

鼻窦炎性疾病即鼻窦炎（sinusitis），是鼻窦黏膜的化脓性炎症，累及的鼻窦包括上颌窦、筛窦、额窦和蝶窦，是一种在人群中发病率较高的疾病。本病相当于中医学"鼻渊"等范畴。鼻窦炎可以单发，亦可以多发。若一侧或两侧全部的鼻窦均发病，则为"全组鼻窦炎（pansinusitis）"。由于鼻腔黏膜与鼻窦黏膜相延续，故鼻腔炎症必累及鼻窦黏膜；反之，鼻窦炎症时亦累及鼻腔黏膜。因此现代观点将鼻炎和鼻窦炎统称为鼻 - 鼻窦炎（rhino-sinusitis）。鼻 - 鼻窦炎可分为急性和慢性两类，且慢性者居多。

本病的发生与鼻窦的解剖特点有关。鼻窦是头骨和面骨中围绕鼻腔周围的一些含气的空腔，其特点为：①窦口小，鼻道狭窄而曲折，易阻塞，引起鼻窦通气引流障碍。②鼻窦黏膜与鼻腔黏膜相连续，鼻腔黏膜炎症常累及鼻窦黏膜。③各窦口彼此毗邻，一窦发病可累及他窦。现代观点认为前组筛窦炎是累及额窦和上颌窦的主要原因。④各窦有其自身的特点，如上颌窦最大，位于鼻腔两旁，窦口高，但在中鼻道的位置最后、最低，受累机会最多；筛窦为蜂房状结构，不利于引流，感染机会相对较多；此外，上颌窦和筛窦发育最早，故儿童期即可患病；额窦虽位置高、窦口低，但因毗邻前组筛窦，故亦易受累；蝶窦位于各窦之后上，且单独开口，故发病机会相对较少。

一、急性化脓性鼻窦炎患者的护理

【概述】

急性化脓性鼻窦炎（acute purulent sinusitis）是鼻窦黏膜的急性化脓性炎症，重者可累及骨质，并可累及周围组织和邻近器官，引起严重并发症。

局部病因：急慢性鼻炎、鼻中隔高位偏曲、中鼻甲肥大、变应性鼻炎、鼻息肉、鼻肿瘤等鼻腔疾病均可阻塞鼻道，妨碍鼻窦通气引流。其他局部病因有邻近器官的感染病灶，创伤性，医源性，气压损伤等。

全身病因：过度疲劳、受寒受湿、营养不良、维生素缺乏等引起全身抵抗力降低。生活与工作环境不洁是诱发本病的常见原因。此外，各种慢性病如贫血、结核、糖尿病、慢性肾炎等，都可使身体抵抗力减弱，亦为鼻窦炎的诱因。鼻窦炎也可继发于流感等急性传染病后。

【护理评估】

1. 健康史　患者发病前多有与上述有关的诱发因素发生。

2. 身体状况

（1）鼻阻塞　因鼻黏膜充血肿胀和分泌物积存，可出现患侧持续性鼻塞及暂时性嗅觉障碍。

（2）脓涕　鼻腔内大量脓性或黏脓性鼻涕，难以擤尽，脓涕中可带有少许血液。厌氧菌或大肠杆菌感染者脓涕恶臭（多是牙源性上颌窦炎）。

（3）局部疼痛和头痛　除发炎的鼻部疼痛外常有较剧烈的头痛。急性上颌窦炎为眶上额部痛，可能伴有同侧颌面部痛或上列磨牙痛，晨起轻，午后重；急性筛窦炎一般头痛较轻，局限于内眦或鼻根部，前组筛窦炎的头痛有时与急性额窦炎相似，后组筛窦炎则与急性蝶窦炎相似；急性额窦炎晨起即感头痛，逐渐加重，至午后开始减轻，晚间则完全消失，次日又重复发作；急性蝶窦炎的头痛特点为枕部痛，早晨轻，午后重。

（4）全身症状　可出现恶寒、发热、周身不适、食欲不振等全身症状，但成年人多不严重，小儿的全身症状可能更明显些，或者有腹泻、便秘等症。

（5）体征　鼻腔黏膜充血肿胀，尤以中鼻甲、中鼻道及嗅裂等处明显。前组急性鼻窦炎可见中鼻道积脓（图8-4），后组急性鼻窦炎可见嗅裂积脓，或脓液自上方流至后鼻孔。前组急性鼻窦炎由于接近头颅表面，其病变部位的皮肤及软组织可能发生红肿，由于炎症波及骨膜，故在其窦腔的相应部位有压痛；后组急性鼻窦炎由于位置较深，表面无红肿或压痛。

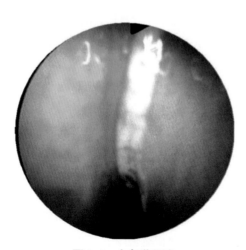

图8-4　中鼻道积脓

3. 辅助检查

（1）鼻内镜检查　鼻腔内可见脓液，鼻腔黏膜充血水肿。

（2）体位引流　如疑为鼻窦炎，鼻道未查见脓液，可行体位引流试验，以助诊断。

（3）X线鼻窦摄片　X线鼻颏位和鼻额位摄片有助于诊断。急性鼻窦炎时可显示鼻窦黏膜肿胀，窦腔混浊，透光度减弱，有时可见液平面。因颅骨重叠，观察效果欠佳。

（4）CT检查　已经成为诊断鼻窦炎的重要手段。

（5）血常规检查　血白细胞显著增多。

（6）细菌培养

4.心理-社会状况　急性化脓性鼻窦炎患者脓涕明显，心理负担较重，情绪变化较大，出现紧张、焦虑、暴躁、恐惧、绝望等。注意患者的年龄、工作性质、文化层次等，以及对疾病的认知程度。

5.治疗要点　根治病因，改善鼻腔的通气引流，控制感染，预防并发症。

【常见的护理诊断/问题】

1.舒适改变　与急性化脓性鼻窦炎引起的鼻塞、流脓涕有关。

2.感知改变　与急性化脓性鼻窦炎引起的嗅觉下降、听力下降有关。

3.自我形象紊乱　与急性化脓性鼻窦炎引起的流脓涕有关。

4.头痛　与息肉阻塞鼻窦引流有关。

【护理措施】

1.用药护理

（1）抗生素　采用足量抗生素控制感染，一般应用7～10天。明确致病菌者应选择敏感的抗生素，未能明确致病菌者可选择广谱抗生素，因本病多为球菌感染，故以青霉素为首选药物。

（2）血管收缩剂　如用1%麻黄素液或呋喃西林麻黄素液、达芬霖（盐酸羟甲唑啉喷雾剂）以收缩鼻腔黏膜，改善通气，通畅引流。

（3）糖皮质激素　按医嘱给予鼻用糖皮质激素喷雾剂。

2.配合治疗

（1）上颌窦穿刺冲洗术　用于治疗上颌窦炎，炎症控制后施行，此方法同时有助于诊断。每周冲洗1次，直至再无脓液冲洗出为止。每次冲洗后可向窦内注入抗生素、替硝唑或甲硝唑溶液。部分患者一次冲洗即获治愈。

具体方法：①鼻黏膜表面麻醉：先收缩下鼻甲和中鼻道黏膜，再用浸有1%丁卡因的棉片置入下鼻道外侧壁，距下鼻甲前端1～1.5cm的下鼻甲附着处稍下的部位。该部位是上颌窦穿刺的进针部位。②穿刺入窦：将上颌窦穿刺针尖端进入上述进针部位，针的方向对向同侧耳郭上缘，针进入窦内时有"落空感"。③冲洗：获"落空感"后固定针头，接上注射器，判断针尖端是否确在窦内，证实针尖确在窦内后，用一个橡皮管连接于穿刺针和注射器之间，再徐徐注入温生理盐水以冲洗。如此连续冲洗，必要时可在脓液冲净后，注入抗炎药液。

（2）鼻腔冲洗　冲洗液可选择生理盐水，每日1～2次。此方法有助于清除鼻腔内分泌物。

（3）物理治疗　超短波理疗等，可促进炎症消退和改善症状。

（4）负压置换疗法 适用于各鼻窦炎，以及急性炎症基本得到控制但仍有多量脓涕及鼻阻塞者，以利鼻窦引流。

（5）其他 如为牙源性上颌窦炎应同时治疗牙病。

【健康教育】

1. 讲解本病的相关知识，尤其是发病诱因。告知患者及家属：①加强体育锻炼，增强体质，避免感冒受凉。②平时注意鼻腔卫生，保证充足的睡眠。③药物治疗的患者应尽量叮嘱坚持服药治疗，在症状完全消失之后再停药，以免急性化脓性鼻窦炎反复发作成慢性。④注意擤涕方法。鼻塞多涕者，宜按塞一侧鼻孔，稍稍用力外擤。⑤居处常开，使居室多接受阳光的照射，保持空气流通。

2. 向患病人群说明坚持用药和定期复查的重要性。

二、慢性化脓性鼻窦炎患者的护理

【概述】

慢性化脓性鼻窦炎（chronic suppurativc sinusitis）是鼻窦黏膜的慢性化脓性炎症。慢性化脓性鼻窦炎是最常见的鼻部疾病之一，大多由急性鼻窦炎反复发作所致。本病病程较长，如不及时治疗，将会严重影响患者的日常生活。

局部原因：①鼻腔疾病妨碍鼻窦通气与引流，如急性鼻炎、鼻中隔偏曲、中鼻甲肥大、鼻腔变态反应性病变、鼻息肉、鼻腔肿瘤、异物。②邻近器官的感染病灶：如慢性扁桃体炎及儿童腺样体肥大常使鼻腔阻塞或为牙源性病灶，易诱发鼻窦炎。③直接感染：如鼻窦外伤骨折，游泳跳水，污水吸入鼻窦而产生炎症。④非阻塞性航空性鼻窦炎：因高空飞行等引起窦腔负压的急骤变化所致。

全身原因：如疲劳、受凉、营养不良、变态反应体质、烟酒过度；全身疾患如结核、梅毒等，以致身体抵抗力减弱。

【护理评估】

1. 健康史 发病前多有与上述有关的诱发因素发生。

2. 身体状况

（1）全身症状 慢性鼻窦炎的全身症状多不明显或较轻，可有头昏、易倦、精神抑郁、记忆力减退、注意力不集中等现象。

（2）局部症状 ①鼻塞：轻重不等，多因鼻黏膜充血肿胀和分泌物增多所致，鼻塞常可致暂时性嗅觉障碍，伴有鼻息肉时鼻腔可完全阻塞。②流鼻涕：多为脓性或黏脓性，黄色或黄绿色，量多少不定，多流向咽喉部。单侧有臭味者，多见于牙源性上颌窦炎。③头痛：一般情况下并无此症状，即使有头痛，亦不如急性鼻窦炎严重，常表现为钝痛和闷痛。头痛特点为：伴有鼻塞、流脓涕和嗅觉减退等症状；多有时间性及固定部位，白天重，夜间轻；前组鼻窦炎多表现前额部和鼻根部胀痛或闷痛，后组鼻窦炎的头痛在头顶部、颞部或后枕部。患牙源性上颌窦炎时，常伴有同侧上列牙痛，休息、滴鼻药、鼻腔通气后头痛减轻，咳嗽、低头时头痛加重。④其他：由于脓涕流入咽部和长期用口呼吸，常伴有慢性咽炎症状，如痰多、异物感或咽干痛等。若影响咽鼓管，也可有耳鸣、耳聋等症状。

（3）体征 可见中鼻甲水肿或肥大、息肉样变，有些患者可见多发性息肉，中鼻道、嗅区可见脓涕。

3. 辅助检查 鼻内镜检查、上颌窦穿刺冲洗术、鼻窦 CT 等。在可疑牙源性上颌窦炎时，应进行有关牙的检查。

4. 心理 - 社会状况 表现为经常失眠多梦，情绪不稳定，久而久之，学习成绩下降，工作效率降低，心理压抑，社交欠活跃等。

5. 治疗要点 去除病因，保持鼻腔与鼻窦引流通畅鼻部滴药，鼻腔冲洗，负压置换法，上颌窦穿刺冲洗，理疗等。也可考虑手术治疗。

【 常见的护理诊断 / 问题 】

1. 清理呼吸道无效 与鼻塞、脓涕多有关。

2. 感知改变 嗅觉减退或消失，与鼻黏膜肿胀、肥厚或嗅器变性有关。

3. 有活动无耐力的危险 与慢性鼻窦炎所致的慢性中毒及鼻腔阻塞有关。

4. 慢性疼痛 与细菌毒素吸收或窦口阻塞引起的头痛有关。

5. 焦虑 与担心鼻窦手术可能损伤邻近器官或组织有关。

6. 潜在并发症 手术后出血、眶蜂窝组织炎、脑脊液鼻漏、球后视神经炎等，与手术损伤周围组织和器官有关。

【 护理措施 】

1. 一般护理

（1）戒烟、戒酒，保证充足的睡眠。

（2）平日多注意保持鼻腔卫生，同时要多做运动，保持身体健康，增强抵抗力。

2. 配合治疗

（1）上颌窦穿刺冲洗 每周冲洗 1 次，直至再无脓液冲洗出为止。每次冲洗后可向窦内注入抗生素，如替硝唑或甲硝唑溶液。若连续多次穿刺冲洗无效，或冲出恶臭、大量溶水性脓，可考虑手术。

（2）负压置换法 用负压吸引法使药液进入鼻窦，用于全组鼻窦炎，每日 1 次。

3. 用药护理

（1）血管收缩剂 能收缩鼻腔肿胀的黏膜，以利引流。遵医嘱用药，不得随意停药或加减药量。

（2）糖皮质激素 遵医嘱用鼻喷激素。

4. 手术护理

（1）手术目的 以解除窦口鼻道复合体阻塞和改善鼻窦引流、通气为目的。

（2）常用的手术方法　①功能性内镜鼻窦手术：如钩突切除术，前组筛窦开放术，额窦口开放术及上颌窦自然口、蝶窦口扩大术等；②传统的鼻窦手术：如上颌窦鼻内开窗术、上颌窦根治术、鼻内筛窦切除术、鼻外筛窦切除术等。

（3）术前后护理　术前需详细询问病史，根据患者的具体情况耐心细致地和患者交流，消除紧张情绪，详细为患者讲解疾病的相关知识；协助患者进行多项术前检查，按鼻窦手术护理常规做好术前准备。术后严密观察患者的生命体征和精神状态，术后第2天抽出鼻腔填塞物，注意询问患者有无头痛，观察鼻腔出血量；在鼻腔填塞物取出的第2天即每日在内镜下清理换药1次，避免造成术腔狭窄、鼻腔粘连等情况发生。为预防感染，应按医嘱使用抗生素。

【健康教育】

1. 讲解本病的相关知识，尤其是发病诱因。告知患者及家属：①增加体育锻炼，选择医疗保健操、积极治疗慢性鼻炎。②保证充足的睡眠，平时可常做鼻部按摩。③严禁烟、酒、辛辣食品，避免刺激鼻腔黏膜。④积极治疗慢性鼻炎。⑤工作环境粉尘、污染较重的地方，应戴口罩，避免细菌进入鼻腔。

2. 指导患病人群进行定期检查，说明坚持用药和定期复查的重要性。

思考题

1. 变应性鼻炎发作期检查主要所见是什么？
2. 若有持续性鼻塞，检查见鼻黏膜肿胀，下鼻甲呈桑椹状，考虑是什么病？
3. 以流脓涕、头痛、头闷为主要特征的鼻部病变是什么？

第九章 咽科疾病患者的护理

 学习目标

1. 掌握急、慢性扁桃体炎的诊断及扁桃体切除术的术后护理；咽部手术患者的常规护理，睡眠呼吸暂停低通气综合征的临床表现和治疗要点。
2. 熟悉鼻咽癌的病因、临床表现及治疗和护理要点。
3. 了解慢性咽炎患者的护理措施。

第一节 扁桃体炎患者的护理

案例引入

男性患者，19岁，反复咽痛3年。患者于3年前受凉后出现咽部疼痛，伴发热，自测体温最高可达39.3℃，到当地医院就诊，诊断为"急性扁桃体炎"。给予抗生素（具体药名及剂量不详）静滴，咽痛好转，但病情反复发作，大约每月发作2次，患者无吞咽受阻感，无憋气及呼吸困难，现为求彻底诊治，来我院就诊。查体：一般情况可，咽部黏膜慢性充血，腭舌弓慢性充血，双侧扁桃体Ⅱ度肿大，表面黏膜不光滑，无脓栓，下颌无淋巴结肿大。患者既往体健。

1. 该患者的初步诊断是什么？有哪些诊断依据？
2. 该患者主要采取的治疗方法是什么？是否要对其采取手术治疗？
3. 该患者术后护理有哪些？

【概述】

扁桃体炎（tonsillitis）是腭扁桃体的非特异性炎症，常伴有不同程度的咽黏膜和淋巴组织炎症，是一种很常见的咽部疾病。中医称之为乳蛾。本病多发生于儿童及青少年，50岁以上者少见，在春秋两季气温变化时最易患病。临床上分为急性扁桃体炎和慢性扁桃体炎两种。

本病的主要致病菌为乙型溶血性链球菌。正常人咽部及扁桃体隐窝内存留着某些病原体，当机体抵抗力下降时病原体大量繁殖而致病。如急性扁桃体炎反复发作，可演变为慢性炎症。在儿童时期，如果慢性扁桃体炎反复发作，常能引起并发其他疾病的机会，影响身体的生长、发育。近年来免疫学说认为，自身变态反应亦是引起慢性扁桃体炎的重要因素之一。

【护理评估】

1. 健康史 评估患者有无受凉、感冒、疲劳、烟酒等诱因，有无和本病患者接触史、集体爆发史、反复咽痛等上呼吸道急慢性炎症病史。

2. 身体状况

（1）急性扁桃体炎 可分为两种类型：①急性卡他性扁桃体炎：起病急，患者有咽痛、低热等轻度全身症状；扁桃体表面黏膜充血，扁桃体无明显肿大，一般无脓性渗出物。②急性化脓性扁桃体炎：有全身高热、寒战、关节疼痛、周身不适等症状。扁桃体明显肿胀，重者可出现多发性小脓肿；疼痛剧烈，吞咽时加重；有下颌淋巴结肿大，幼儿患者可引起呼吸困难。

急性扁桃体炎主要的并发症包括扁桃体周围脓肿、急性中耳炎、急性鼻炎及鼻窦炎、急性喉炎、急性淋巴结炎、咽旁脓肿等局部并发症，以及急性风湿热、急性肾炎、急性关节炎、急性心肌炎、急性心内膜炎等全身并发症。

（2）慢性扁桃体炎 多为扁桃体急性炎症反复发作所致，表现为咽干痒、异物感、微痛及刺激性咳嗽等。如扁桃体过度肥大，可出现呼吸、吞咽或语言共鸣障碍。若扁桃体窝内有干酪样腐败物或大量厌氧菌感染，则口臭明显。扁桃体大小不一，成人多缩小，表面凹凸不平，可有疤痕，常与周围组织粘连。

慢性扁桃体炎主要的并发症：风湿热、风湿性关节炎、风湿性心脏病、肾炎等。

3. 辅助检查 血常规、细胞学检查、血沉、抗链球菌溶血素"O"、血清黏蛋白、心电图等可以协助并发症的诊断。

4. 心理 – 社会状况 评估患者的年龄、生活习惯、工作环境，对扁桃体炎及其并发症的认知程度，对并发症和可能进行的扁桃体摘除的焦虑程度。

5. 治疗要点 急性扁桃体炎以全身使用足量有效的抗生素为主；慢性扁桃体炎目前仍以手术治疗为主，但要掌握一个重要原则，即要在扁桃体炎的静止期施行手术，且不论何种原因实行扁桃体摘除术后，都要给予足量抗生素治疗，以促进伤口快速愈合，减少并发症。除此之外，也可采用隐窝冲洗、理疗、免疫疗法等。

【常见的护理诊断 / 问题】

1. 疼痛 与扁桃体急性炎症有关。

2. 体温过高 与扁桃体炎症有关。

3. 焦虑 与吞咽障碍及害怕手术有关。

4. 知识缺乏 与缺乏疾病的相关知识有关。

5. 潜在并发症 扁桃体周围脓肿、急性卡他性中耳炎、急性鼻炎、风湿性关节炎、心肌炎、肾炎等。

【护理措施】

1.休息与饮食　注意休息，避免过度劳累，保持空气流通，避免直接吹风，病室温湿度适宜。急性扁桃体炎患者注意适当隔离，学龄期儿童应离校隔离，休息1周。多饮水，食用清淡、易消化、有营养的流质或软食，以减轻进食疼痛感，忌烟酒。

2.病情观察　密切观察患者的体温变化，必要时给予物理降温，如酒精及温水擦浴；注意观察扁桃体有无肿大及肿大的情况，注意扁桃体有无充血，扁桃体隐窝内有无分泌物。若患者出现一侧咽痛加剧、语言含糊、张口受限、软腭及腭舌弓红肿膨隆、腭垂偏向对侧时，应考虑并发扁桃体周围脓肿的可能，应立即报告医生进行切开排脓。观察患者疼痛的程度及进食量。了解各项检查结果，对已发生全身并发症的患者应指导治疗方法。

3.治疗护理

（1）按医嘱正确用药，予以抗感染、脱敏等对症支持治疗措施，观察药物过敏反应。必要时予以免疫增强剂。

抗生素的应用首选青霉素，若治疗2～3天后仍高热不退，病情无好转，可考虑适当应用糖皮质激素；局部常用复方硼砂溶液、复方氯乙啶溶液或1∶5000呋喃西林溶液漱口；中医中药治疗常用疏风清热、消肿解毒的银翘柑橘汤和清咽防腐汤治疗。

（2）口腔护理：保持口腔清洁，每天睡前刷牙，饭后漱口，以减少口腔内细菌感染的机会。含漱法可选用含碘片，每次1～2片，每日3～4次含化。用淡盐水漱口，每次5分钟左右，简单又方便。扁桃体隐窝有分泌物者宜清理。

4.扁桃体手术前后护理

（1）*手术前护理*　术前3天开始用含漱剂漱口。术前4～6小时禁食禁饮。术前注射阿托品以减少唾液分泌，降低创面污染机会。遵医嘱静脉使用抗生素治疗。

（2）*手术后护理*　慢性扁桃体炎手术后应以密切观察病情，防止局部大出血为原则。术后遵医嘱使用止血剂，除全麻者外，应给予半坐卧位，以减轻头部充血及创口出血；全麻未清醒者采取仰卧位，头偏向一侧，以便口腔分泌物流出和术后观察有无出血。口腔的分泌物要吐到弯盘内，不能咽下，以便观察出血情况。注意患者唾液中的含血量，手术当天痰中有血丝为正常现象，若不断有鲜血吐出，则为术后出血；全麻未清醒患者，如有频繁吞咽动作，且面色苍白、脉搏加快等应考虑有出血可能，应立即通知医生处理。颈部可给予冰敷，以减轻伤口疼痛和出血。嘱深呼吸以缓解疼痛，疼痛时不宜用水杨酸类药物止痛，因其抑制凝血酶原的产生而有出血倾向。

局麻术后4小时或全麻清醒后吞咽动作恢复且无出血者可进食冷流质饮食。术后第2天有白膜长出后即可开始刷牙漱口，进半流食，并要多讲话、多漱口、多进食以增强体力，防止伤口粘连。一般患者术后7～10日内不宜吃油炸、粗硬和过热食物，以防损伤创面而继发出血。因伤口疼痛，患者可能拒绝进食，应向其说明进食能保证营养供给，有利于创面愈合，以鼓励早日进食。

一般患者术后 48 小时内可有低热，如果不超过 37.5℃，无须特殊处理。

【健康教育】

1. 嘱患者平素少食辛辣刺激食物，饮食宜清淡，戒除烟酒。

2. 慢性扁桃体炎的患者应养成良好的生活习惯，保证充足的睡眠时间，随天气变化及时增减衣服，避免感冒受凉。坚持锻炼身体，增强体质，提高机体抵抗疾病的能力。避免过度劳累。

3. 注意口腔、咽部卫生，及时治疗邻近组织的疾病或其他感染性疾病。患扁桃体急性炎症者应彻底治愈，避免变成慢性炎症，并注意预防和治疗各类传染病。

第二节　慢性咽炎患者的护理

【概述】

慢性咽炎（chronic pharyngitis）为咽部黏膜、黏膜下及淋巴组织的弥漫性炎症。本病是人群中十分常见的咽部疾病，多为上呼吸道慢性炎症的一部分，各年龄段均可患病，且无明显地域性。本病病程长，症状顽固，治愈较难。中医称之为喉痹。

急性咽炎反复多次发作、咽部炎症迁延不愈常为本病的主要原因。邻近组织的慢性炎症，长期张口呼吸及炎性分泌物反复刺激咽部，或受慢性扁桃体炎、牙周炎影响皆可诱发本病。烟酒过度，职业因素导致用嗓过度或长期接触化学气体或工作环境有粉尘、有害气体刺激及辛辣食物等是本病的常见诱因。此外，各种慢性疾病，如贫血、消化不良、心血管疾病、下呼吸道慢性炎症、风湿病、肝肾疾病等，多可导致本病，尤其是慢性肥厚性咽炎。此外，内分泌紊乱、自主神经失调、维生素缺乏、免疫功能紊乱、臭鼻杆菌及类白喉菌感染等均与萎缩性及干燥性咽炎有关。

根据慢性咽炎患者的咽黏膜在病理上的不同改变将其分为慢性单纯性咽炎、慢性肥厚性咽炎、萎缩性及干燥性咽炎。

本病的病程一般较长，以局部症状为主，全身症状多不明显，可有颈痛，胸部、背部不适感。咽部检查见局部黏膜弥漫充血，血管扩张、色暗红，附有少量黏稠分泌物，悬雍垂肿胀或松弛延长，鼻咽顶部常有黏液与干痂附着。此外，还要仔细检查邻近器官如鼻、咽、喉、气管、食管、颈部甚至全身的隐匿性病变，特别是恶性肿瘤，避免漏诊。根据病史，临床表现及局部检查，便可诊断。

【护理评估】

1. 健康史　评估患者有无急性咽炎反复发作的病史，有无各种鼻腔鼻窦炎症、鼻咽部炎症、扁桃体炎、牙周炎等上呼吸道慢性炎症的病史。了解有无导致本病复发或加重的诱因，如受凉、疲劳、用嗓过度、烟酒辛辣过度等。了解有无易导致该病的其他慢性疾病及感染。

2. 身体状况　患者常感咽部不适，如异物感、痒感、灼热感、干燥感、微痛感及刺激感等。咽部分泌物或多或少，黏稠，且常附着于咽后壁而导致频繁的刺激性咳嗽，患者经常清嗓，伴恶心等咽反射亢进的症状。无痰或仅有颗粒状藕粉样分泌物咳出。偶有吞咽疼痛，或咳吐分泌物血染等症状。一般无明显全身症状。

（1）慢性单纯性咽炎　此类型较多见。病变多在黏膜层，常表现为咽部黏膜慢性充血，血管扩张，血管周围有白细胞、浆细胞、淋巴细胞浸润；黏膜及黏膜下淋巴组织和结缔组织逐渐增生，鳞状上皮增生，黏液性肥大，分泌亢进，咽后壁可有少许散在的淋巴滤泡，常有黏稠分泌物附着在黏膜表面。

（2）慢性肥厚性咽炎　也叫慢性颗粒性咽炎，该类型也较多见。咽部表现为黏膜充血增厚，咽部的结缔组织和淋巴组织增生，黏液腺周围的淋巴组织也增生，咽后壁淋巴滤泡显著增生，散在突起或融合成片；黏液腺内的炎性分泌物形成淋巴颗粒，如果破溃后，可见黄白色的脓性分泌物。此型咽炎发作时常使咽侧索受累，咽侧索多呈条索状肥厚。

（3）萎缩性及干燥性咽炎　此型较少见。发病初黏液腺分泌减少，黏膜干燥，黏膜或黏膜下层有不同程度的萎缩，常附有黏稠分泌物或带臭味的黄褐色痂皮。

3. 辅助检查　口咽检查法是最简便实用的方法。除此之外还可对可疑患者进行间接鼻咽镜检查法、间接喉镜检查法、纤维鼻镜或纤维喉镜检查法。

4. 心理 – 社会状况　慢性咽炎易反复发作，病程较长迁延不愈，患者常出现紧张和焦虑。评估患者的年龄、性别、文化层次、职业、工作环境、饮食习惯、生活习惯，以及对慢性咽炎的认知程度。

5. 治疗要点　消除致病因素，增强体质，积极治疗鼻炎、气管炎等呼吸道慢性炎症及其他全身性疾病，改善呼吸，脱离污染环境，戒除烟酒，不食用刺激性食物。局部以药物治疗为主，如慢性单纯性咽炎患者应每日用复方硼砂含漱液漱口，以保持口咽部清洁，或含服喉片；可用复方碘甘油、13%硝酸银溶液或10%弱蛋白银溶液涂抹咽部，有收敛及消炎作用。对肥厚性咽炎，可用药物、激光、微波等烧灼明显增生的组织，治疗范围不宜过广。萎缩性及干燥性咽炎应服用多种维生素以促进黏膜上皮生长。中医认为，慢性咽炎系阴虚火旺所致，应治以滋阴清热，可用金银花、麦冬、胖大海等中药代茶饮，也可用健民咽喉片、西瓜霜、草珊瑚含片等。此外，还可用超短波，药物离子导入，红外线等物理疗法。

【常见的护理诊断 / 问题】

1. 舒适改变　与慢性咽部炎症刺激有关。

2. 焦虑　与病程长，疾病反复有关。

3. 知识缺乏　与缺乏慢性咽炎的防治知识有关。

【护理措施】

1. 生活护理　注意休息，保证睡眠质量，锻炼身体，增强体质。保持室内空气清洁，远离粉尘等刺激物，清淡饮食，忌食辛辣食物，避免长时间用嗓。

2. 用药护理 按医嘱给予适当的抗生素治疗，萎缩性及干燥性咽炎患者可给予维生素治疗。局部用复方硼砂含漱液、呋喃西林溶液、2%硼酸液含漱或以碘喉片、薄荷喉片及其他中成药片含服。慢性肥厚性咽炎患者可用10%～20%硝酸盐溶液烧灼增生的淋巴滤泡，亦可用激光、冷冻或电凝固法治疗。慢性萎缩性及干燥性咽炎的患者用2%碘甘油涂抹咽部，以改善局部血液循环，促进腺体分泌，减轻干燥不适症状。指导患者做好局部漱口、雾化、含片等治疗。

3. 心理护理 向患者耐心讲解慢性咽炎的发生、治疗、预后等情况，消除患者的焦虑心理。

【健康教育】

1. 讲解本病的相关知识，尤其是发病诱因。预防上呼吸道感染，防止慢性咽炎急性发作。告知患者及家属并指导其积极治疗咽部的慢性炎症和其他易导致慢性咽炎的疾病。

2. 养成良好的生活习惯，戒除烟酒，少食辛辣，宜清淡饮食，多食蔬菜水果，补充维生素，每日晨起用温盐水漱口，减少分泌物。注意防寒保暖，加强体育锻炼，增强体质，劳逸结合，多进行室外活动，呼吸新鲜空气。不熬夜，保证充足的睡眠时间，避免过度疲劳。远离粉尘等污染源，避免过度用嗓。

3. 注意天气的冷暖变化，在流感易发季节，尽量少去公共场所，以免相互传染。

4. 注意口腔和鼻腔卫生。咽位于口、鼻后下方，与口、鼻直接相连，口腔、鼻腔、鼻窦的慢性感染常因病毒、细菌、脓液等波及咽部黏膜而导致咽炎，因此，平时要注意保持口腔清洁，及时治疗牙周疾病。

第三节　鼻咽癌患者的护理

【概述】

鼻咽癌（carcinoma of nasopharyns，NPC）指发生于鼻咽部的癌肿，是我国高发恶性肿瘤之一。临床以血涕、鼻塞、耳鸣、耳聋、颈部包块及头痛等为主要症状，大多数是鳞状细胞癌，好发于南方省区，尤以广东省的一些地方高发。本病发病男性多于女性，各个年龄段均有，尤其以40～50岁为高发年龄组。据国内各地观察，本病的发病率为耳鼻咽喉恶性肿瘤之首。本病如能早期发现，早期治疗，5年生存率可达60%以上，局部复发与转移是本病的主要死亡原因。中医称之为颃颡癌。

目前认为，鼻咽癌与遗传、病毒及环境因素和生活习惯等有关。鼻咽癌具有种族易感性和家庭聚集现象；其致病病毒主要为EB病毒，鼻咽癌患者体内不仅存在高滴度抗EB病毒抗体，且抗体水平随病情变化而波动；许多化学物质，如多环类、亚硝酸类及微量元素镍等与鼻咽癌的发生有一定关系。此外，维生素缺乏、性激素失调、空气污染等均可能成为其诱因。

目前按鼻咽癌在组织学上的分化程度分类，分为未分化癌、低分化癌和较高分化癌，临床以未分化癌和低分化癌多见。鼻咽癌在鼻咽部的好发部位是顶后壁和侧壁的咽隐窝处。原发癌可呈结节型、菜花型、黏膜下型、浸润型与溃疡型五种形态。

【护理评估】

1. 健康史 评估患者的家族史、籍贯、既往健康状况、有无接触污染空气史及鼻咽部疾病史等。

2. 身体状况 由于鼻咽部的解剖位置隐匿，故鼻咽癌早期症状不典型，容易误诊，应特别注意。早期常见的症状是：晨起鼻部回抽，涕中带血、鼻阻、耳鸣、耳闷、听力减退、淋巴结肿大等。到了中晚期，患者除了有局部症状外，全身还有多个脏器损害。

（1）鼻部症状 早期可出现回缩涕中带血或擤出涕中带血，时有时无。肿瘤不断增大可阻塞鼻孔，引起单侧或双侧鼻塞。

（2）耳部症状 肿瘤好发于咽隐窝者，早期可压迫或阻塞咽鼓管口，引起该侧耳鸣、耳闭及听力下降、鼓室积液。由于咽鼓管咽口进行性阻塞，中耳腔内可出现积液，经鼓膜穿刺可抽出液体，因此，临床易误诊为分泌性中耳炎，使病情贻误。

（3）淋巴结肿大 颈淋巴结转移为本病重要的临床特征之一，约60%患者以此为首发症状。颈部包块是颈淋巴结转移所致，多在颈侧上段，无痛，常融合成块状，较硬而活动度差。

（4）脑神经症状 肿瘤由破裂孔侵入颅内，常可侵犯脑神经而出现相应症状，如头痛、面部麻木、眼球外展受限、上睑下垂、声嘶、反呛等。

（5）远处转移 因绝大多数鼻咽癌的恶性程度高，癌细胞随着血液循环和淋巴回流，晚期鼻咽癌可向肺、肝、骨等远处转移。在远端脏器转移后，患者表现为发热、食欲减退、厌食，最终形成恶病质，全身衰竭，预后极差。

3. 辅助检查 鼻咽活检是确诊鼻咽癌的依据，应尽可能做咽部原发灶的活检。必要时可行颈部淋巴结的穿刺抽吸活检或切除活检以协助诊断。间接鼻咽镜、纤维鼻咽镜或鼻窦内窥镜检查常可以发现肿瘤，细胞学涂片可发现癌细胞。颅底 X 线片、CT 或 MRI 检查有利于了解肿瘤侵犯的范围及颅底骨质破坏的程度。EB 病毒血清学检查可以作为鼻咽癌诊断的辅助指标。

4. 心理 - 社会状况 评估患者的性别、年龄、生活习惯、既往健康史、家族患病史、居住环境、文化层次、职业、对鼻咽癌的认知程度等，并重点评估患者对活检、确诊和放疗等的恐惧程度，以便有的放矢地进行指导与帮助。

5. 治疗要点 鼻咽癌早期诊断、早期治疗十分关键。因鼻咽癌多为低分化鳞癌，因此，放射治疗是首选的治疗方法。治疗期间配合化疗、中医中药治疗及免疫治疗，以防止远处转移，以及提高放疗的敏感性和减轻放疗的并发症。

【常见的护理诊断 / 问题】

1. 疼痛 与肿瘤侵犯脑神经有关。

2. 有出血的危险　与肿瘤侵犯血管有关。

3. 恐惧　与担心癌症预后差有关。

4. 知识缺乏　与缺乏鼻咽癌的防治知识有关。

5. 自我形象改变　与头颈部皮肤的特殊状态，以及放疗引起局部皮肤颜色改变有关。

6. 口腔黏膜改变　与放疗有关。

【护理措施】

1. 休息与饮食　适当休息，充足睡眠，坚持每天适当的户外锻炼，保持乐观情绪。避免辛辣、生硬等刺激性食物，建议高热量、高蛋白、高维生素、清淡、易消化的流质饮食，增强机体免疫功能和抵抗力。

2. 疼痛的护理　遵医嘱及时给予镇痛剂或止痛剂，帮助患者减轻痛苦。

3. 出血的护理　鼻腔大量出血者给予止血剂或施行鼻腔填塞、血管结扎等措施，对于失血严重患者应做好输血准备。

4. 口腔护理　保持口腔清洁，饭后睡前用朵贝尔溶液等含漱。

5. 放疗护理　治疗前说明目的和注意事项。放疗前需清洁口腔，治疗牙病，保持照射区皮肤干燥清洁、标记清晰完整。避免冷热及理化因素刺激，防止机械摩擦和手抓。观察放疗的不良反应并及时对症处理，注意骨髓抑制、消化道反应、皮肤反应、唾液腺萎缩、放疗性肺炎、出血等并发症，帮助患者尽可能完成正规疗程。嘱定期检查血常规。

6. 心理护理　关心体贴患者，耐心讲解疾病的防治知识，解释治疗目的及可能出现的反应，消除患者的恐惧心理，指导其积极配合治疗。争取家属、亲友及有关社会团体的关心，给予心理支持。

【健康教育】

1. 指导患者养成良好的作息习惯，合理饮食，增强体质，保持口腔卫生。

2. 向患者及其家属讲解病情及目前的治疗进展，以成功案例现身说法，鼓励患者保持积极乐观心态，帮助其树立战胜疾病的信心。

3. 行诊断性治疗及放疗前，应说明目的和注意事项，指导患者配合治疗。

4. 有家族遗传史者及早并定期进行有关鼻咽癌的筛查。

5. 坚持治疗，定期复查。如出现颈部肿块、剧烈头痛、回吸血涕、耳鸣耳聋等症状之一者，应及早到医院就诊。

第四节　睡眠呼吸暂停低通气综合征患者的护理

【概述】

睡眠呼吸暂停低通气综合征（sleep apnea-hypopnea syndrome，OSAHS）一般是指

上呼吸道塌陷堵塞引起的呼吸暂停和低通气不足，是一种睡眠疾病。本病被认为是高血压、冠心病、脑卒中的危险因素，且与夜间猝死关系密切。该病的诊断标准是：成人于夜间 7 小时的睡眠时间内，鼻或口腔气流暂停每次超过 10 秒，暂停发作超过 30 次以上（或每小时睡眠呼吸暂停超过 5 次以上，老年人超过 10 次以上）；睡眠过程中呼吸气流强度较基础水平降低 50% 以上，并伴动脉血氧饱和度下降≥4%；或呼吸暂停低通气指数（即平均每小时睡眠中呼吸暂停和低通气的次数）＞5%。随着年龄的增大，本病发病率增加。中医称之为鼾眠。

引起 OSAHS 的常见因素有：上呼吸道狭窄或堵塞、肥胖、脂代谢紊乱、内分泌紊乱、老年性变化、遗传或其他因素。

【护理评估】

1. 健康史　询问患者本次疾病发作的时间、方式，以及伴随症状。了解患者既往是否发生过阻塞性睡眠呼吸暂停低通气综合征，以及发生的次数及情况。询问患者在阻塞性睡眠呼吸暂停低通气综合征发生前有无饮酒或服用可疑药物，发生后有无头晕、头痛、心慌、气短、胸痛等症状，以及发生后的处理方式等。

2. 身体状况

（1）睡眠期间的症状　打鼾是阻塞性睡眠呼吸暂停低通气综合征的主要症状，当气流通过狭窄的咽部时发生。打鼾与呼吸暂停交替出现，夜间出现憋醒与窒息，患者憋醒后常感心慌、胸闷或心前区不适，严重者甚至因窒息而死亡，此外，还出现夜间不能安静入睡、躁动、多梦、遗尿、惊叫、阳痿、夜游等。

（2）白天症状　过度困倦，轻者注意力不集中，间歇打瞌睡，重者与人谈话、驾车时打瞌睡。晨起头痛，可出现神经精神症状。记忆力和判断力减退，注意力不集中，工作效率低下，性格乖戾，行为怪异等。

（3）器官功能损害与并发症的表现　患者可出现性功能障碍、易疲劳等症状，病情久可引起或加重多个系统的疾病。主要并发症为：高血压、心律失常、心绞痛、心肺功能衰竭等。

3. 辅助检查　根据典型的临床症状和体征，以及通过多导睡眠描记仪（PSG）、呼吸紊乱指数、多相睡眠潜伏期试验、头颅 X 线片、CT 扫描、纤维内窥镜检查等可做出诊断。脑电图、肌电图、眼电图及呼吸气流流速检测可评估患者睡眠障碍的原因，有助于诊断。此外，由于睡眠时动脉氧分压降低、二氧化碳分压增高，清醒时恢复正常，因此，可做动脉血气分析帮助诊断。

4. 心理－社会状况　评估患者有无害怕阻塞性睡眠呼吸暂停低通气综合征的心理。因睡眠障碍造成的后果易导致患者产生对睡眠障碍的恐惧感，这种心理容易形成"睡眠障碍－克服困难－更易睡眠障碍"的恶性循环。了解其社会及家庭支持系统。

5. 治疗要点　总的治疗原则是：轻者鼓励减肥，避免长时间仰卧，保证呼吸道通畅，必要时给予氧疗。重者可采用去除病因手术、悬雍垂腭咽成形术（UPPP）、腭咽成形术（PPP）、激光手术等方法以增加咽腔左右及前后间隙，减少睡眠时上呼吸道的阻力。

【常见的护理诊断 / 问题】

1. 气体交换障碍 与上呼吸道狭窄和阻塞有关。

2. 睡眠形态紊乱 与疾病本身和不良睡眠习惯及心理压力有关。

3. 潜在的呼吸暂停的危险 与疾病发作有关。

4. 焦虑 与睡眠障碍有关。

5. 知识缺乏 缺乏对本病知识的了解。

【护理措施】

总体目标是：治疗原发疾病，减少或消除睡眠呼吸暂停综合征的发作，预防并发症的发生。

1. 积极治疗原发病 如肥胖症、扁桃体肥大、黏液性水肿、甲状腺肿大等。对于有手术指征的患者，积极完善术前准备，尽快进行手术治疗，包括悬雍垂腭咽成形术、气管切开造口、舌骨悬吊和下颌骨成形术等。

2. 密切监测病情 夜间加强巡视，密切观察患者入睡后的呼吸和神态变化，观察呼吸困难的症状和体征，必要时低流量吸氧；睡前、晨起前测量血压，特别是凌晨 4 ~ 8 时血压的变化，因这段时间内容易发生频繁呼吸暂停或猝死，故术前患者尽量控制血压在正常范围；必要时心电监护，同时做好抢救准备。

3. 保持气道通畅 遵医嘱在睡前用舌保护器置于口中，使舌保持轻度前置位，增加喉腔前后距离，从而减轻上呼吸道阻塞的症状；夜间持续低流量给氧，纠正严重的低氧血症和低碳酸血症，减轻患者缺氧症状；给予鼻腔持续正压通气，即睡眠时通过密闭的面罩将正压空气送入气道，空气流速调至 100L/min，压力维持在 5 ~ 15cmH$_2$O 之间可缓解缺氧症状。

4. 用药护理 根据患者病情选用合适的药物，包括呼吸刺激剂及增加上气道开放的药物。对于症状轻的 OSAHS 患者，睡前服用抗抑郁药普罗替林 5 ~ 30mg，但该药可致心律失常、口干及尿潴留等，应在医生的指导下用药。

5. 一般护理 患者尤其肥胖者易出现该病，故应适量增加活动，控制饮食，以达到减肥的目的。改善休息，养成侧卧睡眠的好习惯，严重患者可采用半坐卧位，以减轻软腭及舌根后坠时阻塞气道，从而减轻呼吸暂停的症状。睡前避免饮酒和服用镇静剂、催眠药等。

6. 心理护理 消除患者的紧张情绪，保持良好的心理状态，积极配合治疗。

【健康教育】

1. 指导患者控制饮食，适当减肥，避免辛辣刺激性食物，多做健身运动并戒除烟酒，养成侧卧位睡眠的习惯，睡前避免饮酒、浓茶、镇静剂及催眠剂等。

2. 根据患者情况指导选用合适的医疗器械装置，如鼻扩张器用于前庭塌陷患者，舌后保持器可防止舌后坠引起的阻塞等。

3. 指导患者及家属积极治疗原发疾病，做好病情监测，指导其遵医嘱正确用药，并定时到医院复查。

4. 对于术后患者，4 周内切勿进干硬、大块及酸、辣刺激性食物，并注意口腔卫生，进食后漱口。

5. 建议不要从事驾驶、高空作业等有潜在危险的工作，以免发生意外。

思考题

1. 简述慢性扁桃体炎患者的护理措施。

2. 怎样观察扁桃体切除术后出血？发生术后出血的原因和预防措施有哪些？

3. 男性患者，30 岁，咽痛发热 1 周。1 周前受凉后出现咽痛，发热，体温 38℃，社区诊所给予阿奇霉素每日静点 1 次，连续 3 天，症状明显减轻，停药。停药后第 2 天又出现咽痛，无发热，咽痛较发病时重，并且右侧明显，不敢进食水。查体：咽黏膜急性充血，扁桃体Ⅱ° 肿大，右侧腭舌弓肿胀，略隆起。

（1）该患者诊断为何种疾病？其依据是什么？

（2）请为该患者制定 1 份详尽的护理计划。

4. 男性患者，35 岁。诉晨起回吸鼻涕时涕中带血 2 个月，左侧耳闷、头痛及颈部无痛性包块 2 个月。左侧上颈部可触及一个直径 3cm 的包块，质硬，活动差，无压痛。全身未发现肿块样病变。间接鼻咽镜检查见：鼻咽左顶后壁及左侧咽隐窝有肉芽样隆起，表面粗糙不平，易出血。声导抗检查示左侧中耳腔积液。EB 病毒血清学检查 EBVCA-ISA 滴度 1∶280（阳性），EBEA-IgA 1∶160（阳性）。鼻咽部和颅底 CT 检查见鼻咽部左顶后壁及左咽隐窝有软组织肿物隆起，颅底左破裂孔稍扩大。

（1）该病的诊断是什么，下一步需要进行什么检查以明确诊断？

（2）该病明确诊断后应采取什么治疗？

（3）作为责任护士，你该如何对该患者及其家属进行心理护理及健康教育？

5. 男性患者，54 岁，夜间睡眠打鼾 7 年，加重憋气半年入院。患者 7 年前体重开始增加，并出现夜间睡眠时打鼾，未予注意。近半年来，常夜间憋醒，家属发现患者睡眠时有呼吸暂停，持续约 1 分钟。白天嗜睡，记忆力减退，晨起头痛、咽干、咽异物感。个人及家族史无特殊。体格检查：身高 1.70m，体重 90kg，血压 140/90mmHg。鼻中隔向左侧呈 C 型偏曲，右侧下鼻甲肥大，悬雍垂粗大，腭咽弓肥厚，扁桃体Ⅱ° 肥大，咽腔狭小。

（1）该患者诊断为何种疾病？

（2）请为该患者制定 1 份详细的护理措施及健康宣教方案。

第十章　喉科疾病患者的护理

■ 学习目标

1. 掌握喉科常用的护理技术及相关护理措施，并能根据喉科疾病的特点制定相关护理计划，提高护理效果。

2. 熟悉喉科疾病常见的护理诊断，能为喉癌患者制定1份详细的健康教育方案。

3. 了解喉科疾病的常见症状。

第一节　喉部炎症患者的护理

一、急性会厌炎患者的护理

【概述】

急性会厌炎（acute epiglottitis，AE）又称急性声门上喉炎，是一种以会厌为主的声门上区喉黏膜的急性感染性炎症。多起病急骤，发展迅速，可在4~6小时内咽喉疼痛剧烈、吞咽困难、发声困难、会厌充血水肿或水肿如桂圆肉样呈球形，水肿可呈活瓣状阻塞声门，发生上呼吸道梗阻而窒息，严重者可危及生命。本病可发生于儿童及成人，全年均可发病，早春、秋末发病者多见。中医称之为会厌痈。

本病的发生多为细菌、病毒混合感染。其中，细菌感染是本病的主要发病原因，常见的致病菌为乙型流感杆菌、葡萄球菌、链球菌、肺炎双球菌。各种致病菌可由呼吸道吸入，也可由血行传染，或由临近气管蔓延。此外，外伤及其他理化因素如异物创伤、刺激性食物、误吞化学药物等也可致病。

【护理评估】

1. 健康史　评估患者既往病史，有无受凉、疲劳、烟酒过量等诱因，近期有无急性鼻炎、扁桃体炎等上呼吸道急性感染病史或外伤史，有无吸入或食入过敏性物质，以及患者的发病及诊疗情况。

2. 身体状况

（1）全身症状　起病急，出现畏寒、乏力和高热等全身症状，体温在38℃～39℃之间，少数可高达40℃以上。病情进展迅速，可出现精神萎靡、四肢发冷、面色苍白、血压下降，甚至可发生昏厥或休克。

（2）局部症状　除婴儿不能诉喉痛外，多数患者喉痛剧烈，且在吞咽时加重，致咽下困难、唾液外溢。因会厌肿胀，导致语言含糊不清，似口中含物。当会厌高度肿胀，声门变小，黏痰阻塞时，出现吸气性呼吸困难，严重者可发生窒息。患者虽然有呼吸困难，但是很少出现声音嘶哑。

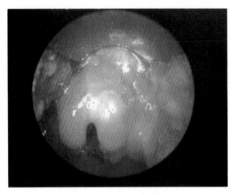

图 10-1　急性会厌炎

患者多呈急性病容，口咽部黏膜多无明显变化。间接喉镜检查可见会厌舌面充血水肿，重者呈球形，若有黄白色脓点或脓苔时则表示会厌脓肿形成。声带及声门下部因会厌不能上举而难以窥见。可有颌下淋巴结肿大、压痛（图10-1）。

3. 辅助检查

（1）实验室检查　血白细胞计数增加，中性粒细胞增多，有核左移现象。

（2）影像学检查　喉部X线侧位片可见肿大的会厌，口咽部阴影缩小，界限清楚。

4. 心理 - 社会状况　评估患者及家属是否存在焦虑、恐惧等心理或情绪障碍，评估患者对疾病的认知程度。

5. 治疗要点　①积极控制感染，使用大剂量广谱抗生素肌肉注射或静脉滴注，目前首选头孢菌素。②减轻会厌水肿，脓肿形成则切开排脓，如肿胀严重，伴有呼吸困难者应同时加用激素静脉滴注，以减轻会厌水肿。③必要时行气管切开术，以解除呼吸困难。情况紧急时，行环甲膜穿刺或环甲膜切开，以免发生窒息。

【常见的护理诊断 / 问题】

1. 有窒息的危险　与会厌高度肿胀，阻塞呼吸道有关。

2. 急性疼痛　与会厌急性炎症有关。

3. 体温过高　与急性细菌、病毒感染有关。

4. 吞咽能力受损　与会厌肿胀、疼痛剧烈有关。

5. 恐惧　与担心突发喉梗阻而窒息有关。

6. 知识缺乏　缺乏急性会厌炎的防治知识。

【护理措施】

1. 休息与饮食　保持病室空气流通，调节适宜的湿度和温度，卧床休息，减少说话，必要时禁声。对患病小儿进行安抚，避免哭闹。

多饮水，应营养、清淡的流质或半流质饮食，保持大便通畅。本病咽痛明显，吞咽时加重，患者往往拒绝进食，应向患者讲明进食的重要性。疼痛剧烈者，可先向咽部喷少许1%丁卡因表面麻醉后再进食。严禁烟酒，多做蒸汽吸入，简易的方法是张口对一大杯煮沸的开水（或热茶）作多次深吸气动作，使热蒸汽直达喉内，每日3~4次。

2.病情观察　观察呼吸情况，必要时给氧。观察患者吸氧及应用抗生素、激素治疗的效果，记录呼吸次数，观察口唇、甲床紫绀的情况，监测血氧饱和度，如小于50%并出现胸骨上窝、锁骨上窝及肋间隙内陷等"三凹征"，立即报告医生，做好气管切开的准备。

3.治疗护理　及时、足量的抗生素同糖皮质激素联合应用是治疗本病的主要措施。密切观察其疗效及副作用。合理雾化吸入治疗。

4.口腔护理　由于炎症的影响，口腔机械自洁作用障碍，炎性分泌物排泄到口腔，坏死上皮的脱落，食物残渣的滞留及患者因咽部疼痛不愿进食等诸多因素致口腔不洁加重。应用口泰漱口液含漱，既可减轻口腔异味，又可促进伤口愈合。

5.心理护理　患者大多因呼吸困难、窒息而产生紧张及恐惧感，此时护士要沉着、冷静、迅速、准确地执行医嘱，并留守患者身旁，增加其安全感，减轻患者心理上的压力。患者可因缺氧出现烦躁不安、面色苍白、出汗等，要让患者保持安静以降低耗氧量，并给予精神安慰。耐心讲解疾病的相关知识，消除患者及家属的焦虑心理，保持乐观情绪，积极配合治疗。

【健康教育】

1.嘱患者正确用嗓，当上呼吸道感染时，避免高声讲话及哭闹。职业用嗓要注意正确的发音方法。

2.戒烟酒，少食辛辣刺激食物，避免有害气体吸入。

3.锻炼身体，增强体质，避免感冒。

二、急性喉炎患者的护理

【概述】

急性喉炎（acute laryngitis）是病毒与细菌感染所致的喉黏膜急性卡他性炎症，又称急性声门下喉炎。病程通常在1个月以内，是一种常见的急性呼吸道感染性疾病，一般先为病毒感染，后继发细菌感染。中医称之为急喉喑。

急性喉炎常继发于急性鼻炎及急性咽炎，男性发病率高于女性，好发于春、秋季节。使用嗓音较多者（如演员、教师等）易发病，如反复发病或不注意声带休息，可转变为慢性喉炎。小儿急性喉炎常见于6个月~3岁的婴幼儿，其病情较成人严重，病情变化较快，如不及时治疗，可并发喉梗阻而危及生命。

急性喉炎多继发于感冒、急性鼻炎、急性咽炎和上呼吸道感染。小儿多继发于某些急性传染病，如流感、麻疹、百日咳等。此外，外伤、过敏、用声过度或吸入有害气体、粉尘等也可致病。

【护理评估】

1. 健康史　评估患者发病前有无感冒、受凉、用声不当、烟酒过度及吸入有害气体或粉尘病史，了解患者发病的时间及诊治过程。

2. 身体状况　本病多继发于上呼吸道感染，故发病前常有鼻塞、流涕、咽痛等症状，起病时有发热、畏寒、周身不适等。成人一般全身中毒症状较轻。较重的细菌感染者可伴有倦怠、食欲不振等全身症状。

声音嘶哑是急性喉炎的主要症状，主要是由于声带黏膜充血、水肿所致。轻者发声时音质欠圆润和清亮，音调较前变低、变粗；重者声音嘶哑，发声费力；更甚者仅能作耳语，或完全失声。因喉黏膜发炎时分泌物增多，故多伴咳嗽有痰、喉痛。患者起初可干咳无痰，晚期喉部分泌黏脓性分泌物，常不易咳出，但多不影响吞咽，若分泌物黏附于声带表面可加重声音嘶哑。少数成人重症急性喉炎由于喉腔黏膜水肿可引起吸气性呼吸困难，此种情况在声门下型急性喉炎中常见。由于声门下区域空间较为狭窄，如果黏膜高度水肿势必造成气道受阻。

若小儿患者的炎症累及声门下区时，呈"空""空"样咳嗽，且夜间较重，是小儿急性喉炎的重要特征之一。此外，小儿常呈吸气性呼吸困难，严重者面色苍白、呼吸无力，甚至窒息死亡。

3. 辅助检查　间接喉镜、纤维喉镜或电子喉镜检查可见喉黏膜弥漫性充血、水肿，双侧对称，呈弥漫性；声带呈粉色或淡红色，有时可见声带表面有点状或条状淤斑，声带闭合不良，表面可有黏稠分泌物，声带因肿胀而变厚。

4. 心理 – 社会状况　评估患者的年龄、文化层次、职业、工作环境等，了解患者对疾病的认知及焦虑程度。

5. 治疗要点　抗炎、禁声、配合局部雾化治疗。若喉梗阻严重，经药物治疗未缓解者，应行气管切开术。

【常见的护理诊断 / 问题】

1. 体温过高　与喉部急性炎症有关。

2. 疼痛　喉痛，与喉部炎症有关。

3. 有窒息的危险　与小儿喉腔狭窄及喉黏膜肿胀有关。

4. 舒适改变　与喉部异物感、疼痛有关。

5. 焦虑　与疾病发展及担心预后有关。

6. 知识缺乏　缺乏急性喉炎的防治知识。

【护理措施】

1. 休息与饮食

（1）卧床休息，减少说话，必要时禁声，小儿应由家长陪伴，避免哭闹，保持病室空气流通，调节适宜的温湿度。

（2）多饮水，进清淡饮食，保持大便通畅。

2. 病情观察　若患者为小儿，密切观察其呼吸情况，及时做好吸氧及气管切开准备；密切观察体温变化，高热时给予物理降温，小儿患者应防止高热惊厥。

3. 治疗护理

（1）超声雾化吸入。常用药物为庆大霉素和地塞米松。

（2）用药指导。急性炎症期应尽早使用足量抗生素控制感染，消除喉黏膜水肿。常用青霉素类、头孢类和糖皮质激素静脉滴注。

（3）给予静脉输液，以补充体液，维持水、电解质平衡。

【健康教育】

1. 嘱患者正确用嗓，当上呼吸道感染时避免高声讲话及哭闹，职业用嗓要注意正确的发音方法。病后注意禁声、少讲话。

2. 清淡饮食，少食辛辣刺激性食物，多饮水，避免口干舌燥，常食用蔬菜和水果，戒除烟酒，避免有害气体吸入，尽量避免接触导致慢性过敏性咽喉炎的致敏原，避免食用过敏性食物。

3. 保持室内空气流通，调整适当的温湿度，避免寒冷及高热气温刺激，避免接触粉尘、刺激性气体及有害气体、空气质量差的环境等一切对喉黏膜不利的刺激因素。

4. 增强体质，预防感冒。急性喉炎多继发于上呼吸道感染，如果减少感冒机会，就能避免喉炎的发生。平时应加强户外活动，多见阳光，增强体质，提高抗病能力；注意气候变化，及时增减衣服，避免感寒受热；在感冒流行期间，尽量减少外出，以防传染；生活要有规律，饮食有节，起居有常，夜卧早起，避免着凉；在睡眠时，避免吹对流风。

5. 保持口腔卫生，养成晨起、饭后和睡前刷牙漱口的习惯。

6. 适当多吃梨、生萝卜、话梅等水果、干果，以增强咽喉的保养作用。

第二节　喉阻塞患者的护理

【概述】

喉阻塞（laryngeal obstruction）：由于喉部或邻近器官的病变，引起声门阻塞，导致呼吸困难，又称喉梗阻。若不及时抢救，可窒息死亡。由于幼儿喉腔较小，黏膜下组织疏松，神经系统不稳定，故发生喉阻塞的机会较成人多。中医称之为急喉风。

本病常见的原因有：急性炎症、喉外伤、喉内较大异物、喉水肿、喉痉挛、肿瘤、畸形、声带瘫痪等。

【护理评估】

1. 健康史　评估患者有无咽喉急性感染、异物、喉外伤、颈部手术及药物过敏史等，了解发病时间、伴随症状及诊治过程。

2. 身体状况

（1）吸气性呼吸困难 为本病的主要症状，表现为吸气运动增强，时间延长，但通气量并不增多，如无显著缺氧则呼吸频率不变。

（2）缺氧 因缺氧而出现发绀或面色苍白、四肢厥冷、脉搏细速、烦躁不安、心律失常、血压下降、心力衰竭、循环不良等现象。

（3）声音嘶哑 如病变主要侵犯声带及其附近区域，声嘶常为首发症状。

（4）吸气性喉喘鸣 阻塞越重，喉喘鸣越重。

（5）吸气性软组织凹陷 病情较重者，因吸气时气体不易通过声门进入肺部，胸腔内负压增加而致胸骨上窝、锁骨上下窝、胸骨剑突下或上腹部、肋间隙于吸气时向内凹陷，称为四凹征。

3. 喉源性呼吸困难的分度 根据病情轻重将喉梗阻分为 4 度。

Ⅰ度：安静时无呼吸困难，活动或哭闹时有轻度吸气性呼吸困难，稍有吸气性喉喘鸣及胸廓周围软组织凹陷。

Ⅱ度：安静时也有轻度呼吸困难，有吸气性喉喘鸣及吸气性胸廓周围软组织凹陷，活动时加重，但不影响睡眠和进食，无烦躁不安等缺氧症状，脉搏尚正常。

Ⅲ度：呼吸困难明显，喉喘鸣声较响，吸气性胸廓周围软组织凹陷显著，并出现缺氧症状，如烦躁不安、不易入睡、不愿进食、脉搏加快等。

Ⅳ度：呼吸极度困难，患者坐卧不安，手足乱动，出冷汗，面色苍白或发绀，定向力丧失，心律不齐，脉搏细速，昏迷，大小便失禁等。若不及时抢救，可因窒息导致心力衰竭而死亡。

4. 心理－社会状况 重点评估患者的年龄、饮食习惯，评估患者对因呼吸困难可危及生命而产生的恐惧程度，以及对气管切开术的认知程度。

5. 辅助检查 间接喉镜、直接喉镜、纤维喉镜、喉 X 线体层片、CT 喉部扫描等可辅助诊断。

6. 治疗要点 应根据病因、症状与呼吸困难的程度确定治疗的原则与方法。呼吸困难不太严重时，以去除病因治疗为主；严重者以保证呼吸道通畅、抢救生命为主。对于急性喉阻塞的患者，要争分夺秒，首先解除喉阻塞，再做进一步的检查，以免造成窒息或心力衰竭。

Ⅰ度、Ⅱ度呼吸困难：积极进行病因治疗。使用足量抗生素和糖皮质激素。若为异物应迅速行异物取出术。喉肿瘤、喉外伤、双侧声带麻痹等应考虑先行气管切开术。

Ⅲ度呼吸困难：应及时行气管切开术。对于炎症引起的喉阻塞，可在严密观察呼吸变化的情况下，先试用药物治疗。经药物治疗无效，喉阻塞时间较长，全身情况差者，应及早手术，以免发生窒息或心力衰竭。

Ⅳ度呼吸困难：对此期患者，时间就是生命，不论何种病因引起，均应立即行紧急气管切开术（或环甲膜切开术）进行抢救，或先插管后行常规气管切开（图 10-2）。

【常见的护理诊断 / 问题】

1. 有窒息的危险 与喉阻塞有关。

2. 低效性呼吸形态 与吸气性呼吸困难有关。

3. 有感染的危险 与气管切开术后切口易被污染、机体抵抗力差有关。

4. 恐惧 与呼吸困难，患者害怕窒息死亡有关。

5. 知识缺乏 缺乏喉阻塞的防治知识。

6. 潜在并发症 低氧血症、术后出血、皮下气肿、气胸等。

【护理措施】

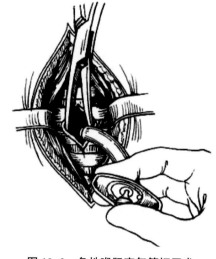

图 10-2 急性喉阻塞气管切开术

1. 休息与饮食

（1）保持病室空气流通、温暖、湿润。嘱患者静卧休息，取半卧位或平卧位，患儿要防止哭闹。Ⅰ度呼吸困难者，尽量减少活动；Ⅱ度呼吸困难者，设专人护理，保持安静，绝对卧床休息，减少耗氧量，限制探视，用枕头或被架等维持舒适的半坐卧位或坐位；Ⅲ度、Ⅳ度呼吸困难者，保持周围环境的绝对安静，减少或杜绝包括声、光、气味等在内的一切刺激。

（2）给予易消化、高蛋白、高热量的流质或半流质饮食，多饮水，或遵医嘱暂禁食。

2. 病情观察 严密监测患者的生命体征，重点观察其呼吸形态的改变，及时消除病因。如为炎症，要及早使用抗生素和激素控制炎症，减轻水肿；对咽喉部异物要及时取出，解除喉痉挛；对过敏引起的喉水肿，立即切断过敏源，皮下注射 0.1% 肾上腺素。保持呼吸道通畅，及时清除分泌物，做好气管切开的准备。

3. 治疗护理

（1）迅速建立静脉通路 一旦诊断为急性喉梗阻，要及时建立静脉通路并妥善固定，遵医嘱及早、足量静脉注射糖皮质激素，以快速有效地缓解喉梗阻症状。

（2）保持呼吸道通畅，确保有效供氧 吸氧对喉阻塞患者有一定的治疗意义。开始给氧不宜过大，以免发生呼吸骤停，但喉阻塞通气不良，单纯吸氧不可能解除其呼吸困难。因此，对Ⅰ度、Ⅱ度、Ⅲ度喉梗阻患者，在应用糖皮质激素的同时，要保证气道畅通，酌情使用口咽通气管，也可采用托双下颌角的方法。若为异物阻塞应迅速取出，并给予氧气吸入，及时改善缺氧状态。Ⅳ度喉梗阻患者则立即行气管切开，畅通气道。

（3）做好急救准备 气管插管术和气管切开术是解除喉源性呼吸困难的有效措施。对病因不明或病因一时不能去除并有Ⅲ度呼吸困难的喉梗阻患者，应立即行气管切开术；对于Ⅳ度喉梗阻患者，则不论什么原因，必须争分夺秒实施气管切开术，若情况十分紧急，可先行环甲膜切开术。因此，要积极备好气管插管和气管切开包等急救用物，根据患者情况，一旦需要气管插管、气管切开，则迅速配合医生在最短时间内完成，以免由于配合或护理不当而贻误抢救。

4.心理护理　向患者及家属解释病情，说明疾病预后，解释气管切开的必要性，消除患者紧张、焦虑、恐惧的心理。Ⅳ度喉梗阻患者有呼吸困难，缺氧严重的症状，患者和家属多有害怕、恐惧心理，故既要告之患者家属此病的危险性，让其具有一定的认知性，同时还要注意安抚患者及家属，使其保持镇静，尽量消除恐惧心理，积极配合治疗。

【健康教育】

1.指导患者积极治疗上呼吸道感染等相关疾病。

2.加强锻炼，增强体质，预防感冒，避免吸入有毒物质。

3.避免食用辛辣刺激性食物，进食时防止异物吸入。养成良好的生活习惯，吃饭时不大声谈笑，儿童和老人避免吃花生、豆子等易呛咳的食品。

第三节　喉癌患者的护理

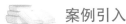 案例引入

　　男性患者，67岁。声嘶逐渐加重1年余，经反复多次抗感染治疗无好转。近日来声嘶进一步加重，几乎发不出声音，伴呼吸费力、吞咽困难、喉痛，几日来咳嗽时吐血性痰液。间接喉镜检查见会厌喉面根部有直径约0.3cm的淡粉色肿块，表面光滑，无破溃，左声带固定于近中位线。追问病史，患者有吸烟史40余年，每日2包左右，且长期饮酒。查体：颈部可扪及肿大的淋巴结。MRI检查结果示喉部有一肿块。患者出现恐惧、紧张心理，思想负担重，失眠、坐立不安，易激动和恼怒，心事重重，压抑感明显。

　　1.对于该患者应采用的处理原则是什么？

　　2.请为该患者制定1份护理计划及护理措施。

【概述】

　　喉癌（carcinoma of larynx）是喉部最常见的恶性肿瘤，多为鳞状细胞癌，其发病率居耳鼻咽喉部位恶性肿瘤的第三位。本病以东北、华北多见，但无明显高发区。喉癌的高发年龄为40～60岁，男性显著高于女性，城市发病率高于农村，尤以污染严重的工业区为甚。中医称之为喉菌。

　　根据肿瘤发生的部位，喉癌大致可分为三种类型：声门上型、声门型和声门下型，其中以声门型最为常见，其次为声门上型。肿瘤一般分化较差，早期易发生淋巴结转移，预后亦较差。

　　病因至今尚难确定。根据流行病学调查和临床观察，本病的相关因素包括吸烟、饮酒、空气污染、长期接触有毒化学物质、滥用声带和慢性喉炎、内分泌障碍、病毒感染等。早期发现，早期诊疗对于减轻喉癌的危害非常重要，一方面可提高患者术后生存

率，另一方面有可能尽量保留喉的发音功能，减少术后并发症。

【护理评估】

1. 健康史　询问患者发病前的健康状况，有无长期慢性喉炎或其他喉部疾病，有无进行性声嘶、咽部不适、喉部异物感和呼吸困难等，还要重点了解患者发病的危险因素，如长期吸烟、饮酒、接触工业废气、肿瘤家族史等，以及诊治过程。

2. 身体状况

（1）声门上型　癌肿好发于声带及以上，包括会厌、杓会厌襞、室带和喉室，以会厌为多发部位。该型癌肿分化较差，发展较快，易出现淋巴结转移。早期可无特殊症状，或仅觉喉部轻微不适、咳嗽。当肿瘤表面溃烂时，可有咽喉痛及反射性耳痛，痰中带血，严重者有呼吸困难。病变侵及声带时，出现声嘶，渐有呼吸困难。晚期患者会出现呼吸及咽下困难、咳嗽、痰中带血、咯血等。因此，中年以上患者出现咽喉部持续不适者，应及时检查以及早发现肿瘤并治疗。

（2）声门型　多为高分化外生型，局限于声带前中分交界处较多，发展较慢，一般不易出现颈淋巴结转移，但肿瘤突破声门区则很快出现淋巴转移。早期便有声嘶，时轻时重，随着肿块增大，声嘶逐渐加重，因而多能得到早期诊断。肿瘤增大时，易出现喉鸣和呼吸困难。晚期随着肿瘤向声门上区或下区发展，可伴有放射性耳痛、呼吸困难、吞咽困难、咳痰困难及口臭等。最后可因大出血、吸入性肺炎或恶病质死亡。

（3）声门下型　即位于声带以下、环状软骨下缘以上的癌肿，较少见。因位置隐蔽，早期可无症状，癌体增大致气管腔变狭窄时才出现明显表现，主要为喘鸣、咳嗽、血痰及不同程度的呼吸困难，亦易发生颈淋巴结转移。因此，对于不明原因的吸入性呼吸困难、咯血者，应当仔细检查声门下区及气管。

3. 辅助检查

（1）颈部检查　包括对喉外形和颈淋巴结的视诊和触诊。仔细观察喉体大小是否正常，若喉体膨大则说明癌肿已向喉体外侵犯。并注意舌骨和甲状软骨间是否饱满，如饱满，则癌肿可能已侵及会厌前间隙。再触摸颈部有无淋巴结肿大，触诊时应按颈部淋巴结的分布规律，从上到下，从前向后逐步检查，并注意其大小、数量、柔软度和活动度。

（2）间接喉镜检查　为最实用的检查方法，简单易行，借此可了解癌肿的形态、大小、病变范围和喉的各部分情况，观察声带运动等情况等。癌肿的形态有菜花型、溃疡型、结节型和包块型。因患者配合问题，有时不能检查清楚喉部各结构，需要进一步选择其他检查如纤维喉镜。

（3）直接喉镜或喉内窥镜检查　较易发现会厌喉面、喉室、声门下区的早期癌肿。

（4）纤维喉镜检查　纤维喉镜镜体纤细、柔软、可弯曲、光亮强，有一定的放大功能，并具备取活检的功能。纤维喉镜检查有利于看清喉腔及临近结构的全貌，利于早期发现肿瘤并取活检。

（5）影像学检查　常用颈侧位片了解声门下区或气管上端有无浸润。颈部和喉部CT 和 MRI 能了解病变范围及颈部淋巴结的转移情况，协助确定手术范围。

（6）活检　早期声带癌有时与声带息肉在外观上很难明确区分，活体组织病理学检查是喉癌确诊的主要依据。标本的采集可以在喉镜下完成，注意应当钳取肿瘤的中心部位，不要在溃疡面上取，因该处有坏死组织。有些需要反复多次活检才能证实。活检不宜过大过深，以免引起出血。

4.心理－社会状况　评估患者的年龄、性别、文化层次、职业、社会职位、压力应对方式、经济收入、医疗费支付方式、家庭人员关系等。护士应根据患者的具体情况评估患者及家属的心理状态，了解患者及家属对本病的认知程度，协助患者选择有效的、能接受的治疗方案。

5.治疗要点　根据癌肿的范围及扩散情况，选择合适的治疗方案，包括手术、放疗、化疗及免疫治疗等。目前多采用手术加放疗的联合治疗。

手术治疗为治疗喉癌的主要手段。原则是在彻底切除癌肿的前提下，尽可能保留或重建喉的功能，以提高患者的生存质量。手术可分为喉部分切除术和喉全切除术。

【常见的护理诊断／问题】

1.有窒息的危险　术前与癌肿过大有关，术后与造瘘口直接暴露于环境中，或放疗后喉部黏膜肿胀有关。

2.吞咽能力受损　与喉部手术有关。

3.清理呼吸道无效　与痰液黏稠、咳嗽无力和气管套管护理不当等因素有关。

4.有误吸的危险　与喉部分切除或发音重建术后的并发症有关。

5.疼痛　与癌肿侵犯、手术引起局部组织急性性损伤有关。

6.自理能力缺陷　与术后疲劳、疼痛及静脉穿刺有关。

7.有感染的危险　与皮肤完整性受损、切口被污染、机体抵抗力下降有关。

8.语言沟通障碍　声音嘶哑或失音，与喉部恶性肿瘤侵犯声带及喉部手术有关。

9.营养失调　低于机体需要量，与营养需要量增加、机体消化功能降低、鼻饲饮食摄入不足等有关。

10.焦虑　与担忧治疗及预后有关

11.知识缺乏　缺乏疾病的相关知识及出院后的自我护理知识和技能。

12.潜在并发症　低血容量，与手术创伤、术中止血不彻底有关。

【护理措施】

1.休息与饮食　限制患者活动范围，避免剧烈运动，床头抬高30°～45°，减轻颈部切口张力；教会患者起床时保护头部的方法，防止因剧烈咳嗽加剧切口疼痛。

防止营养摄入不足，鼓励少食多餐。保证鼻饲量，注意鼻饲饮食中各种营养的供给，做好鼻饲护理，保证每日营养需要量。禁烟酒和刺激性食物，保持大便通畅。术后24～48小时内鼻饲管用于胃肠减压，从静脉供给营养。胃肠功能恢复后方可从鼻饲管注入流质饮食。

2.病情观察　观察患者的生命体征；观察患者痰液的性状，口腔有无大量血性分泌物、引流量及颜色；观察疼痛的部位、程度、原因和持续的时间；必要时使用止痛药或镇痛泵。

3. 治疗护理

（1）建立静脉通路，根据医嘱全身使用抗生素，使用止血药，必要时输血。

（2）切口予以加压包扎。仔细观察出血量，包括敷料渗透情况，如有大量出血，应立即让患者平卧，快速测量生命体征，用吸引器吸引出血，防止误吸。

（3）做好口腔护理，1周内不做吞咽动作，嘱患者有口水要及时吐出。

（4）放疗后局部皮肤可能有发黑、红肿、糜烂，注意用温水轻轻清洁，禁用肥皂、沐浴露等擦拭皮肤，然后涂以抗生素油膏。

（5）吸痰时动作要轻，注意无菌操作；每日消毒气管筒；气管内定时滴入抗生素；气管垫潮湿或受污染后要及时更换；负压引流管保持通畅有效，防止无效腔形成。

（6）鼓励患者有效咳嗽，及时清洗、消毒气管套管，并保持气管套管通畅，随时吸净气管内分泌物，并注意坚持无菌原则，防止发生肺部感染。

4. 心理护理　倾听患者主诉，鼓励患者家属多与患者沟通，给予情感支持。教会患者放松技巧，如缓慢的深呼吸等。讲解手术及化疗的注意事项，消除患者及其家属的紧张心理。

【健康教育】

1. 术前教会患者各种表达需求的手势，认真、耐心观察患者的每个举动，领会其要表达的意思。术后可使用写字板、笔或纸，对于不能读写的患者可使用图片。告知患者失去语言功能是暂时的，行部分喉切除者仍能发声。应坚持每日发声锻炼，并指导其正确方法，增强恢复语言交流的信心。

2. 给患者讲解新的呼吸方式，气体不从鼻进出而从颈部气管造口进出，不要遮盖或堵塞；室内湿度保持在55%～60%，防止气道干燥结痂；鼓励患者深呼吸和有效咳嗽，排除气道分泌物，保持呼吸道通畅。

3. 加强营养，忌食辛辣刺激性食物，指导其正确的进食方法，少食多餐，禁烟酒。出现误吸危险时可取半坐卧位，深吸气后屏住，然后进食一小口食物，吞咽3次，最后做咳嗽清喉动作，将停留在声门处的食物咳出。告知患者误吸致进食呛咳为喉部分切除术及发音重建术后的常见并发症，属正常现象，经过调整过程即可恢复，要有信心，克服急躁情绪。

4. 注意锻炼身体，增强机体抵抗力，加强恢复头颈部功能的锻炼，但避免剧烈运动，注意劳逸结合，不到人群密集处，防止上呼吸道感染。

5. 教会患者及其家属注意以下事项：①清洗、消毒和更换气管筒或全喉筒的方法。②外出或沐浴时保护造口的方法，防止异物吸入。③自我观察、清洁、消毒造瘘口的方法。④湿化气道的方法，如何预防痂皮和清理痂皮。

6. 定期随访。1个月内每2周1次，3个月内每月1次，1年内每3个月1次，1年后每半年1次。经常注意颈部及局部有无肿块、肿胀等，如有异常立即就诊。

第十一章　气管及支气管、食管异物疾病患者的护理

 学习目标

1. 掌握气管及支气管、食管异物的治疗方法和护理措施。
2. 熟悉气管及支气管、食管异物的临床表现。
3. 了解气管及支气管、食管异物的危害性。

第一节　气管、支气管异物患者的护理

案例引入

男性患者,58岁,因"咳嗽憋喘2天"入院。2天前进食时突然发生呛咳、憋喘,伴恶心,呕吐出部分当餐饮食,之后发现假牙丢失。于当地医院检查诊断为气管异物,转入我科。查体:右肺呼吸音降低,稍粗糙。胸透示右侧支气管异物。入院后积极术前准备,于局麻加强化麻醉下行支气管镜检查并气管异物取出术,于右主支气管口取出2枚并排的义齿。术后对症治疗,痊愈出院。

1. 提出气管异物患者的护理诊断并采取相应护理措施。
2. 为该患者进行健康指导。

【概述】

气管、支气管异物(foreign bodies in the trachea and bronchi)是耳鼻咽喉科常见的急症之一,有内源性与外源性两类。本病多发生于5岁以下儿童,偶见于成人,轻者致肺部损害,重者可因窒息死亡。

内源性气管、支气管异物是指呼吸道内有假膜、干痂、血凝块、干酪样物等堵塞;通常所指的气管、支气管异物属外源性,即外界物质误入气管、支气管内而致的疾病。

1. 病因

(1) 儿童　幼儿牙齿发育及咀嚼功能不完善,不能将花生、瓜子、豆类等硬食物嚼

碎；喉的保护性反射功能不健全，易将异物吸入气道；喜欢口含笔帽、小玩具等小物品玩耍或吞噬果冻等易堵塞气道的食物。这些都是易将异物吸入气道的常见原因。

（2）成人 口含物品（针、钉等）作业，尤其是仰头作业时，突然讲话、不慎跌倒、遭遇外来刺激、用力吸食润滑的食物（果冻、海螺等）也可误吸入气道。

（3）全麻或昏迷、酒醉的患者 因吞咽功能不全，或护理不当，也可误将异物或呕吐物吸入气管。

（4）其他 鼻腔异物钳取不当，咽、喉滴药或治疗口腔疾病时牙齿或针头脱落也可落入气道。

2.发病机制 右侧支气管异物的发病率高于左侧。异物进入气管、支气管后，所引起的病理反应与异物的性质、形状、大小、停留时间及气管支气管的解剖因素等有密切关系。尖锐或不规则的异物容易嵌顿于声门下区，轻而光滑的异物易随呼吸气流上下活动。

3.病理改变 异物存留于支气管内，根据阻塞程度不同，导致不同的病理改变。

（1）不完全阻塞 异物较小、局部黏膜肿胀较轻时，异物呈呼气瓣状阻塞。吸气时支气管扩张，空气尚能经异物周围间隙吸入；呼气时支气管收缩，管腔变窄将异物卡紧，空气排出受阻，致远端肺叶出现阻塞性肺气肿（图 11-1），严重者肺泡破裂形成气胸与纵隔气肿等。

（2）完全性阻塞 异物较大或局部黏膜肿胀明显时，使支气管完全阻塞，空气吸入受阻，远端肺叶内空气逐渐被吸收，而发生阻塞性肺不张（图 11-2）。病程若持续过久，远段肺叶因引流受阻，可并发支气管肺炎或肺脓肿等。

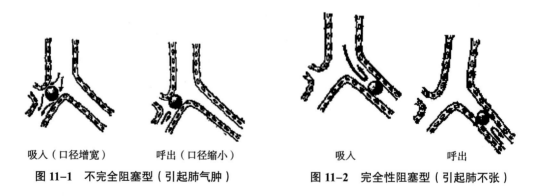

吸入（口径增宽）　　呼出（口径缩小）　　　　吸入　　　　呼出

图 11-1　不完全阻塞型（引起肺气肿）　　　图 11-2　完全性阻塞型（引起肺不张）

【护理评估】

1.健康史 了解患者在发病前有无明确的异物吸入史或异物接触史，以及昏迷患者或全麻患者的监护情况。

2.身体状况 本病可分为四期：

（1）异物进入期 异物经喉进入气管时，立即引起剧烈呛咳、憋闷、面色潮红；如异物嵌顿于声门，可致窒息。

（2）安静期　异物进入气管或支气管后即停留于内，可无症状或只有轻微咳嗽、轻度呼吸困难及喘鸣。

（3）刺激与炎症期　异物刺激呼吸道黏膜诱发炎性反应，可引起咳嗽、痰多等症状。

（4）并发症期　有支气管炎、肺炎和肺脓肿等并发症，临床表现为发热、咳嗽、咳脓痰、呼吸困难等。

异物停留于气管或支气管内的表现各异。①气管异物：异物经喉进入气管，刺激黏膜立即引起剧烈呛咳及反射性喉痉挛而出现憋气、面色青紫等。气流经异物阻塞处可产生喘鸣音。气管内活动性异物，可引起阵发性咳嗽。②支气管异物：异物进入支气管后，咳嗽减轻，但若为植物性异物，支气管炎症多较明显，常有发热、咳嗽、多痰、喘鸣等。呼吸困难程度与异物阻塞部位及大小有关。胸部叩诊时患侧呈过清音或浊音，肺部听诊时患侧呼吸音减低或消失。

3. 辅助检查　金属等不透光的异物，可通过胸透或拍片确定异物的位置、大小及形状。可透光异物虽然不能显示，但若出现以下间接征象，对于推断透光异物的有无及位置有重要参考意义。①纵隔摆动：异物引起一侧支气管部分阻塞时，呼吸时两侧胸腔压力失去平衡，使纵隔向两侧摆动。若异物固定，形成呼气性活瓣，呼气时气道变窄，空气排出受阻，使患侧肺内压力大于健侧，纵隔向健侧移位，常伴有肺气肿。若为活动性异物，异物随吸气下移，形成吸气性活瓣，吸气时空气进入受阻，患侧肺含气量较健侧少，深吸气时纵隔向患侧移动。②肺气肿：肺透明度增高，横膈下移。③肺不张：病变肺叶或肺段密度增高，体积缩小，横膈上抬，心脏和纵隔向患侧移位，但呼吸时位置不变。④肺部感染：表现为局部密度不均匀的片状模糊阴影。支气管镜检查是气管、支气管异物明确诊断的最可靠方法，并可同时取出异物。

4. 心理－社会状况　评估患者及家属的心理状态及年龄、文化层次、生活环境等。

5. 治疗要点　呼吸道异物有危及生命的可能，取出异物是唯一的治疗方法。应尽早经直接喉镜或支气管镜取出异物，以保持呼吸道通畅，防止窒息及其他并发症的发生。对于支气管镜下确实难以取出的异物，可行开胸手术或气管切开取出。

【常见的护理诊断／问题】

1. 有窒息的危险　与异物较大，阻塞气管或声门裂有关。
2. 有感染的危险　与异物刺激气管、支气管黏膜或阻塞远端肺叶而引发的感染有关。
3. 恐惧　与担心异物不能取出，危及生命有关。
4. 知识缺乏　缺乏气管、支气管异物的预防知识。
5. 潜在并发症　发生气胸、纵隔或皮下气肿等，与明显阻塞性肺气肿或剧烈咳嗽致细支气管或肺浅表组织破裂有关。

【护理措施】

1. 病情观察　嘱患者安静、卧床，小儿患者避免哭闹不安，准备好氧气、气管切开包、负压吸引等急救物品。如遇呼吸困难加重，应立即给予吸氧，并告知医生，及时采取必要措施，但忌用吗啡、哌替啶等抑制呼吸的药物。注意观察有无呼吸道感染的早期征象，如有体温升高、咳嗽、多痰等，均提示感染存在，应与医生联系，以便及时处理。

2. 治疗护理

（1）遵医嘱及时给予抗生素和糖皮质激素类药物，以及其他相应治疗等。

（2）对于已确定施行气管镜检查的患者，护理人员应积极配合医生做好各项术前准备工作，术前禁食、禁水，术后按医嘱进食流质或半流质饮食。详尽地向患者及其家属介绍手术的必要性、过程、术中和术后可能发生的各种并发症、配合治疗及处理的注意事项等，取得家属配合。术中因有可能出现气胸，术前要做好解决气胸的器械和 50mL 注射器以便及时排出气体。

（3）对于婴幼儿患者，施行支气管镜检查并取出异物，有时术后会发生喉头水肿，引起呼吸困难或声音嘶哑。因此，术后应及时给予吸氧、抗生素和激素治疗，以防窒息、感染和喉头水肿的发生。应特别注意呼吸形态。

（4）全麻术后，麻醉尚未清醒前，将患者的头偏向一侧，防止误吸，及时吸净患者口腔及呼吸道分泌物，保持呼吸道通畅。

（5）鼻腔异物钳取、咽喉滴药或治疗牙疾时，应正确操作，并检查器械有无松脱，有无义齿及松动的牙齿，以防偶然脱落而掉入气道。

（6）术中已行气管切开者，术后按气管切开常规护理。

（7）术后慎用阿托品、咖啡因、吗啡之类的药品。

3. 心理护理　向患者解释病情、治疗方法及预后，消除患者及家属紧张、恐惧心理，积极配合治疗。

【健康教育】

向患者及家属讲解预防气管、支气管异物发生的保健知识。如婴幼儿避免进食瓜子、花生、豆类等食物；小儿进食时不可嬉笑、哭闹、追逐；纠正小儿口中含物的不良习惯；教育小孩不要将玩具含于口中玩耍，若发现后应婉言劝说，让其自觉吐出；切忌恐吓或用手指强行挖取，以免引起哭闹而误吸入气道。成人要纠正口中含物作业的不良习惯。帮助患者及家属正确认识呼吸道异物的危险性及预后，使其积极配合治疗。

第二节　食管异物患者的护理

【概述】

食管异物（foreign bodies in esophagus）是耳鼻咽喉科常见的急症。进食匆忙或注意力不集中，食物未经仔细咀嚼而咽下，皆易发生食道异物。食管异物种类繁多，但以动物骨、刺多见；可发生于任何年龄，多见于老人及儿童。

异物停留部位最常见的是食管入口，其次为食管中段第二狭窄处，发生于下端者较少见。停留过久可导致严重并发症，甚至危及生命。

食管异物的发生与饮食习惯、进食方式、食管有无病变、精神神志状态等诸多因素有关。

1. 最常见的原因为进食匆忙，注意力不集中，误咽鱼刺、猪骨、鸡骨等。

2. 小儿磨牙发育不全，食物未经充分咀嚼；或口含玩具不慎下咽所致。

3. 成人也有因嬉闹、轻生而吞下枣核、塑料瓶盖等较大物品。

4. 老人因牙齿脱落或使用假牙，再加上咀嚼功能差，口内感觉欠灵敏，易导致误吞。

5. 食管本身疾病，如食管狭窄、痉挛或肿瘤，此时较大的食团或未嚼碎的肉团咽下，易嵌塞于食管。

6. 睡眠、酗酒、昏迷或麻醉时发生误吸。

食管异物的并发症较严重，有食管周围脓肿、食管穿孔、主动脉或其他大血管破裂。表现的症状为发热，白细胞增高，不能进食，吞咽疼痛，并可放射至背部、肩部等，颈部气肿，纵隔积液、积气，大量吐血等。

【护理评估】

1. 健康史　了解患者在发病前有无明确的异物误入史或自服史，以及食管手术或受伤史等，并了解异物的种类、性质、时间及误入异物后有无继续进食。

2. 身体状况　临床症状、体征与异物的种类，大小，形状，异物所在部位及异物误入后的时间，以及有无继发感染等有关。

（1）吞咽困难　异物嵌顿于食管入口时，吞咽困难明显。轻者可进食半流质或流质饮食，重者饮水亦感到困难。小儿患者常伴有流涎症状。

（2）吞咽疼痛　为食管异物的主要症状。异物较小或较圆钝时，疼痛不明显或仅有梗阻感。尖锐的异物或继发感染时疼痛多较重。异物位于食管上段时，疼痛部位多在颈根部或胸骨上窝处；异物位于食管中段时，常表现有胸骨后疼痛并可放射到背部。

（3）呼吸道症状　异物较大向前压迫气管后壁，或异物位置较高，部分未进入食管而压迫喉部，可出现呼吸道症状。尤其在幼小儿童，可出现呼吸困难，甚至有窒息致死的可能。应及时处理，以保持呼吸道通畅。

（4）唾液增多　因咽下困难及迷走神经受到刺激所致。多见于较大异物，患者往往张口流涎，表情痛苦。

（5）间接喉镜检查　有时可见梨状窝积液。

（6）颈部症状　颈部时有压痛。

3. 辅助检查

（1）X 线检查　对 X 线可显影的异物，可拍颈、胸正侧位片，以了解异物所在部位、大小和形状，对不显影的异物可做食管钡剂检查，骨刺类应吞服少许钡剂，以确定异物是否存在及所处位置。凡可疑有食管穿孔时应禁用钡剂检查，可改用碘油食管造影。

（2）食管镜检查　诊断不明确，但症状明显者不能轻易放过，行纤维食管镜或硬管食管镜检查可发现异物。

4. 心理 – 社会状况　评估患者的年龄、情绪状态、文化层次、对疾病的认知等。

5. 治疗要点　应尽早在食管镜下及时取出异物，防止并发症发生。对于一些巨大异物或嵌顿甚紧的异物，可经颈侧切开或开胸术取出异物。

术前及术后应进行补液及全身支持疗法。局部感染时，应给予足量抗生素。术后应禁食1~2天，怀疑穿孔者，应行鼻饲饮食。出现食管周围脓肿或咽后壁脓肿时，应行颈侧切开引流。合并食管穿孔、纵隔脓肿者，应请胸外科协助处理。

【常见的护理诊断 / 问题】

1. 疼痛　吞咽疼痛，与异物停留食道有关。

2. 有窒息的危险　与异物过大，向前压迫气管后壁有关。

3. 舒适改变　与异物嵌顿于食管引发疼痛、吞咽困难有关。

4. 知识缺乏　与缺乏食管异物的预防知识有关。

5. 焦虑　缺乏食管异物的预防知识。

6. 潜在并发症　感染、食管穿孔、出血、气管食管瘘等。

【护理措施】

1. 休息与饮食　嘱患者注意休息，禁食禁水，疑有食管异物并发症者绝对禁食。食管异物取出后，怀疑有食管损伤者，应置入鼻饲管供给营养，待解除食管穿孔的怀疑后方可拔除鼻饲管。

2. 治疗护理

（1）严密观察患者的体温、脉搏、呼吸、血压、胸痛等变化。如发现有皮下气肿、呼吸困难、吞咽剧痛、吐血等症状，应及时通知医生，并协助处理，保持呼吸道通畅，避免窒息。

（2）食管异物伴有食管壁损伤或合并感染者，常规给予广谱抗生素。

（3）警惕并发症的发生。如发现患者出现高热、全身中毒症状明显、局部疼痛严重、吞咽时呛咳及大量呕血或便血等表现时，提示有并发症发生，应立即报告医生，及时处理。

（4）静脉输液，以补充营养，维持水电解质平衡。

（5）对高热患者给予冰袋冷敷、酒精擦浴等物理降温。

3. 手术护理

（1）术前护理　凡确诊有食管异物者或需行食管镜检查者均需禁食、禁水，禁食不足6~8小时，不应行食管镜检查和异物探取，否则胃内容物在行食管镜检查术中发生反流，淹没管腔甚至经喉呛入气管，发生危险。

食管异物患者多因不能进食或就诊超过24小时，故需补充能量、改善体液平衡、控制感染，待一般情况好转后，方可实行食管镜检查术和异物探取术。

向患者及家属介绍手术方式、术中应注意的事项。

（2）术后护理 了解术中情况，如采用麻醉方式、手术方式、手术时间、异物种类、异物取出部位；异物取出后应检查其大小，是否完整，判断有无残留。

若顺利取出食管异物，且食管黏膜无损伤，局部黏膜无炎症表现者，术后无须特殊处理。

若食管异物已取出，但局部黏膜损伤或局部有炎症或脓液，术后仍应暂禁食，继续抗炎、补液，待自觉症状好转，吞咽无疼痛，检查正常后方可进食。

【健康教育】

向患者及家属进行食管异物的预防宣教：

1. 养成良好的饮食习惯，进食时专心、细嚼慢咽。

2. 损坏的义齿要及时修补，以免进食时松动脱落；睡前、全麻或昏迷患者应将活动义齿取下。

3. 教育儿童不要将细小的物件含于口中，以免误咽。

4. 误咽异物后，切忌自行吞咽大食团、馒头等，以免加重损伤，应及时就医。

思考题

1. 试述气管、支气管异物的典型临床表现及护理要点。

2. 试述支气管异物不完全阻塞的病理变化及其机制。

3. 食管异物的并发症有哪些？

4. 制定 1 份儿童气管、支气管异物的社区宣教资料。

第三篇　口腔科护理

第十二章　口腔科护理总论

📋 **学习目标**

1.掌握口腔颌面部的境界，舌、牙及牙周组织的组成、结构特点及临床意义；口腔科患者的护理评估及口腔科手术患者的常规护理。

2.熟悉颌面部主要骨、关节、肌及腺体的组成、血液供应和神经支配情况，口腔及颌面部的一般检查方法。

3.了解口腔科的布局与环境，口腔科门诊的护理管理。

第一节　口腔科的布局与管理

一、口腔科的布局与环境

在对口腔科进行布局设计时，首先要清楚了解口腔科所拥有的设备种类和数量，以及对口腔科工作人员的要求，再结合口腔科病房的面积和结构等因素综合考虑。一般应遵循以下原则：

1.应设置有相对独立的器械清洗室和消毒室。对于规模较大的口腔科，要把污染物通道和灭菌物通道分开，应考虑设置物流通道和人员通道。消毒室一般要设置一个边台，用于放置消毒柜、封口机等设备，并至少配备有一个清洗池。

2.候诊区和诊疗区分开，设有实际屏障，采光良好。口腔科的门、玻璃不能采用有色的，若采用隔断，隔断的颜色也不能改变诊室光线的色彩，即尽量保证口腔诊室的采光为自然光，以防止有色光线影响医生对牙齿的判断。

3.口腔科的功能用房一般应包括若干诊室、主任或专家办公室、医生办公室、特诊室、消毒室、影像室、暗室、技工室、候诊厅和护士工作站等，另外还要考虑公共用房，如卫生间等。

4.诊室中一般设有综合治疗台，有流动水装置，最好是每1张诊疗台设1个洗手池。特诊室还需配有计算机。

二、口腔科的基本配置

（一）人员房屋配置

1.医生　至少有1名已注册的取得口腔类别执业医生资格、身体健康的执业医生。每增设2台口腔综合治疗台，至少增加1名口腔医生。设4台以上口腔综合治疗台的，至少有1名具有口腔主治医生以上专业技术职务任职资格的人员。

2.护士　至少有1名注册护士。每增加3台口腔综合治疗台，至少增加1名注册护士。

3.房屋设置　要符合卫生学布局及流程。设1台口腔综合治疗台的，建筑面积不少于30平方米；设2台以上口腔综合治疗台的，每台建筑面积不少于25平方米。诊室中每口腔综合治疗台净使用面积不少于9平方米。

（二）设施设备配置

1.一般设备　光固化灯、超声洁治器、空气净化设备、高压灭菌设备等。

2.急救设备　氧气瓶（袋）、开口器、牙垫、口腔通气道、人工呼吸器等。

3.口腔综合治疗单元设备　牙科治疗椅1台（图12-1，附手术灯1个、痰盂1个、器械盘1个）、高速和低速牙科切割装置1套、吸唾装置1套、三用喷枪1支、医生座椅1张，病历书桌1张、口腔检查器械1套（图12-2）。诊疗器械符合一人一用一消毒配置。除此之外，还应视实际情况增设口腔内窥镜、消毒锅、数字牙片机、根管测量仪、超声波清洗器、封口袋、无

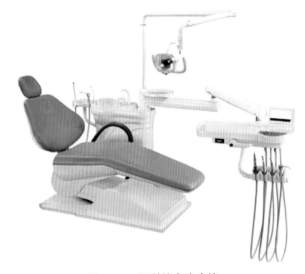

图12-1　牙科综合治疗椅

痛局麻仪、超声波洗牙机、口腔综合治疗台、水激光等其他口腔高科技牙科设备。

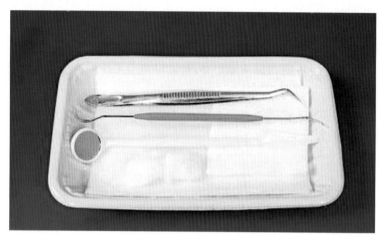

图 12-2　一次性口腔器械包

（三）专科配置

设置口腔内科、口腔外科、口腔修复科、口腔正畸科、口腔预防保健科、颞下颌关节专科、儿童口腔科、老年口腔科等科室。

三、口腔科的护理管理

（一）门诊护理管理

口腔疾病大部分在门诊进行治疗，因此做好门诊护理十分重要。口腔门诊护理的主要任务是做好开诊前准备、椅旁护理、安排患者就诊、协助医生进行检查治疗、搞好健康教育与护理指导等。

1. 按门诊一般护理常规施行，诊室应保持清洁、整齐、通风、明亮；备好消毒洗手液、肥皂、毛巾等；做好检查、治疗、门诊手术、复诊患者的预约登记工作。

2. 安排患者的就诊顺序，口腔急性出血、急性疼痛、口腔颌面外伤及年老体弱患者可提前就诊。发现传染性疾病如流行性腮腺炎、肝炎等应送隔离室或请传染病科会诊。凡用于口腔内或接触患部的器械（包括牙钻、机头、托盘、印模胶等），均须严格消毒。

3. 治疗台上的各种常备药品（如芳香氨醋、尼可刹米、安钠咖、肾上腺素、硝酸甘油等）、物品（包括无菌棉球、纱球、弯盘、窝洞消毒药物、丁香油、牙钻、牙胶类、复合树脂、氧化锌粉、磷酸锌粉、酒精灯、火柴、漱口杯及漱口水等）应定期检查，及时补充与更换；检查消毒器械，检查医疗电脑，使其处于工作状态；围布须经常保持清洁，受唾液、血液等污染者应及时更换。

4. 进行各项口腔治疗或手术前，应先用肥皂流水洗手，必要时加戴无菌手套或指套（手术时必须戴无菌手套）。

5. 做好椅旁护理。患者坐在牙科椅上，根据治疗部位调整光源、椅位高低、靠背和头枕位置。诊治上颌牙时，应使患者张口后的上颌牙平面与地面成 45°，其高度稍高于医生的肘关节；诊治下颌牙时，应使患者张口后的下颌牙平面与地面平行，其高度与医生肘部平齐。在诊治过程中，应主动、及时地配合医生操作。如调拌各种材料和药剂，做到及时、质好、适量，保证治疗成功。

6. 健康教育。利用海报、板报、电视、分发宣传册、主动讲解等形式，宣传常见口腔疾病的发病原因及防治知识。

（二）消毒隔离制度

建立严格的有关医护人员双手和器械物品的消毒隔离制度，防止患者与患者、患者与医护人员之间交叉感染的发生。

1. 口腔科应配备器械清洗、消毒、灭菌的设备，保证口腔器械及时有效灭菌。器械物品尽量采用物理灭菌法处理，最好门诊配用快速压力灭菌器。凡被患者的血液、唾液等污染的器械，均应执行双消毒法。要做到诊疗器械、漱口杯 1 人 1 份，一用一消毒。建议使用一次性牙科检查器械。污染后的敷料应装入密封袋中集中焚烧处理。

2. 医护人员严格执行无菌操作规程，做好自我防护，接触患者前后应用肥皂和流动清水充分清洗双手，必要时应用高效消毒液浸泡后再洗手。

3. 保持室内清洁，每日清洁消毒地面和台面，保持口腔科诊室医疗环境的干净、整洁，每日行紫外线空气消毒 1 小时，并做好记录。

（三）手术前后护理

1. 手术前常规护理

（1）心理护理 根据患者的文化背景，恰当介绍治疗方案、手术过程、预后及术前术后的注意事项，使患者有充分的思想准备，积极配合治疗。

（2）局部准备 ①术前做好口腔护理，清洁口腔、洁牙、药液含漱。②帮助患者戒烟，根据手术需要指导患者练习床上使用便器，小儿应训练使用汤匙或滴管喂食。③口腔有炎症者先控制炎症，再行手术。④术前 1 日，按手术区域做好皮肤准备。做普鲁卡因、青霉素过敏试验，并记录结果；根据手术需要按医嘱配血；术前一晚保证最佳睡眠。⑤术日晨应遵医嘱执行术前用药，嘱患者术前排空大小便。全麻患者禁食水要求：成人术前 8 小时禁食，4 小时禁水；小儿术前 6 小时禁食，2 小时禁水；6 个月以下小儿 3 小时禁奶，2 小时禁水。

2. 手术后常规护理

（1）了解手术过程中的情况，接好各种引流管并做好引流护理。

（2）全麻患者未清醒时，按全麻术后常规护理至患者清醒。

（3）注意观察切口渗血渗液情况，口腔手术患者要使患者保持头侧位和侧俯卧位，以利渗血渗液流出，叮嘱患者口腔内分泌物吐出，勿咽下。

（4）做好饮食护理，根据患者病情和医嘱决定饮食的种类和量。

（5）保持口腔卫生，每日视患者需要提供口腔护理或含漱液漱口。

（6）皮瓣转移患者做好取皮处的切口护理，同时做好植皮处护理，观察皮瓣颜色、温度等。

（7）做好心理护理。

（8）其他按一般外科术后护理，各不同病种按病情需要进行专科护理。

第二节　口腔颌面部的应用解剖生理

口腔颌面部（oral and maxillofacial region）包括口腔和颌面部，两部分结构关系紧密，疾病常相互影响。颌面部指头颅下前方，上起额部发际，下至舌骨水平，左右达颞直线，由颌骨、颞下颌关节、涎腺及周围的软组织构成，有鼻、耳和口腔等器官，是机体的主要显露部分，有咀嚼、呼吸、吞咽、言语、表情等功能。

一、口腔

口腔（oral cavity）是消化道的起始端，由唇、颊、腭、口底围成，向前经口裂通外界，向后经咽峡与咽相通，内有牙、舌等器官（图 12-3），具有摄食、吸吮、咀嚼、味觉、消化、吞咽、语言及辅助呼吸功能。

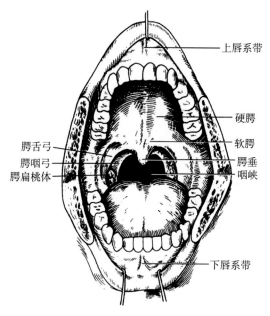

图 12-3　口腔

上唇系带

硬腭

软腭

腭垂

咽峡

腭舌弓

腭咽弓

腭扁桃体

下唇系带

（一）口腔的分部

口腔以牙列为界分为口腔前庭和固有口腔。

1.口腔前庭　口腔前庭（oral vestibule）是唇、颊与牙列、牙龈及牙槽弓之间的潜在腔隙。自唇、颊移行至牙槽的黏膜穹隆部，称为前庭沟（又称为唇沟、颊沟），口内脓肿多在此切开引流，亦为拔牙的局麻部位。在前庭沟的正中，上下中切牙间，由唇至牙龈的扇形带状的黏膜皱襞称唇系带。一般上唇系带较下唇系带明显，若唇系带附着过低、过宽，伸入两中切牙牙间乳头，则易造成两中切牙间隙过大影响牙齿的排列。前庭沟的两侧，相当于上、下双尖牙区的扇形或带状黏膜皱襞称为颊系带，其数目不定，一般上颊系带明显。当上下牙咬合时，口腔前庭可借第三磨牙后方的间隙与固有口腔相通，牙关紧闭或颌间固定的患者可经此通道输入营养物质。

2.固有口腔　固有口腔（oral cavity propcr）是口腔的主要部分，其上为腭，下为舌和口底，前界和两侧界为上下牙弓，后界为咽峡。

（二）口腔的境界

1. 唇 唇（oral lips）分上唇和下唇，其间为口裂，上下唇联合处构成口角。唇红部组织内有唇动脉通过，唇红与皮肤交界处为唇红缘。上唇自鼻小柱向下至唇红缘有一纵形的浅沟称人中（philtrum），人中的上、中 1/3 交点处为人中穴，是急救用穴位。唇部自外向内依次为皮肤、浅筋膜、口轮匝肌、黏膜下层和黏膜。唇部皮肤有丰富的汗腺、皮脂腺和毛囊，为疖、痈的好发部位。浅筋膜较疏松，故口唇感染时常出现明显水肿。黏膜下层含有较多黏液腺，分泌黏液直接润滑口腔。腺管阻塞时，可发生黏液囊肿。口腔黏膜的上皮是复层扁平上皮，以角质细胞为主，上皮更新快，从基底层到角化层的时间为 10～14 天。

2. 颊 颊（cheek）位于面部两侧，为口腔的外侧壁，主要由皮肤、皮下组织、颊脂垫、颊肌、黏膜下层和颊黏膜组成，组织疏松而富有弹性。颊脂垫使颊部黏膜形成底在前，尖向后的三角形突起，尖部称颊脂垫尖，当张大口时，此尖高于下颌孔水平，临床上常将其作为下牙槽神经麻醉进针的标志。在与两侧上颌第二磨牙相对的颊黏膜上，可见乳头状突起，为腮腺导管的开口。

3. 腭 腭（palate）是口腔的顶，分为前 2/3 的硬腭和后 1/3 的软腭两部分，鼻腔和鼻咽部借此与口腔分隔。

（1）硬腭 黏膜覆盖于骨腭形成硬腭（hard palate），两中切牙后方的黏膜突起称切牙孔乳头，其下为切牙孔，是鼻腭神经阻滞麻醉进针的标志。在硬腭后缘前约 0.5cm 处及从腭中缝至第二磨牙腭侧缘的外、中 1/3 交界处，左右各有一孔称腭大孔，有腭前神经、血管通过，向前分布于尖牙腭侧以后的黏膜、骨膜和牙龈。腭大孔为阻滞麻醉的常用部位。

（2）软腭 软腭（soft palate）前与硬腭相连，后缘游离，其正中部下垂如小舌样，称为腭垂。软腭两侧向外下方形成两个弓形黏膜皱襞，分别为前面的腭舌弓和稍后面的腭咽弓，两弓之间容纳扁桃体。软腭较厚，主要由几束小肌肉和腱膜构成，表面覆盖以黏膜，在口腔面黏膜下含有大量黏液腺（腭腺），伴有脂肪和淋巴组织，一直伸延至硬腭双尖牙区。在正常情况下通过软腭和咽部肌肉彼此协调运动，来辅助语言和吞咽等功能。

4. 口底 指舌体以下，下颌骨体以内的口腔底部，表面为黏膜覆盖，在舌系带两侧各有一舌下阜，为下颌下腺导管开口处。舌下阜往后的黏膜隆起称舌下襞，内有舌下腺并有许多导管直接开口于黏膜表面。由于口底组织比较疏松，在外伤或感染时容易形成较大的血肿、水肿或脓肿，将舌推向上后，造成呼吸困难或窒息，进而危及生命。

（三）舌

舌（tongue）附着于口底，具有味觉功能，能协助完成语言、咀嚼、吞咽等重要生理功能。此外，舌又是观察全身某些疾病的重要窗口，不少病理变化可通过舌黏膜反映出来。

1. 舌的分部 舌前 2/3 为舌体，活动度大，其前端为舌尖，表面拱起称舌背，下面为舌腹，两侧为舌缘；舌后 1/3 为舌根，活动度小。舌体和舌根以人字沟为界，其形状呈倒 V 型，尖端向后的凹陷处是甲状舌管残管，称舌盲孔。

2. 舌的黏膜 舌背黏膜上形成多种乳头，有丝状乳头、菌状乳头、轮廓乳头及叶状乳头。后三种乳头上含有味蕾，可感受味觉刺激，舌尖部对甜、辣、咸味敏感，舌缘对酸味敏感，舌根部对苦味敏感。舌根部黏膜有许多圆形淋巴滤泡，称为舌扁桃体。舌腹黏膜平滑菲薄，正中有黏膜皱襞与口底相连，称舌系带。临床上常见舌系带过短，从而限制舌的活动和影响舌尖部肌肉发育而致发音不清。

3. 舌肌 舌的主体由横纹肌组成，包括附着于下颌骨颏棘的颏舌肌和呈纵横、上下交错排列的舌内肌，因此，舌能前伸、后缩、卷曲等多方向活动，非常灵活。

（四）牙

牙（teeth）嵌入上、下颌骨的牙槽内，是人体最坚硬的器官，能对食物进行切割、撕裂、研磨等机械加工，并有助于发音和保持面部正常形态。

1. 牙的形态分部 牙的外形可分为牙冠、牙颈及牙根三部分（图 12-4）。其中的空腔称牙髓腔，分为牙冠腔和牙根管。

（1）牙冠 是显露于口腔中发挥咀嚼功能的主要部分。每个牙齿的牙冠有五个面：①唇面或颊面：前牙牙冠靠近口唇的一面称为唇面，后牙牙冠靠近颊的一面称为颊面。②舌面或腭面：牙冠接近舌的一面称舌面，上颌牙齿的舌面因靠近上腭，又称腭面。③近中面：牙冠与邻牙相接的

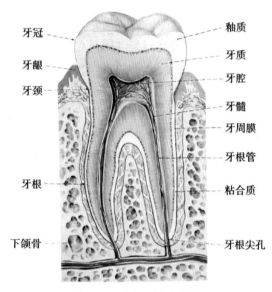

图 12-4 牙的形态与构造

两个面中，离中线近的一面称近中面。④远中面：牙冠与邻牙相接的两个面中，离中线较远的一面称远中面。⑤𬌗面或切缘：上、下牙齿相对咬合的一面称𬌗面。前牙咬合时相对的是有切割功能的缘，故称切缘。咬合面有隆起的尖称为牙尖或嵴，凹陷的部分呈点状的称点隙，线状的称沟，是龋病的好发部位。

（2）牙颈 牙冠与牙根交界处呈一弧形曲线，称为牙颈。正常时被牙龈所覆盖，当牙龈萎缩时可裸露。

（3）牙根 嵌于牙槽内，是牙体的支持部分。根尖有孔称根尖孔，通过牙根管与牙冠腔相通，有牙髓血管神经穿过。

2. 牙的组织结构 从牙体的纵剖面见，牙由牙釉质（enamel）、牙本质（dentine）、牙骨质（cement）三种钙化的硬组织和牙髓（dental pulp）软组织组成。

（1）牙釉质（珐琅质） 位于牙冠表面，呈乳白色，有光泽，对深面的牙本质起保

护作用，当牙釉质有磨耗时，则透露出淡黄色的牙本质。牙釉质是一种半透明的钙化组织，含无机盐 95% ~ 97%，含水及有机物 3% ~ 5%，为人体中最硬的组织。

（2）牙本质（象牙质）　牙齿的主体，色淡黄而有光泽，含无机盐 70%。牙本质的有机物含量比牙釉质多，约占 30%，硬度比牙釉质低。牙本质内有很多细微的小管，称牙本质小管，与牙髓腔相通，管内有神经末梢，对外界刺激敏感，所以当牙本质外露后，遇冷、热、酸、甜刺激时，就会产生酸痛。

（3）牙骨质　位于牙颈和牙根表层，色泽较黄，是一层钙化的结缔组织，硬度与骨相近。近牙颈部的牙骨质较薄，根尖部及根分叉处的牙骨质较厚。牙根部的牙骨质借牙周膜固定于牙槽内，损伤后可再生修复。

（4）牙髓　填充于牙髓腔内的疏松结缔组织，内含丰富的血管、淋巴管、神经纤维、成纤维细胞和成牙本质细胞。感觉功能敏锐，并具有供给牙体组织营养，补充牙本质等功能。

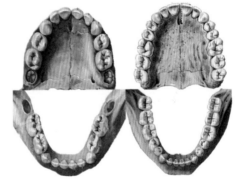

图 12-5　乳牙和恒牙

3. 牙的类型与牙式　人一生中有两副牙，按照萌出的时间分为乳牙和恒牙（图 12-5）。按照外形及功能分为切牙、尖牙和磨牙，切牙起切断作用，尖牙和双尖牙起捣碎的作用，磨牙主要将食物嚼碎和磨细。

（1）乳牙　出生后 6 ~ 8 个月开始萌出的牙即乳牙（deciduous teeth），一般 2 岁时全部萌出，共 20 个。上、下颌左右侧各有 5 个乳牙，由中线开始依次为乳中切牙、乳侧切牙、乳尖牙、第一乳磨牙、第二乳磨牙。临床上分别以罗马数字Ⅰ、Ⅱ、Ⅲ、Ⅳ、Ⅴ代表。乳牙的萌出顺序见表 12-1。

表 12-1　乳牙的表示方法及萌出顺序

牙齿名称	表示方法	萌出顺序	萌出时间（月）
乳中切牙	Ⅰ	1	6 ~ 8
乳侧切牙	Ⅱ	2	8 ~ 10
乳尖牙	Ⅲ	4	16 ~ 20
第一乳磨牙	Ⅳ	3	12 ~ 16
第二乳磨牙	Ⅴ	5	24 ~ 30

（2）恒牙　恒牙（permanent teeth）是继乳牙脱落后的第二副牙，如无疾患或意外损伤，一般不脱落，而脱落后再无其他牙萌出替代。

自 6 ~ 7 岁至 12 ~ 13 岁，乳牙逐渐脱落而为恒牙所代替，此期内口腔里既有乳牙又有恒牙，称为替牙时期，又称混合牙列期。12 ~ 13 岁以后乳牙全部被恒牙所取代，称为恒牙时期。

恒牙共 28～32 个，上、下颌左右侧各有 8 个。前方的 20 个接替乳牙，由中线开始分别称为中切牙、侧切牙、尖牙、第一前磨牙、第二前磨牙，临床上以数字 1、2、3、4、5 表示。后方的 12 个恒牙是直接萌出的，分别称为第一磨牙、第二磨牙、第三磨牙，以 6、7、8 表示（表 12-2）。第一磨牙在 5～6 岁时最先萌出，又称为六龄齿。第三磨牙萌出晚，一般在 17～25 岁之间，称为智齿。智齿萌出时间不一，也有先天缺失者。因间隙不足而萌出困难或位置不正，称为智齿阻生。

表 12-2　恒牙的表示方法及萌出顺序

牙齿名称	表示方法	萌出顺序	萌出时间（岁）	
			上颌	下颌
中切牙	1	2	7～8	6～7
侧切牙	2	3	8～10	7～8
尖牙	3	4	11～13	10～12
第一前磨牙	4	5	10～12	10～12
第二前磨牙	5	6	11～13	11～13
第一磨牙	6	1	5～7	5～7
第二磨牙	7	7	12～14	11～14
第三磨牙	8	8	17～26	17～26

（3）牙式　临床上为便于记录牙位，以"+"符号区分上下左右。横线上代表上颌，横线下代表下颌，纵线左代表患者右侧，纵线右代表患者左侧。"+"将牙弓分为左上颌（└）、右上颌（┘）、左下颌（┌）、右下颌（┐）四区。如 5 表示左上颌第二前磨牙，Ⅲ 表示右下颌乳尖牙。"+"字法记录较为直观，但不便于键盘输入。国际牙科联盟给出的另外一种方法是：把 + 字的四个象限编号。右上、左上、左下、右下分别是：恒牙 1、2、3、4，乳牙 5、6、7、8，再加上各自牙位号，2 位数字代表一个牙位，便于输入。如：右下第一磨牙就是 46，左下第一乳磨牙写为 74（乳牙也不用罗马数字或 A、B、C、D、E 了）。

4. 牙周组织　牙周组织包括牙龈、牙周膜和牙槽骨，对牙体起支持、固定和营养作用。

（1）牙龈　口腔黏膜覆盖于牙槽骨和牙颈表面的部分称牙龈（gingiva），呈粉红色，坚韧而富有弹性。牙龈表面有呈橘皮状的凹陷小点，称点彩，牙龈发炎水肿时点彩消失。两牙间牙龈突起的部分称龈乳头，牙龈的边缘称龈缘，龈缘与牙齿间的空隙称龈沟，正常深度不超过 2mm。如龈沟过深则表示有牙周病变。

（2）牙周膜　牙周膜（periodontal membrane）是介于牙骨质和牙槽骨之间的致密结缔组织，其纤维成斜行束状，一端较低，埋于牙骨质，另一端较高，埋于牙槽骨和牙颈部的牙龈内，将牙固定于牙槽窝内，并有一定的生理动度。牙周膜内富含神经、血管和淋巴组织。牙周膜能调节牙齿所承受的咀嚼压力，并形成和营养牙骨质。

（3）牙槽骨　牙槽骨（alveolar bone）是颌骨包围牙根的突起部分，又称牙槽突。此处骨质较疏松，且富弹性，是支持牙的重要组织。牙槽骨容纳牙根的凹窝叫牙槽窝，牙槽窝的游离缘称牙槽嵴，两牙之间的牙槽骨称牙槽间隔，牙槽窝内牙根之间有牙根间隔（或槽间隔）。切牙与尖牙没有牙根间隔。上颌第一前磨牙的牙根常有分叉的情况。上颌磨牙有三根，其牙根间隔成"Y"形。当牙齿脱落后，牙槽骨即逐渐发生萎缩。

二、颌骨及骨连结

（一）上颌骨

上颌骨（maxilla）是构成颜面部中 1/3 的最大骨，左右各一，互相对称。它与邻骨连接，构成眼眶底、口腔顶、鼻腔底及侧壁。上颌骨外形极不规则，由一体（上颌骨体）及四突（额突、颧突、牙槽突、腭突）组成（图 12-6）。

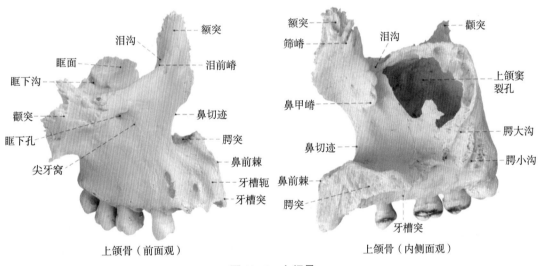

图 12-6　上颌骨

1. 一体　即上颌骨体，为上颌骨的中央部，体内的空腔为上颌窦。分前外、后、上、内四个面。

（1）前外面　又称脸面，为上颌窦的前壁。上界为眶下缘，眶下缘中点下方 0.5～0.8cm 有眶下孔，眶下孔的下方骨面呈浅凹状即尖牙窝，该处骨壁菲薄，上颌窦的手术常由此凿孔进入术野。下界为牙槽突的底部，内界为鼻切迹，外界为颧突与第一磨牙间隆起的颧牙槽嵴。

（2）上面　又称眶面，平滑呈三角形，构成眶下壁之大部。其中份有由后方眶下裂向前行之眶下沟，并形成眶下管，开口于眶下孔。上牙槽前、中神经由眶下管内分出，经上颌窦前壁和外侧壁分布到前牙和前磨牙。

（3）后面　又称颞下面，颧牙槽嵴以后的部分，可进行上牙槽后神经阻滞麻醉。

（4）内侧面　又称鼻面，构成鼻腔外侧壁，上颌窦开口于内面的中鼻道。上颌窦囊肿摘除及根治术即在下鼻道开窗引流。

2. 四突

（1）额突（frontal process）　为坚韧细长的骨板，自上颌体的前内上部突向后上，分别与额骨、鼻骨、泪骨和筛骨相连接。

（2）颧突（zygomatic process）　为锥体形，自上颌体的前、后面之间突向外上，与颧骨相接。

（3）牙槽突（alveolar process）　即牙槽骨。前部较薄，后部较厚，每侧牙槽突上有7～8个牙槽窝容纳牙根。尖牙的牙槽窝最深，接近上颌窦，故尖牙与上颌窦病变可相互累及。

（4）腭突（palatine process）　为水平骨板，前部较厚，后部较薄，与对侧腭突在正中线相接，形成腭正中缝，参与构成口腔顶及鼻腔底。腭突后缘呈锯齿状与腭骨水平部相连，构成腭横缝。

上颌骨骨质疏松，血运丰富，因此上颌骨骨折出血较多，但较易愈合。上颌骨骨髓炎远较下颌骨少见，且多局限。

（二）下颌骨

下颌骨（mandible）是颌面部唯一可活动而最坚实的骨骼，是面部下 1/3 的主要支架，两侧对称，在正中线处融合，称为正中联合。下颌骨分为水平的下颌体和两侧垂直的下颌支（图 12-7）。

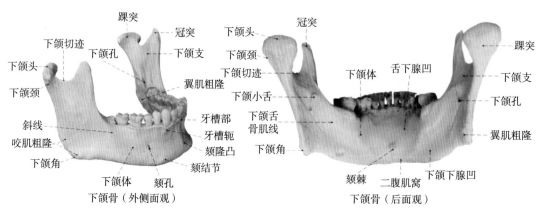

图 12-7　下颌骨

1. 下颌体　下颌体（mandible body）呈 "U" 型，分上、下两缘和外、内两面。

（1）两缘　上缘为牙槽骨，前牙区牙槽骨板较后牙区疏松，后牙区牙槽骨颊侧较舌侧厚。下缘称下颌底，骨面光滑，骨质致密且厚，两侧与下颌支下缘相续。

（2）两面　外面正中联合处近下缘较突出，为颏结节，其两侧在前磨牙下方各有一开口向后、上、外方的孔，称颏孔，内有颏神经、血管通过。内面正中联合处偏下的骨突起称颏棘，是颏舌肌的附着处，前上部有容纳舌下腺的舌下腺凹，后下部有容纳下颌下腺的下颌下腺凹。

2.下颌支 两侧与下颌体近乎垂直的长方形骨板为下颌支（mandible ramus），分内、外两面，髁、冠两突和上、下、前、后四缘。

（1）两面 内面中央的骨孔为下颌孔，呈漏斗状，是下牙槽神经、血管进入下颌管的入口，与下磨牙殆面等高。外面扁平，隆起处为咀嚼肌附着处。

（2）两突 前方呈尖向上的三角形，较薄锐，称为冠突，又称喙突，有颞肌附着。后方圆隆突起称髁突，分头、颈两部。髁突顶端宽大而钝，称下颌头，与颞骨的下颌窝及关节结节构成颞下颌关节；下方缩窄处为下颌颈，有翼外肌附着。

（3）四缘 上缘：冠突与髁突之间的深凹称为下颌切迹，是经颞下麻醉下颌神经的重要标志。下缘：与下颌骨体的下缘连续，往后与后缘相交而成下颌角，角前凹陷处是面动脉通过处。前缘：上起冠突，向下连下颌体。后缘：由髁突向下，上段骨缘圆而厚，下段薄而粗糙。

下颌骨的正中联合、颏孔区、下颌角、下颌颈等处骨质薄弱，受伤时易发生骨折。骨折后由于周围肌肉的收缩牵拉，常造成骨折片的明显移位。下颌骨血运较上颌骨差，主要由下牙槽动脉供应，且骨质较厚，故骨折的愈合较上颌骨慢，发生骨髓炎也较上颌骨多见而且严重。

（三）颞下颌关节

颞下颌关节是头颅部唯一的关节，由下颌骨的髁突、上颌骨的关节窝及关节结节所组成，内有关节盘。该关节的活动可引起张口、闭口、下颌骨前伸及左右移动。

三、口腔颌面部肌肉

口腔颌面部的肌肉可分为表情肌和咀嚼肌两部分，主要功能为语言、表情和咀嚼。

（一）表情肌

面部表情肌起自骨壁和浅筋膜，止于皮肤，肌纤维围绕面部孔裂，如眼、鼻和口腔，排列成环形或放射状，收缩时牵引额部、眼睑、口唇和颊部皮肤活动，显露各种表情。主要肌肉有眼轮匝肌（orbicularis oculi）、口轮匝肌（orbicularis oris）、唇方肌、额肌、笑肌和颊肌等。由于表情肌与皮肤连接紧密，故当外伤或手术切开皮肤和表情肌后，创口常裂开较大，应按肌纤维走行的方向逐层缝合，以免引起术后内陷瘢痕。面部表情肌均由面神经支配，面神经受损后引起表情肌瘫痪，呈面瘫表现。

（二）咀嚼肌

咀嚼肌是运动颞下颌关节的肌肉，包括咬肌（masseter）、颞肌（temporalis）、翼内肌（medial pterygoid）和翼外肌（lateral pterygoid）（图 12-8），组成闭口和开口两组肌群，引起开口、闭口和下颌骨的前伸与侧方运动。其支配神经均来自三叉神经下颌支。

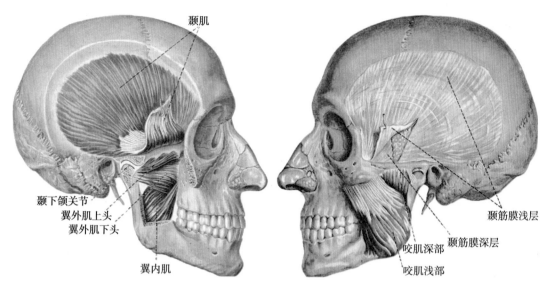

图 12-8　咀嚼肌

1. 闭口肌群　由咬肌、颞肌和翼内肌组成。这组肌肉强大而有力，收缩时使下颌骨上升，口闭合，上、下牙齿粭面接触。

（1）咬肌　呈长方形，起自颧弓，止于下颌角外侧，作用是牵下颌骨向上前方运动。

（2）颞肌　呈扇形，起自颞窝，向下会聚于下颌冠突，作用是牵下颌骨向上后方运动。

（3）翼内肌　起自蝶骨翼突外板内面，止于下颌角内面，作用是使下颌向上，并协助翼外肌使下颌前伸和侧方运动。

2. 开口肌群　这组肌肉的功能是使上、下牙齿粭面分离、下颌前伸和侧向移动。

（1）颈部浅层肌　二腹肌、下颌舌骨肌和颏舌骨肌等是构成口底的主要肌，各肌分别附着在舌骨和下颌骨体上，收缩时使下颌骨体下降，口张开。

（2）翼外肌　起端有两个头，上头起自蝶骨大翼，下头起自蝶骨翼突外板外面，分别止于颞下颌关节盘前缘和下颌颈，作用是在开口运动时，牵引下颌前伸和侧向运动。

咀嚼肌的运动具有对称性、协调性，当颌骨骨折时，肌群间的平衡被破坏，易发生骨折片移位，造成牙列变形、咬合错乱和咀嚼肌功能障碍。咀嚼肌与颌骨及周围组织之间有很多筋膜间隙，内有大量疏松结缔组织，牙源性感染极易在间隙扩散，形成脓肿。

四、涎腺

涎腺又称唾液腺，分大、小两种，有湿润口腔黏膜、消化食物、杀菌、调和食物便于吞咽及调节机体水分平衡等作用。小唾液腺分布于唇、舌、颊、腭等处的黏膜固有层和黏膜下层；大的唾液腺有三对，即腮腺、下颌下腺和舌下腺，各有导管开口于口腔。

（一）腮腺

腮腺（parotid gland）是涎腺中最大的一对，位于两侧外耳前下方内。腺体呈不规则的楔形，有较多突起。导管长 5～7cm，管腔直径约 3mm，在腺体前缘近上端发出，行至咬肌前缘时呈直角向内穿过颊肌，开口于颊黏膜上的腮腺导管乳头，开口处正对上颌第二磨牙牙冠。

（二）下颌下腺

下颌下腺（submandibular gland）位于颌下三角内，呈扁椭圆形，腺体深层进入口底。导管长约 5cm，行走方向从后下走向前上，开口于舌系带两旁的舌下肉阜。

（三）舌下腺

舌下腺（sublingual gland）位于口底舌下襞，由若干小腺构成，各小腺泡有其单独的短小导管，直接开口于舌下襞，亦有少数导管汇入下颌下腺导管，开口于舌下肉阜。由于管口较小，不易发生逆行感染，但可成为潴留性囊肿的好发部位。

五、血管

（一）动脉

颌面部血液供应特别丰富，主要来源于颈外动脉的分支，如舌动脉、面动脉、上颌动脉和颞浅动脉（图 12-9）。舌动脉主要供应舌、口底和腭扁桃体；面动脉是面部浅层组织的主要动脉；上颌动脉位置较深，主要供应上下颌骨、牙及牙龈、咀嚼肌、腭等；颞浅动脉供应腮腺、额、颞、顶等处。

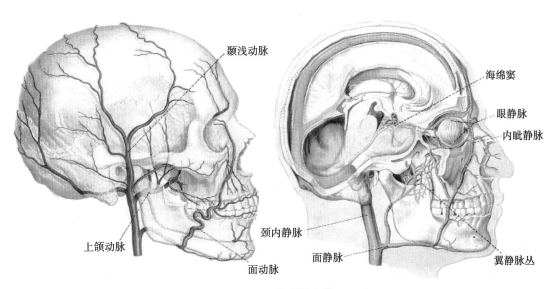

图 12-9　颌面部血管

颌面部各动脉分支之间和两侧动脉之间都有吻合，因而血液供应极为丰富，有利于伤口愈合和提高抗感染的能力，但手术与外伤时也可引起较大量的出血。外伤出血时可通过压迫供应动脉的近心端以暂时止血，如面部出血时可在下颌骨下缘与咬肌前缘相交处压迫面动脉，颞、顶部出血时可在耳屏前方压迫颞浅动脉进行止血。

（二）静脉

颌面部静脉分支多而细小，多数静脉与同名动脉伴行，相互吻合，形成深浅两个静脉网，其静脉血主要通过颈内、外静脉回流至心脏。浅静脉网由面前静脉和面后静脉组成，深静脉网主要为翼静脉丛。面部鼻根与口角连线的三角区是面静脉的收纳区，面静脉向上通过眼静脉与颅内海绵窦相交通，其特点是静脉瓣少而薄弱，当肌肉收缩或挤压时，易使血液反流。故颌面部的感染，特别是该三角区的感染，若处理不当（如挤压、手术等），则易逆行传入颅内，引起海绵窦血栓性静脉炎等严重并发症。故常称此三角为面部的危险三角。

六、淋巴

口腔颌面部的淋巴组织极为丰富，淋巴管（lymphatic vessel）交织成网，回流途中流经大小不一、数量不等的淋巴结群，构成颌面部重要的防御系统。颌面部主要的淋巴结群有耳后淋巴结、腮腺淋巴结、面淋巴结、颌下淋巴结和颏下淋巴结等。淋巴结（lymph nodes）收纳来自口腔颌面部不同区域的淋巴液，正常情况下小而柔软，不易触及，但当其所收纳范围内有炎症或肿瘤时，相应的淋巴结就会发生肿大、质硬，易被触及，急性炎症时伴有明显压痛。因而淋巴结对于炎症、肿瘤的诊断、预后具有极其重要的临床意义。

七、神经

与口腔颌面部相关的主要神经有面神经（facial nerve）、三叉神经（trigeminal nerve）、舌咽神经（glossopharyngeal　nerve）和舌下神经（hypoglossal nerve），管理口腔颌面部的运动和感觉。

（一）面神经

连于脑桥，自内耳门入面神经管，发出一小支（鼓索）穿鼓室，大部分自茎乳孔出颅，是混合性神经，含躯体运动纤维、内脏运动纤维和内脏感觉纤维。

1. 躯体运动纤维　起自脑桥的面神经核，纤维自茎乳孔出颅后穿过腮腺分五支，即额支、颞支、颊支、下颌缘支和颈支。各支在腺体内吻合成网，出腺体后扇形分布，支配面部表情肌的活动。由于面神经与腮腺的关系密切，腮腺病变可影响面神经，使之发生暂时性或永久性的麻痹。面部手术不慎损伤面神经会造成面部畸形的严重后果。

2. 内脏运动纤维　起自上泌涎核，纤维随面神经走行至蝶腭神经节，和颌下神经节交换神经元后，分别至泪腺、下颌下腺和舌下腺，司腺体分泌。

3. 内脏感觉（味觉）纤维　分布于舌前 2/3 的味蕾，司味觉。

（二）三叉神经

是第五对脑神经，为脑神经中的最大者，起于脑桥臂，司颌面部感觉和咀嚼肌的运动。三叉神经自颅内三叉神经半月节分出眼神经、上颌神经和下颌神经三大支。

1. 眼神经　眼神经（eye nerve）经眶上裂入眶，分支分布于眼球，终末支穿眶上孔出颅，分布于额部皮肤。

2. 上颌神经　上颌神经（maxillary nerve）由圆孔出颅，向前越过翼腭窝达眶下裂，再经眶下沟入眶下管，最后出眶下孔。其沿途分支有颧神经、蝶腭神经、上牙槽前中后神经，分布于相应部位；出眶下孔后分为睑、鼻、唇三个末支，分布于下睑、鼻侧和上唇的皮肤和黏膜。

3. 下颌神经　下颌神经（mandibular nerve）是半月神经节发出的最大分支，含有感觉纤维和运动纤维。下颌神经出卵圆孔后分前后两股。前股较小，主要为运动神经，分布于咬肌、颞肌和翼内外肌；感觉神经是颊长神经，分布于颊部黏膜和皮肤。后股较大，多为感觉神经，主要分支有颞神经、舌神经和下牙槽神经，分布于颞部、舌黏膜、下牙槽及口裂以下的皮肤、黏膜。

三叉神经感觉支在头面部的分布情况见图 12-10。

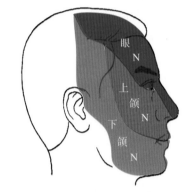

图 12-10　三叉神经在头面部分布情况

（三）舌咽神经

连于延髓，自颈静脉孔出颅后分布于咽肌、腮腺、咽及舌根部黏膜。运动纤维支配咽肌收缩和腮腺分泌，感觉纤维接受咽部和舌后 1/3 的一般感觉及味觉。

（四）舌下神经

是第十二对脑神经，自延髓发出后经舌下神经管出颅，分布至所有的舌肌，支配舌的运动。

颌面部神经支配情况见表 12-3。

表 12-3　颌面部神经支配情况

功能	一般感觉	味觉		肌肉运动				腺体分泌	
		舌前 2/3	舌后 1/3	面肌	咀嚼肌	咽肌	舌肌	泪腺、下颌下腺、舌下腺	腮腺
支配神经	三叉神经	面神经	舌咽神经	面神经	三叉神经	舌咽神经	舌下神经	面神经	舌咽神经

第三节 口腔科疾病患者的护理概述

一、口腔科疾病的基本特征

口腔科疾病是口腔在外界理化因子的损害、病原的侵入、牙及颌骨发育异常，以及全身性疾病等情况下出现的病理现象。口腔科患者的临床特征主要包括：

（一）手术切口易感染

口腔科患者术后易造成切口感染，其原因主要有：口腔科手术切口多与口腔相通、术后口腔分泌物增多、口腔机械性自洁作用受限、切口的渗血渗液未及时清除、进食后食物残渣滞留等。这些因素皆易导致手术切口滋生细菌，故口腔手术前后加强口腔护理尤为重要。

术前口腔内炎症要彻底治疗，并用漱口水含漱，保持口腔清洁；术后可全身应用抗生素及局部用3%过氧化氢、生理盐水冲洗，避免细菌生长；对口腔内的渗血渗液及分泌物要及时清除；进食后应立即漱口或做好口腔护理；防止血液或食物残渣滞留、发酵，促进细菌生长，避免口腔感染。

（二）与邻近器官关系密切，易引起多种并发症

口腔、颌面部解剖关系复杂，窦腔多，颜面部不但血液循环丰富，而且肌与肌之间、肌与颌骨之间充满了疏松结缔组织及淋巴结，且与邻近器官如眼、耳、鼻、咽、喉关系密切，一旦发生感染，炎症十分容易向周围组织蔓延，引起面部广泛的蜂窝织炎，严重的还会引起脓毒血症及窒息的危险。因此，在护理口腔疾病和口腔手术患者时，要严密观察患者的生命体征和病情变化，如有高热、神志改变、呼吸不畅等情况，要及时通知医生并协助处理。

二、口腔科疾病患者的护理评估

护理评估是护士系统地、有计划地收集评估对象的健康资料并对其进行核实的过程。口腔科患者的护理评估内容包括健康史的采集、躯体状态评估，以及心理－社会评估。

（一）健康史的采集

健康史是患者目前与既往的健康状况、影响健康状况的因素及患者对自身健康状况的认知、日常生活活动和社会能力等方面的主观资料。对口腔科患者的护理评估是确定护理诊断，制定护理计划，采用合理而科学的护理措施的必要手段和重要依据。

1. 主要内容　在评估时，应详细询问患者的既往病史，本次就诊的原因，有无发病诱因，疾病的发展过程、伴随症状、诊断、治疗经过、治疗效果，有无外伤史、手术史等。

2. 主要采集方法　观察法、交谈法、查阅法。

3. 采集技巧　口腔科护士在熟练掌握口腔科护理操作技术的基础上，应与患者建立良好的护患关系，给患者提供舒适的环境和保持恰当的距离，及时核实相关内容；对于小儿患者应求助家属及照顾者，并恰当运用语言技巧。

（二）躯体状态评估

口腔科护士除了应按照护理模式掌握收集资料的方法和技巧外，还应掌握身体各系统体格检查的方法，收集到第一手资料，从而发现患者生理、心理、社会等方面现存的或潜在的健康问题，为护理诊断、护理计划及护理措施提供系统的、完整的、可靠的资料。

1. 观察患者的一般状态　为得到真实、准确的健康资料，口腔科护士应注意对患者全身状况的观察，如患者的意识和精神状态，体质，发育和营养状况，身体及颌面部有无畸形，皮肤和口唇颜色有无苍白或青紫，有无先天性巨口症、小口症或唇裂，口唇有无肿胀、糜烂、炎症，张口和闭合是否正常等；观察病变部位的色泽、大小、形态和结构。

2. 进行体格检查以获得健康资料

（1）视诊　牙齿主要观察牙齿的排列，牙齿的数目、形态，有无龋洞、残冠、残根；牙龈正常为浅粉红色，牙周病患者的齿龈呈紫红色，有结石和脓性分泌物。舌及口腔黏膜的视诊主要观察有无水肿、糜烂、溃疡、色素沉着及舌苔的变化等。

（2）触诊　是检查口腔软组织、颈淋巴结的重要方法。

（3）叩诊　用口镜柄或探针叩击患者的牙冠，以检查根尖组织及牙周膜的反应。

（4）听诊　对直接或用听诊器听到病变部位的异常声响进行分析。

（5）探诊　利用探针探查病变所在，如探查龋齿的部位和深浅，牙周袋的大约深度和位置等。

（6）嗅诊　因口腔的某些腐败性感染有特殊臭气，故可借助嗅诊了解感染的情况，如牙髓坏死有特殊腐败的气味。一般不直接嗅，可用手扇呼气的味道或标本散发出的味道来嗅诊。

3. 口腔科患者的常见症状

（1）疼痛　牙痛是口腔科的常见症状和就诊的主要原因。疼痛的特点因病因不同而可能表现为自发性剧痛、自发性隐痛、激发痛和咬合痛等。引起牙痛的原因有很多，主要包括牙齿本身疾病（如龋病及其他牙体硬组织损害、可复性牙髓炎、不可复性牙髓炎等），牙周组织疾病（如牙周炎、根尖周炎、外伤、牙周脓肿、干槽症等），邻近组织疾病（如急性化脓性上颌窦炎、颌骨骨髓炎、上颌窦或颌骨肿瘤侵犯或压迫神经、急性化脓性中耳炎等），全身疾病（如流感、癔症、月经期、绝经期、神经衰弱、心脏病引起的心源性压痛等），神经系统疾病（如三叉神经痛，有时正常的牙齿也可出现剧烈的疼痛，称为非典型性压痛）。

（2）口臭　常见原因为口腔卫生习惯差，口腔不洁、牙垢和牙石过多及嵌塞于牙间隙和龋洞内的食物发酵是产生口臭的主要原因，除此之外还包括口腔内多种炎症、全身疾病（如消化不良、肝炎等）。常见疾病有口腔黏膜糜烂、溃疡、龋病、残根、牙周炎、牙龈炎、干槽症等。

（3）牙龈出血　许多疾病均可致牙龈出血。常见原因包括全身疾病如维生素 C 缺乏症、血液病、严重贫血、肝硬化、脾功能亢进等，各类口腔疾病如牙龈炎、牙周炎、牙龈肿瘤、坏死性龈炎、食物嵌塞、不良修复体的刺激等。

（4）口干　老年人由于腺体萎缩，腺体分泌量减少，可出现老年性口干；放疗、止泻剂的应用、感染、脱水等也可引起口干症，但多为一时性，这些因素一旦去除后可恢复正常。

（5）口腔感觉异常　很难找到确切病因，部分患者有牙龈炎症。

（6）张口受限　张口受限的程度用张口度衡量。用卡尺测量上下切牙缘间的距离，距离 2～3cm 为轻度张口受限，距离 1～2cm 为中度张口受限，距离不足 1cm 为重度张口受限，距离超过 4.5cm 为张口过度。张口受限的常见原因有：①双侧下颌智齿引起的张口受限最常见。②口腔颌面部炎症波及咀嚼肌、翼内肌造成痉挛时，可出现张口受限。③上、下颌三叉神经阻滞后麻醉不当，上下颌磨牙根尖周炎等也可引起张口受限。④颞下颌关节疾病。临床可表现为关节局部疼痛，关节弹响，咀嚼无力，张口受限等功能障碍，需进一步做 X 线片或关节内窥镜检查以明确诊断。⑤外伤骨折。下颌骨骨折引起咀嚼肌痉挛等。⑥口腔颌面部肿瘤：凡能累及颞颌关节或闭口肌群的恶性肿瘤均可引起张口受限。⑦此外，也可见于因外伤而患破伤风的患者，以及癔症发作的患者。

（7）牙齿松动　牙齿松动指牙齿松动程度超过正常的生理范围。牙齿在健康状态有一定的活动度，主要是水平方向的，垂直方向更是非常微小，不超过 0.02mm，不易被察觉。当由于某些疾病因素或其他因素造成牙齿的活动度大于这个范围时，就称作牙齿松动。常见的原因包括牙周组织改变（牙周病是牙齿松动乃至脱落的主要原因）、外伤、牙周炎、颌骨骨髓炎、颌骨内肿物等。

（8）牙齿着色和变色　正常牙齿呈黄白色或灰白色，有光泽。①牙齿着色：是指牙齿表面有外来的色素沉积，也称外发性染色。由外部因素（菌斑产生的色素、细胞代谢产生的染色物质、有色食物或药物等）所引起，常发生于牙齿表面，治疗方法相对简单，疗效好。②牙齿变色：有个别牙变色和全口牙变色两种。由牙齿本身的内部因素（增龄性牙齿变色、牙髓变性、失活引起的牙齿变色、四环素牙等）所引起，常和全身性疾病有关，发生在牙本质层，治疗周期长，疗效差。

（三）心理 – 社会评估

评估口腔科患者时应特别注意评估患者因口腔疾病而导致的心理问题、患者的生活习惯、口腔卫生习惯、饮食习惯、文化层次等，以便于采取相应的护理措施，帮助患者养成良好的口腔卫生习惯，掌握口腔卫生知识，促进康复，预防疾病。

评估患者的情绪和情感、压力和压力应对方式、宗教信仰、家庭结构和功能、社会支持度、医疗费用支付方式、家庭生活习惯等，以便提供适当的护理措施。

很多患者对口腔科疾病认识不足，拖延疾病，导致病程延误，故来就诊时往往疾病已经很重，失去了最佳治疗机会，此时护士应耐心讲解疾病的相关知识，缓解患者及其家属的紧张心理。另外，口腔科疾病患者有时口臭明显，影响社交，易导致自我形象紊乱，护士应认真观察并详细了解其心理问题，以便更好地制定护理措施，帮助患者恢复自信。

三、口腔科疾病患者常见的护理诊断

1. 疼痛 与口腔或周围组织的炎症、肿胀、龋病、外伤、溃疡有关。

2. 口腔黏膜改变 与手术、外伤、感染、溃疡有关。

3. 有窒息的危险 与口腔黏膜完整性受损、机体抵抗力下降有关。

4. 体温过高 与炎症有关。

5. 有感染的危险 与皮肤黏膜完整性受损、机体抵抗力下降、营养不足等有关。

6. 营养失调 低于机体需要量，与口腔手术、疾病导致进食障碍或张口受限，颌面部损伤而拒绝咀嚼或吞咽困难、缺乏营养知识等有关。

7. 语言沟通障碍 与口腔疾病、疼痛、口腔内填塞物、术后口腔活动受限有关。

8. 自我形象紊乱 与面部畸形、颌面部外伤、面部手术、牙齿形态异常、口臭等因素有关。

9. 语言沟通障碍 与口腔疾病、疼痛、口腔内填塞物、术后口腔活动受限、术后禁发音等有关。

10. 组织完整性受损 与化学、机械、温度的刺激等有关。

11. 焦虑 与吞咽困难、缺乏医学知识、担心预后不良等有关。

12. 知识缺乏 缺乏疾病相关知识。

13. 婴儿喂养困难 与口腔疾病、唇腭裂畸形等有关。

14. 潜在并发症 出血，与手术、伤口感染等有关；脓毒血症，与感染未能得到及时控制有关。

四、口腔科常用的护理技术

（一）银汞合金的调制

银汞合金（amalgam）是一种特殊类型的合金，可由汞与一种或多种金属形成。用于牙体修复的汞合金是一种历史悠久的牙科充填材料。目前尽管治疗龋病的充填材料甚多，但后牙的充填，尤其是殆面较大的洞形还没有比银汞合金更为优越的充填材料。据统计，银汞合金在后牙牙体修复中占全部牙体修复的80%，有长达10～30年的临床寿命。

【目的】

主要用于龋病、牙髓病、根尖周病治疗后的窝洞填充。

【准备用物】

玻璃体钵、杵棒、银合金粉、汞。

【操作】

根据窝洞大小取适量汞和金粉放入玻璃体钵内，研磨成均质的团块。传统银合金粉与汞的重量比略大于1，球形银合金粉与汞的重量比略小于1。研磨方法有手工研磨和自动研磨。

手工研磨：将其放入清洁而干燥的磨砂玻璃制的臼中，一手握杵，一手握臼，旋转研磨。研磨的速度150～200r/min，压力1～1.5kg，时间1分钟。研磨好后，将其倾于薄的涤棉布上，包好，用手揉搓，挤出多余的汞。

自动研磨：为减少汞污染、使用方便和配比量准确，目前多使用银汞合金胶囊，电动研磨。汞和银合金粉按合适比例装入同一胶囊内，中间借一层薄膜隔开，临用时将胶囊放入电动调拌器内振荡，膜被振破后汞与银合金粉混合。调拌时间不得长于40秒。

【注意事项】

汞在常温下即可挥发，易造成污染。污染的主要原因有：操作不慎致汞溅出，渗入地板、桌缝等，不易消除，成为长期的污染源；打开完成调制的预制囊时，由于温度高，汞蒸气易溢出；拆除充填物和研制、充填过程中有汞蒸气溢出。因此，护士在操作过程中的自我防护工作必须做到：

1. 保持诊室通风良好。

2. 定期检测空气中的汞含量，其最高允许量为 $10\mu g/m^3$。

3. 定期对工作人员进行尿检。

4. 余汞可储存在密闭的定影液或水中。

5. 避免与银汞合金，特别是汞直接接触，接触后，接触部位要用肥皂和水洗净。

6. 对溅落汞滴的处理办法：可用吸引器瓶，也可用橡皮布或调研的新鲜银汞消除细汞滴，在无法到达的地点可洒入硫黄粉，使之表面形成覆盖膜，防止汞蒸发。

7. 汞接触过敏。汞对人体的毒性作用的报道较多，已引起医学界的普遍重视。近年来报道了很多与汞有关的过敏反应，如在口腔中可出现红肿、水泡、溃疡，还有白色损害；在皮肤上可出现充血、红色皮疹、痒、肿胀，斑贴试验反应阳性。这类患者不要接触银汞合金的充填物，如确诊接触过敏，应立即改用其他充填材料。

（二）磷酸锌水门汀充填术配合

【评估】

1. 了解医生的诊疗程序，患者的病情及牙位、自理能力、合作耐受程度。
2. 掌握磷酸锌水门汀充填术的知识及性能。

3. 观察患者对治疗的心理反应。

【准备用物】

1. 护士　着装整齐，洗手，戴口罩。

2. 物品　消毒过的干燥调和板（厚玻璃板），抗酸性的调拌刀，磷酸锌粘固粉及水溶液。

3. 环境　诊疗室内安静、清洁，患者取舒适的坐位。

【操作】

1. 操作前查对磷酸锌水门汀粘固粉和水溶液是否过期，粘固粉是否受潮，水溶液是否有沉淀。

2. 取磷酸锌水门汀粘固粉和水溶液置调和板两侧，粉液间隔 2～3cm。

3. 取完磷酸锌水门汀粘固粉和水溶液后将瓶盖盖好备用，以免粉末受潮，液体挥发。

4. 将磷酸锌水门汀粘固粉分成两等份，左手持调和板，右手持调拌刀，将一等份的粘固粉加入水溶液中旋转研磨，使调拌刀和调和板完全接触调和均匀，根据治疗需要将剩余粉末逐渐徐徐加入，调拌均匀，混合成面团状，无气泡，无颗粒，操作时间为 30～60 秒，传递给医生。

5. 整理用物。

【性能】

1. 磷酸锌水门汀粘固粉液凝固后的抗压强度约为 $1000kg/cm^2$，可以承受一定的咀嚼压力，但在调和的过程中粉液比例不当，调和温度上升或水污染，均会降低其抗压强度。（比例：粘固粉为 0.4g，水溶液为 0.95～1.1mL，20℃左右调制）。

2. 在未完全凝固时具有一定的黏性，因此通常用来粘固嵌体、冠、桥。

3. 凝固后几乎不溶于水，其溶解度仅占重量的 0.06%，但在酸性环境中可被溶解。

4. 调制后初期有轻度膨胀，2～3 小时后体积发生收缩，可持续 7 天，收缩程度为 0.04%～0.06%。

5. 为不良导体，导热差，也能阻断电流，是一种很好的绝缘物质。

6. 磷酸锌水门汀粘固粉内的游磷酸对牙髓产生刺激，因此深龋不能直接垫底，直接接触可引起牙龈水肿、上皮细胞增生。

7. 磷酸锌水门汀粘固粉的凝固时间一般为 3～7 分钟，调拌时间为 1 分钟左右。调拌时间过长或过短都将影响材料的质量。

【注意事项】

1. 磷酸锌水门汀粘固粉液调和太干，其抗压强度和粘接性降低。

2. 磷酸锌水门汀粘固粉液调和太稀，其抗压强度降低。

3.磷酸锌水门汀粘固粉液取完后将瓶盖盖好，以免粘固粉受潮，水溶液蒸发。

4.磷酸锌水门汀粘固粉的主要成分是氧化锌和氧化镁，水溶液的主要成分是正磷酸和水。

（三）复合树脂的调制

复合树脂是在丙烯酸酯的基础上发展起来的一种新型修复材料，是目前临床上应用最多的牙色修复材料。它主要是由树脂和无机物填料构成。

【调制方法】

因树脂型号较多，调拌前先选好与牙齿颜色近似的型号，用洁净的塑料类调板和调拌刀来调和，以保证材料的性能和质量。调和稠度应介于丝状期和面团期之间。液体较易挥发，应随用随取，以免影响性能。

【注意事项】

调拌板、刀、粉切忌粘污酚类药物（如丁香油酚），因酚类药物有阻聚作用。充填完成后，尽快用酒精棉球将调拌器具擦净，浸泡消毒，待干待用，否则影响材料性能和质量。可见光固化复合树脂不需要调拌。

（四）根管治疗术患者的护理配合

【器械准备】

口腔常规检查器械一套，快慢机头，根管治疗器械一套（各种型号根管挫、镍钛挫、扩大挫、拔髓针等），牙胶尖、测压针，尺子，根管长度电子测量仪，根管消毒药物，粘固粉充填器，磨光器，3%过氧化氢，生理盐水，棉花；护理推车上常规准备消毒玻璃板，不锈钢调拌刀，酒精灯，火柴，剔瓦器，根管充填剂（碧蓝糊剂），磷酸锌水门汀粘固粉、液及其树脂充填材料。

【操作流程】

1.准备工作　安置患者，系好口围，准备漱口杯，调好灯光椅位。做好心理护理，消除患者的恐惧心理。

2.开髓拔髓的护理配合　医生开髓后递拔髓针拔取牙髓，递送抽取好的过氧化氢和生理盐水交替冲洗根管。

3.根管预备的护理

（1）准备根管治疗器械和冲洗药物于治疗盘内，便于医生进行根管处理；冲洗后备棉花与光滑针用于干燥根管。

（2）准备蘸有消毒液的纸尖或棉球置于根管内，或调拌好暂封封洞，预约或者1周后复诊。

4. 根管充填的护理 协助医生隔湿，准备好根管糊剂、牙胶尖、测压针，带患者拍片，返回治疗椅，看是否继续测压，待根充完毕后递上烧热的剔瓦匙，供医生切断多余的牙胶。遵医嘱调拌磷酸锌水门汀、树脂充填材料（需做冠修复者用玻璃封口）。

5. 结束工作 清洁用物，灯光、椅位复原。

【注意事项】

1. 给患者 1 份术后须知，告知术后注意事项，并向患者解释几天内有轻微疼痛不适为正常反应，如出现疼痛剧烈需随时就诊。需做冠修复的患者，嘱其 1 周后去修复科就诊。

2. 在整个根管治疗过程中要始终遵循无菌操作原则。

3. 根管治疗手术复杂、耗时长，护士要向患者交代清楚，要求其术前做好各项个人准备，如排便、关闭手机等。

4. 调拌各种材料，注意事项同龋病护理常规。

（五）拔牙术的护理配合

【操作流程】

1. 术前准备 护士衣帽整齐，用物按需备齐，七步洗手法洗手。

2. 术前护理 患者进入诊室，护士微笑接待，双手接过病历，细心询问病史、过敏史、进食情况，请患者锁包，套枕套，请患者入座治疗椅，安慰体贴患者，包隔离膜，准备一次性治疗盘，系胸巾、递纸巾，取无菌棉球、碘酊、牙钳、牙挺、刮匙及所用器械，准备麻药，置口杯、吸管，调节椅位、灯光。

3. 术中护理 戴口罩、手套；保持术野清晰，随时吸唾及血液；根据病情添加所需物品；正确保护下颌关节；及时观察病情，指导患者配合。

4. 术后护理 关闭牙用灯；扶患者坐起，用湿棉球擦净患者口周血迹；取下胸巾，协助患者下椅位；撤头套、口杯（用水冲净痰盂）、吸管（吸水一杯、冲洗管道）、隔离膜；器械分类放置；换手套；施乐氏消毒液消毒（灯柄、灯开关、按键、治疗台、扶手、牙椅表面、吸管接头、痰盂外周）；丢弃手套、口罩；交代注意事项；观察患者反应；递上医患联系卡；送患者出诊室。

【注意事项】

1. 拔牙当天不能漱口或只能轻轻用漱口液含漱，以免冲掉血凝块，影响伤口愈合。拔牙后不要用舌舔吸伤口或反复吐唾、吸吮，以免由于口腔负压的增加，破坏血凝块而引起出血。

2. 拔牙后当天可进温、软食或流质饮食，不宜吃太热、太硬的食物，以免造成出血。

3. 若术后有明显的大出血、疼痛、肿胀、发热、开口困难等症状，应及时复诊。

（六）口腔四手操作技术及护理配合

四手操作是在口腔治疗的全过程中，医生、护士采取舒适的座位，患者采取放松的仰卧位，医护双手同时在口腔治疗中完成各种操作，护士能平稳而迅速地传递所用器械、材料和药物，从而提高工作效率及医疗质量。四手操作护理的最高标准是医护之间不需要言语沟通而完成配合。

1. 医、护、患的体位及动作 护士接待患者就诊后，嘱患者坐在综合治疗椅上，调至仰卧位，头部位置舒适，全身放松。当医生的头部和眼睛正确向前倾斜时，患者口腔部应在医生眼睛的正下方，患者的上颌平面平行于医生的身体，下颌平面与医生面部相对，头部与心脏平位（图12-11），下肢完全放松。脊柱畸形患者，肩下可垫小垫以支撑头肩。女性患者应将长发束起，避免散开滑落到扶靠手边缘污染器械并妨碍医生工作。对于儿童和老年体弱者，护士应协助其处于舒适体位。术者、助手及设备与患者间的位置关系可分为四个活动区，用时钟的字码表示（图12-12）。术者区：7～12点间，一般为11点处。术者在右下方后牙区工作时，多选用7～9点位置；在前牙区工作时，多选用12点工作位。术者区也是患者到达和离开椅位的通道。静态区：12～2点间，此处可放活动柜。助手区：2～4点间，助手通常保持在3点的位置。传递区：4～7点间。此处最靠近患者的口腔部位，是医生和护士传递材料和器械的区域，是安放牙科设备最适宜的位置。

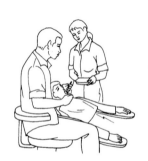
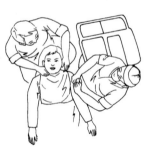

图12-11 四手操作时的体位

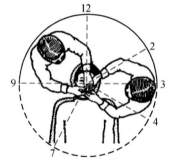

图12-12 医生、助手各自工作区域

2. 器械的传递与交换

（1）器械的传递 传递时要求时间准确、位置恰当、传递无误。器械的传递方法（图12-13）有：握笔式直接传递法、掌-拇指握式传递法、掌式握式传递法。最常用的方法为握笔式直接传递法，即医生用拇指和食指以握笔方式接过器械，护士以左手握持器械的非工作末端传递器械。医生从患者口中拿出器械时，护士左手保持在传递区，准备接过已用完的器械，正确接过器械的部位是在非工作端。传递过程中应注意：禁止在患者头部传递器械，以保持患者的治疗安全；传递器械要准确无误，防止器械污染；器械的传递尽可能靠近患者口腔。

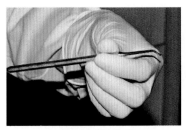
握笔式直接传递

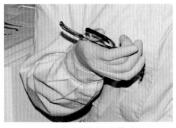
掌–拇指握式传递

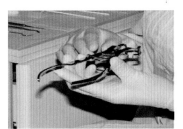
掌式握式传递

图 12-13　传递法

（2）器械的交换　器械交换法（图 12-14）有：双手器械交换法、平行器械交换法和旋转器械交换法。常用的方法为平行器械交换法，即护士以左手拇指、食指及中指递送消毒好器械，以无名指和小指接过使用后的器械。在器械交换过程中应注意：护士应提前了解病情及治疗程序，准确、及时交换医生所需要器械。当医生治疗结束后，将器械离开患者口腔 2cm 左右时，护士应及时准备交换下一步治疗所需要的器械。器械交换过程中，护士应注意握持器械的部位及方法，以保持器械交换顺利，无污染，无碰撞。器械的交换应平行进行。尤其对锐利器械要格外注意，防止损伤患者面部。

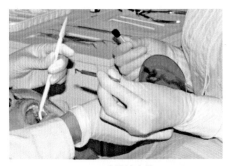
双手器械交换

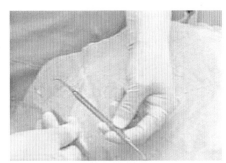
平行器械交换

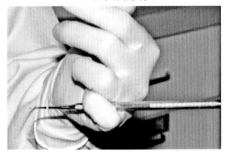

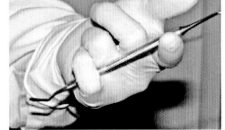
旋转器械交换法

图 12-14　交换法

3.四手操作中对护士的要求

（1）操作前　保持治疗区域的整洁，将常用的器械、物品按规定摆放整齐。护士应以高度的责任心和同情感，主动热情地接待患者。患者进入诊疗室后，护士应辅助患者处于舒适体位，调节适合光源，指导口腔含漱，为患者围好胸巾，以减少诊疗室内的空气污染及防止患者衣物的污染。

（2）操作中　护士必须熟悉本专业知识及口腔常见病和多发病的病因、诊断、治疗及预防方法，并熟悉、掌握各种临床疾病治疗过程的每一个步骤，具有丰富的四手操作技术理论，以娴熟的技能主动配合、参与治疗，真正达到高效率、高质量地为患者服务。护士应协助医生拉开患者口角，以保持手术区域视野清晰，注意正确使用吸引器，防止损伤软组织。护士还要了解医生合理的工作程序，做好器械、材料、药品的准备工作，将已准备好的器械、材料迅速、平稳、准确地传递到医生手中。材料的调拌质地要合乎要求，量适中，以保证治疗的正确实施及达到最佳的诊疗辅助效果。在治疗过程中，医生、护士默契配合，始终以轻松自然、不扭曲的体位进行操作。随时进行卫生宣教，注意观察患者反应，发现情况及时向医生报告，并协助处理。

（3）操作后　熟悉现代牙科医疗设备、器械的性能和保养，严格执行保护性医疗制度。

向患者交代注意事项，预约下次复诊时间。清理用物，常规消毒，归还原处。若是一次性口腔检查盘、注射器，需依据一次性卫生材料处理原则进行焚烧或回收处理。对其他口腔专科所用器械，按物品性质进行分类、消毒、灭菌处理，严禁污染的医疗用品重新使用或流向社会。对使用过的治疗椅及治疗台等物体表面，可使用含氯消毒剂进行擦拭消毒。手机一人一用一灭菌，吸引器一人一用一废弃，以免交叉感染。

思考题

1. 口腔科的消毒隔离制度有何要求？
2. 如何做好口腔科手术前后的护理？
3. 牙的组织结构分哪几部分？分别会产生什么疾病？
4. 颌面部指什么区域？有哪些骨和肌肉组织？
5. 口腔科疾病有哪些共同特征？

第十三章　牙及牙周组织疾病患者的护理

学习目标

1. 掌握龋病、急性牙髓炎、急性根尖周炎患者的常见表现、护理诊断、护理措施和健康教育方法。

2. 熟悉牙龈炎及牙周炎患者的正确护理方法，治疗和预防方法。

3. 了解慢性牙髓炎、慢性根尖周炎患者的主要表现和健康指导方法。

第一节　牙体及牙髓病患者的护理

一、龋病患者的护理

案例引入

女性患者，36 岁，因"右侧后牙刺激痛及咀嚼痛数日"来诊。检查：16 远中邻𬌗龋，龋洞达牙本质深层，探诊（++），冷诊（+），叩诊（−）；47 远中龋，及牙本质层，探诊（+），冷诊不适，叩诊（−）；46𬌗面窝沟色素沉着，可卡入探针，表面粗糙感，无其他不适；以上各牙均无自发性疼痛，余牙正常。

（1）初步判断病变的牙位和类型。

（2）给出各类龋病患者的护理诊断并采取护理措施。

（3）给龋病患者进行健康指导。

（4）制定 1 份龋病的社区宣教资料。

【概述】

龋病（dental caries）是在以细菌为主的多因素作用下，牙体硬组织发生的慢性进行性破坏性的一种疾病，表现为无机物脱矿和有机物分解，是一种常见病和多发病。本病由于病程进展缓慢，不易引起重视，但危害较大，若龋病继续向深部发展，可引起牙髓炎、根尖周炎、颌骨炎症等并发症，甚至可能成为病灶而引起身体其他组织和器官的病变。故本病已成为危害人类健康的三大疾病之一。

对于龋病的病因目前被普遍接受的是"四联因素论"，即细菌和菌斑、食物、宿主、时间共同作用的结果（图 13-1）。

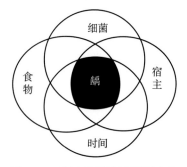

图 13-1　龋病病因的四联因素论

1.细菌和菌斑　细菌是龋病发生的重要条件，主要致病菌为变形链球菌，其次有乳酸杆菌、放线菌等。唾液蛋白或糖蛋白吸附于牙面所形成的生物膜称为获得性膜。细菌附着于获得性膜上形成牙菌斑，成为龋病发生的始动因素。菌斑中的细菌代谢碳水化合物产酸，致使局部 pH 下降，从而造成牙体硬组织脱矿，最终形成龋齿。

2.食物　食物作为致龋微生物的底物影响龋病进程，食物的成分、物理性能和产酸性均与龋病的发生有关。研究表明，食物中与龋齿发生关系最密切的是糖类，各种糖类的产酸能力与其致龋性呈正相关，从高到低的排列顺序为：蔗糖、葡萄糖、麦芽糖、乳糖、果糖、山梨糖、木糖醇。另外，龋齿的发生与糖的进食频率、进食时间、进食量也有关。进食糖次数越多，龋病活跃性越显著；餐时吃糖为佳，餐间、晚上，尤其睡前吃糖易患龋；高糖饮食比低糖饮食更易致龋。

3.宿主　主要包括牙和唾液。牙齿的形态、结构、成分和排列与龋病的发生有关。牙齿的窝、沟、点隙处及邻面和牙颈部最易发生龋病。牙的理化性质、钙化程度、微量元素的含量等因素也影响龋病的发生发展，矿化良好的牙不易患龋，釉质中氟、锌含量较高时，患龋的几率较低。此外，牙齿拥挤、错位、排列不齐造成自洁作用差，易患龋齿。唾液是牙齿的外环境，唾液的性质、成分、流量、流速均对龋病的发生有重要影响。

4.时间　龋病的发生和发展是一个慢性过程，从一个探针可以钩住的早期损害发展为一个临床洞，平均需要 18 个月左右。2～14 岁这段时间是乳恒牙患龋的易感期。菌斑从形成到具有致龋力也需要一定时间，这对开展龋病的预防工作有很重要的意义。

【护理评估】

1.健康史　了解患者是否有牙疼痛史，如有疼痛，询问疼痛性质（自发痛还是激发痛）及是否与进食和刺激（冷、热、酸、甜）有关，并了解其口腔卫生及饮食习惯。

2.身体状况　龋病的临床表现可概括为牙体硬组织色、形、质的改变，其病变过程由牙釉质或牙骨质表面开始，由浅入深逐渐累及牙本质，

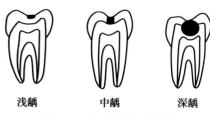

浅龋　　中龋　　深龋

图 13-2　龋病的临床分类

呈连续破坏过程。临床上按龋损程度分为浅龋、中龋及深龋（图 13-2）。

（1）浅龋　龋损只限于牙釉质或牙骨质，初期在牙表面呈白垩色点或斑，随着龋损

继续发展，可变为黄褐色或褐色斑点，探诊有粗糙感或浅层龋洞形成。患者一般无自觉症状。

（2）中龋　龋损进展到牙本质浅层，形成龋洞，此时龋病进展较快。洞内可有变色的牙本质和食物残渣，患者出现主观症状，遇冷、热、酸、甜刺激敏感，酸甜刺激尤为显著。但外界刺激去除，症状立即消失。

（3）深龋　龋病进展到牙本质深层，临床上可见较深的龋洞，对温度变化及化学刺激时产生的疼痛较中龋更加剧烈，食物嵌入洞中时，压迫牙髓使内部压力增加产生疼痛，但无自发性痛。

3. 辅助检查

（1）温度测验　当龋损深达牙本质，患者即可对冷、热敏感甚至酸痛，医生可用冷、热刺激进行检查，如用小冰棒、烤软的牙胶等。

（2）X 线检查　邻面龋、继发龋或隐匿龋不易用探针查出，此时可用 X 线片进行检查。龋病在 X 线片上显示透射影像（图 13-3）。

（3）透照　用光导纤维装置进行透照，可以直接看出龋损部位及病变深度和范围。

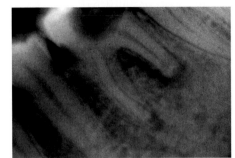

图 13-3　龋病的 X 线表现

4. 心理－社会状况　龋病病程较长，一般不会对机体造成严重影响，故不易引起患者及家属的重视，而贻误治疗的最佳时机，从而导致牙髓炎、根尖周炎、颌骨骨髓炎等严重口腔疾病的发生。因此，应正确评估患者的年龄、文化程度、口腔卫生习惯、经济水平等，了解患者对龋病治疗的意义及预后的认识程度，对治疗效果的要求，以及不愿意就诊的原因等。

5. 治疗要点　终止病变发展，注意保护牙髓，恢复牙齿的外形和功能。龋齿的治疗是针对龋损的不同程度，采用不同的治疗方法。早期牙釉质龋未出现牙体组织缺损的可采用非手术治疗，一旦出现组织缺损，多采用充填术治疗。

【常见的护理诊断 / 问题】

1. 舒适改变　与龋损造成牙齿对冷、热、酸、甜刺激敏感有关。

2. 潜在并发症　牙髓炎、根尖周炎、颌骨炎症等，与龋病治疗不及时及病变发展规律有关。

3. 知识缺乏　缺乏龋病的发生、发展、预防及早期治疗的知识。

【护理措施】

1. 心理护理　热情接待患者，耐心向患者解释病情及治疗情况，清除患者的焦虑及对牙科治疗的恐惧感。

2. 治疗护理　龋病的治疗一般采用充填术恢复缺损。下面以充填术为例，简述操作步骤及护理配合。

（1）物品准备　术前准备好各种无菌器械、消毒剂和充填材料等。

（2）去除腐质　准备好手机、钻针和挖器供医生去除窝洞内腐质。

（3）隔离唾液、消毒窝洞　协助医生应用橡皮障或棉卷隔湿，准备小棉球消毒牙面及窝洞。

（4）充填　遵医嘱调拌垫底和充填材料，充填完毕后嘱注意事项。

【健康教育】

1. 向患者详细讲解龋病的发生、发展和危害，引起患者的足够重视。

2. 介绍保持口腔卫生的重要性，龋病的发生与口腔卫生状况密切相关，因此，应养成饭后漱口、早晚刷牙的习惯。尤其是睡前刷牙更为重要，可减少菌斑及食物残渣滞留的时间。

3. 指导患者正确的刷牙方法。正确的刷牙方法是防龋的一项重要措施。应使用保健牙刷，采用上下竖刷法。具体方法是，刷毛与牙龈呈 45°，上颌牙从上往下刷，下颌牙从下往上刷，𬌗面来回刷，每次刷牙时间以 3 分钟为宜（图 13-4）。这样才能达到清除软垢和菌斑，按摩牙龈的目的。拉锯式的横刷法会导致牙龈萎缩及楔状缺损。

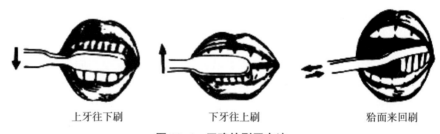

上牙往下刷　　　　　下牙往上刷　　　　　𬌗面来回刷

图 13-4　正确的刷牙方法

4. 定期进行口腔检查。一般 2~12 岁儿童每半年 1 次，12 岁以上者每 1 年 1 次。早期发现龋齿，及时治疗。

5. 养成合理的饮食习惯。限制蔗糖的摄入或使用蔗糖代用品，少吃精制的碳水化合物如饼干、糕点等，多吃粗纤维的食物。尤其儿童，睡前不要进甜食。

6. 采用特殊的防护措施，如氟化水源、使用含氟牙膏、窝沟封闭等，提高牙齿的抗龋能力。

二、牙髓病患者的护理

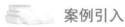
案例引入

男性患者，25 岁。因"左侧后牙自发性剧痛 1 日"来诊。检查：37 远中邻𬌗龋，龋洞深及牙髓腔，探诊（+++），冷诊（+++），叩诊（-）；38 近中倾斜，卡入前面牙齿龋洞内，无其他异常，余牙正常。

1. 初步判断病变的牙位和类型。

2. 给出各类急性牙髓炎患者的护理诊断并采取护理措施。

3. 给急性牙髓炎患者进行健康指导。

4. 制定 1 份牙髓炎的社区宣教资料。

【概述】

牙髓病（disease of dental pulp）是指发生在牙髓组织的疾病。根据牙髓病的临床表现和治疗预后可分为：可复性牙髓炎（reversible pulpitis）、不可复性牙髓炎（irreversible pulpitis）、牙髓坏死（pulp necrosis）、牙髓钙化（pulp calcification）和牙内吸收（internal resorption）。临床上以牙髓炎最为多见。

其发病原因包括以下几个方面：

1. 细菌感染　是引起牙髓病的最主要的因素。正常情况下牙髓受到牙齿硬组织的保护，当龋病、磨损、创伤或医源性因素等造成硬组织的破坏，细菌可通过近髓的牙本质小管感染牙髓，另外，也可以通过牙周袋或血源途径感染牙髓，导致牙髓病。

2. 物理因素　创伤、温度、电流等的刺激可引起牙髓的变性或坏死。

3. 化学因素　消毒药物、酸蚀剂、黏结剂、充填材料等的刺激可引起牙髓病变。

4. 免疫因素　进入牙髓的抗原物质可诱发机体的特异性免疫反应，导致牙髓的病变。

【护理评估】

1. 健康史　询问患者是否患有龋齿和牙周炎，询问患者有无全身性疾病，如糖尿病、心脏病、高血压等，询问疼痛的性质、发作方式、持续时间及就诊过程。

2. 身体状况　可复性牙髓炎主要表现为患牙无自发痛。受外界刺激时立即出现短暂疼痛，刺激去除后随即缓解或消失；不可复性牙髓炎是临床上最常见且病变较严重的牙髓炎症，包括急性牙髓炎（acute pulpitis）和慢性牙髓炎（chronic pulpitis）。

（1）急性牙髓炎　发病急，临床上表现为剧烈疼痛。疼痛具有以下特点：①自发性、阵发性剧痛：在未受到任何外界刺激的情况下，突然发生剧烈的疼痛，可分为发作期和缓解期。②夜间痛：疼痛往往夜间发作，或者夜间疼痛较白天剧烈。患者常因牙痛难以入睡，或从睡眠中疼醒。③温度刺激疼痛加剧：冷、热刺激可以激发患牙的剧烈疼痛，牙髓化脓期常表现为"热痛冷缓解"。④疼痛不能定位：疼痛发作时，患者大多不能明确指出患牙，疼痛常沿三叉神经分布的区域呈放射性或牵涉性疼痛。

（2）慢性牙髓炎　一般不发生剧烈的自发性疼痛，有时出现不明显的阵发性隐痛或钝痛，有的患者可有长时间的冷、热刺激痛史。患牙常表现有咬合不适或轻度叩痛。患者一般可以定位患牙。检查可见深龋、穿髓孔或牙髓息肉。

3. 辅助检查

（1）温度测验、牙髓活力测试　确定患牙及牙髓状况。

（2）X 线片　确定龋损的部位、范围、程度等，还可以观察牙槽骨的状况。

4. 心理–社会状况　牙髓炎多由深龋引起。龋病早期症状不明显，患者常不重视，忽视龋病的早期治疗。当急性牙髓炎发作，出现剧烈疼痛时，患者出现烦躁不安，求治心切。护士应考虑患者的感受，正确评估患者的年龄、文化程度、口腔卫生习惯、经济水平等，了解患者对牙髓炎治疗的意义、预后的认识程度，以及口腔保健的知识。

5.治疗要点 牙髓病的治疗要点是缓解疼痛，保存具有正常生理功能的牙髓或保存患牙。急性期的应急处理为开髓，引流炎症渗出物，减轻髓腔压力，缓解疼痛；急性炎症缓解后，应根据患牙状态、患者的年龄选择适宜的治疗方法。保存牙髓的方法有盖髓术、活髓切断术。保存患牙的方法有根管治疗术、根尖诱导成形术等。

【常见的护理诊断 / 问题】

1.疼痛 牙髓炎产生的急性疼痛与炎症引起血管扩张、髓腔压力升高有关。

2.恐惧 与疼痛剧烈且反复发作，患者惧怕治疗、担心治疗效果有关。

3.睡眠状态紊乱 与疼痛影响睡眠有关。

4.潜在并发症 牙髓坏死、根尖周炎、颌面部感染等，与延误治疗时机及病情发展有关。

5.知识缺乏 缺乏对疾病的发生、发展、早期治疗和预防的知识。

【护理措施】

1.心理护理 介绍引起牙齿疼痛的原因及基本治疗方法，消除患者的恐惧心理，积极配合治疗。

2.治疗护理

（1）应急处理的护理 急性牙髓炎的主要症状是剧痛，应急处理首选开髓引流，即在局麻下，钻通髓腔，使炎性渗出物得到引流，减小髓腔压力，缓解疼痛。开髓前，对患者进行心理安慰，说明钻牙的目的，消除其恐惧心理，以取得患者的合作。开髓后可见脓血流出，护士抽吸温盐水协助冲洗髓腔，备丁香油或樟脑酚小棉球置于开髓洞内，开放引流。

（2）保存活髓治疗的护理 对于可复性牙髓炎、年轻恒牙，可采用盖髓术或活髓切断术。以间接盖髓术为例，简述操作步骤及护理配合（图13-5）。

①物品准备：术前准备好各种无菌器械、消毒剂和暂封剂等。

②去除腐质：准备好手机、钻针和挖器供医生去除窝洞内腐质，并准备冲洗液，清洗窝洞。

③隔离唾液、消毒窝洞：协助医生应用橡皮障或棉卷隔湿，准备小棉球消毒牙面及窝洞，严格无菌操作。

④放盖髓剂、暂封：遵医嘱调氢氧化钙盖髓剂覆盖在近髓的牙本质上，调拌用具必

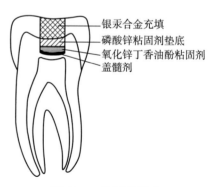

银汞合金充填
磷酸锌粘固剂垫底
氧化锌丁香油酚粘固剂
盖髓剂

图 13-5 间接盖髓术

须严格消毒，无菌操作。盖髓完成后，调制氧化锌丁香油粘固粉暂封窝洞。

⑤充填：约患者 1 ~ 2 周复诊。无自觉症状后，去除浅层暂封物，遵医嘱调制垫底材料，用复合树脂或银汞合金做永久充填。

（3）保存患牙治疗的护理　保存患牙的治疗方法有干髓术、塑化治疗术和根管治疗术等，其中以根管治疗术效果最佳，应用最多。本节以根管治疗术为例介绍（图 13-6）。

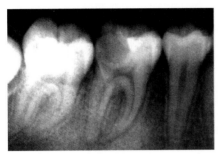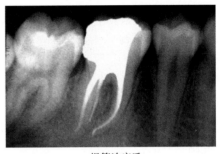

根管治疗前　　　　　　　　　　　　　根管治疗后

图 13-6　根管治疗术

①物品准备：除龋病充填术所需的器械外，另外准备根管扩大器械、冲洗器械、充填器械、根充材料、消毒棉球等。

②根管预备：活髓牙应在麻醉或牙髓失活术后拔除根髓，死髓牙直接去髓后进行根管预备。根管预备包括机械预备根管和化学洗涤根管。护士在术中配合医生做好器械的传递和清洗，并用吸唾器及时吸净唾液和冲洗液，以保持术区清晰。

③根管消毒：根管预备后，用消毒棉捻或纸尖蘸消毒液供医生置于根管内，调拌氧化锌丁香油粘固粉暂封窝洞。

④根管充填：在无菌操作下进行。将根管充填材料调成糊剂送入根管内，再将消毒后的牙胶尖插入根管，直达根尖孔，填满根管，用加热的充填器从根管口去除多余的牙胶尖，或用热牙胶充填，最后遵医嘱调制垫底材料和永久性充填材料作窝洞充填。

【健康教育】

向患者宣传牙髓炎的发病原因、治疗方法和目的，以及牙病早期治疗的重要性。治疗后告知患者可能出现的情况，如肿胀、疼痛等。根管治疗后建议患者行牙冠修复，以防患牙折裂。

第二节　根尖周病患者的护理

【概述】

根尖周病（disease of periapical tissue）是指发生于根尖周围组织的炎症性疾病，又称为根尖周炎。本病大多数由牙髓病发展而来，主要表现为根尖周的急慢性炎症，病变区的骨质破坏。根尖周炎可并发颌骨炎症，还可成为感染病灶，影响全身健康。

其发病原因包括以下几个方面：

1. 细菌感染　是导致根尖周炎的主要因素，常由牙髓病进一步发展，使细菌感染至根尖周引起。

2. 化学因素　牙髓治疗时，如失活剂用量过大，封药时间过长，根管消毒操作不当等均可刺激根尖，引起炎症反应。

3. 创伤　外力或根管治疗时器械超出根尖孔造成根尖周围组织损伤引起。

4. 免疫因素　牙髓治疗时的某些药物具有抗原性，可诱发根尖的特异性免疫反应，导致病变。

【护理评估】

1. 健康史　询问患者是否患过龋病或牙髓病，有无齿龈的反复肿痛史，是否有牙外伤，是否接受过治疗，其治疗方法和效果如何等。

2. 身体状况

（1）急性根尖周炎　是指从根尖周出现浆液性炎症到化脓性炎症的连续过程。浆液期，患牙有伸长感，不敢对𬌗，咀嚼痛，患者能明确指出患牙，叩痛（＋）~（＋＋），松动Ⅰ°。炎症继续发展可至化脓期，根据脓液聚集部位不同，临床上分为三个阶段，即根尖脓肿、骨膜下脓肿、黏膜下脓肿（图13-7）。

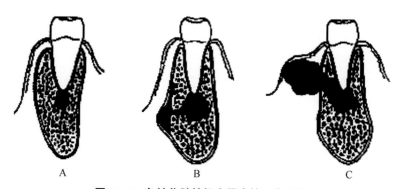

图13-7　急性化脓性根尖周炎的三个阶段

①根尖脓肿：患牙出现剧烈地、自发性、持续性跳痛，伸长感加重，不敢对𬌗。检查患牙叩痛（＋＋）~（＋＋＋），松动Ⅱ°~Ⅲ°，相应部位的牙龈红肿、疼痛，引流淋巴结肿大。

②骨膜下脓肿：患牙自发性、持续性、搏动性跳痛更加剧烈，疼痛达到最高峰，伴有体温升高、乏力等全身症状。检查患者痛苦面容，叩痛（＋＋＋），松动Ⅲ°，扪诊疼痛明显。

③黏膜下脓肿：当脓肿达到黏膜下时，由于黏膜下组织疏松，压力减小，疼痛减轻，全身症状缓解。检查患牙叩痛（＋），松动Ⅰ°，扪诊波动感明显。脓肿破溃或切开

引流后，急性炎症逐渐缓解而转为慢性根尖周炎。

（2）慢性根尖周炎 病变类型有根尖周肉芽肿、慢性根尖周脓肿、根尖周囊肿（图13-8）和根尖周致密性骨炎。临床表现一般没有明显疼痛症状，偶有咀嚼疼痛，常有反复疼痛、肿胀的病史。患牙多龋坏变色，牙髓坏死，无探痛但有轻叩痛，根尖区牙龈可有瘘管，可反复溢脓。

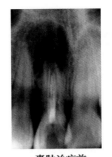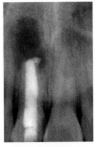

囊肿治疗前　　　囊肿手术治疗后

图 13-8　根尖周囊肿治疗前后

3.辅助检查 X线片检查是鉴别慢性根尖周炎的依据。可见患牙根尖区的骨质不同程度地破坏，牙髓活力测试多无反应。

4.心理-社会状况 急性根尖周炎患者因疼痛剧烈而坐卧不安，心情烦躁。慢性根尖周病患者自觉症状不明显，当患牙急性发作或患者发现瘘管时才就诊。正确评估患者的年龄、文化程度、口腔卫生习惯、经济水平等，了解患者对根尖周炎治疗的意义、预后的认知程度，以及口腔保健的知识。

5.治疗要点 急性根尖周炎应首先开髓引流，缓解疼痛，待急性炎症消退后，再进行根管治疗。慢性根尖周炎常采用根管治疗，如患牙病变较大，破坏严重，无法保存修复，则应予以拔除。

【 常见的护理诊断 / 问题 】

1.疼痛 与根尖周炎急性发作，炎性渗出物导致根尖区压力增大有关。

2.焦虑 与疼痛反复发作有关。

3.体温过高 与根尖周围组织的急性感染有关。

4.口腔黏膜改变 与慢性根尖周炎引起窦道有关。

5.知识缺乏 缺乏根尖周病的防治知识。

【 护理措施 】

1.心理护理 关心体贴患者，耐心向患者解释病情及治疗过程。介绍本病的相关知识和坚持治疗的重要性，增强患者治疗的信心。

2.治疗护理

（1）急性期 应首先缓解疼痛，控制炎症。护士应配合医生进行以下操作：①开髓引流：是治疗急性根尖周炎的应急措施。通过开髓孔拔除根髓，疏通根管，使根尖周渗出物通过根尖孔经根管从开髓孔引流，达到止痛、防止炎症扩散的目的。护士备齐所需物品，医生开髓，拔除根髓后，护士抽吸3%过氧化氢溶液及生理盐水供髓腔的冲洗，并备樟脑酚棉球或棉捻供医生置入开髓洞或根管内引流。②脓肿切开：对急性根尖周炎形成骨膜下或黏膜下脓肿者，应及时切开排脓。切开脓肿前，护士协助医生对术区进行清洁、消毒、隔湿处理，按医嘱准备麻醉药品及器械。脓肿切开后冲洗脓腔，切口内放置橡皮条引流，定期更换至伤口清洁。

（2）慢性期　当急性炎症消退后或慢性根尖周炎患者应进行根管治疗或根尖外科手术。①根管治疗是通过彻底清除根管内的坏死物质，进行适当消毒，充填密封根管，达到治疗和预防根尖周病、保存患牙的目的。②根尖手术是通过外科手术的方法去除根尖周围组织的病变，以达到治疗疾病、保存患牙的目的。

【健康教育】

1. 让患者了解根尖周病的发病原因及危害，提高患者对根尖周病的预防意识。
2. 让患者了解治疗步骤及目的，取得患者的合作。
3. 嘱患者按时复诊，坚持完成治疗，以达到治疗的最佳效果。

第三节　牙周病患者的护理

牙周病（periodental disease）是指牙齿的支持组织，包括牙龈、牙周膜、牙槽骨及牙骨质等组织，发生的慢性、非特异性、感染性疾病，是口腔科的常见病、多发病。牙周病是造成成人牙齿缺失的常见原因，作为细菌感染性疾病，除局部病变外还可影响全身健康。牙周病以牙龈炎和牙周炎最为常见。

一、牙龈炎患者的护理

【概述】

牙龈炎（gingival diseases）是指仅限于龈缘和龈乳头的炎症。如治疗及时可完全恢复，反之会发展成牙周炎，造成永久性损害。

其发病原因包括以下几个方面：

1. 局部因素　牙菌斑是最主要的因素，其他局部刺激如软垢、牙石、食物嵌塞、不良修复体等均可引起牙龈炎。

2. 全身因素　遗传可增加宿主对牙龈炎的易感性，激素水平的改变、某些系统性疾病的影响可加重牙龈炎症。

【护理评估】

1. 健康史　询问患者的身体状况，是否有易感牙龈炎的全身性因素。了解患者的口腔卫生、不良习惯等。

2. 身体状况

（1）慢性牙龈炎　一般无明显自觉症状，有些患者可感到牙龈局部痒、胀等不适感，可出现牙龈出血、口腔异味（图13-9）。

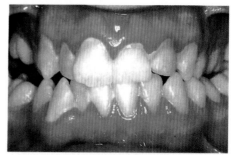

图 13-9　慢性牙龈炎

（2）青春期龈炎　青春期龈炎的病损常出现于前牙唇侧，可见牙龈肿胀、出血，伴口腔异味（图 13-10）；妊娠性龈炎多在妊娠早期，表现为牙龈鲜红，易出血，分娩后可缓解或消失。以上两型均与体内性激素水平的改变有关。

（3）药物增生性龈炎　与长期服用某些药物有关，如苯妥英钠、硝苯地平等（图13-11）。

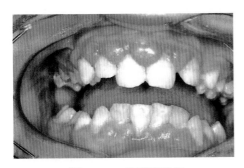

图 13-10　青春期龈炎

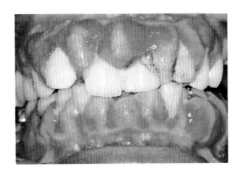

图 13-11　药物增生性龈炎

3. 辅助检查　X 线片显示无牙槽骨吸收。

4. 心理 - 社会状况　牙龈炎早期一般无自觉症状，易被患者忽视而延误病情。当出现牙龈出血、口臭时才引起注意，从而产生恐惧心理。护士应全面了解患者的心理状态及年龄、性别、文化程度、经济水平、卫生习惯等，以便提供适当的护理措施。

5. 治疗要点

（1）去除病因，控制菌斑。

（2）教会患者正确的口腔保健方法。

【常见的护理诊断 / 问题】

1. 口腔黏膜的改变　与牙龈组织炎症造成牙龈充血、水肿、色泽改变有关。

2. 知识缺乏　缺乏口腔卫生知识、牙龈炎的防治知识。

【护理措施】

1. 心理护理　热情接待患者，让其了解到牙龈炎的治疗可以痊愈，出血、口臭症状可以消失。消除患者的心理压力，增强自信心，以良好的心态配合治疗。

2. 治疗护理

（1）去除局部刺激因素，常用龈上洁治术和龈下刮治术。二者是去除牙结石和菌斑的基本治疗方法。术前护士向患者说明手术目的及方法，取得患者的配合，并备好龈上洁治器、龈下刮治器、超声波洁牙机、磨光用具等。术中协助牵拉口角，吸净水和唾液，保证手术区视野清晰。牙石去净后，备好磨光膏，将杯状刷或橡皮杯安装于低速手机上，供医生抛光牙面。最后冲洗龈袋，龈沟内上药。

（2）积极治疗系统性疾病。

【健康教育】

1. 指导患者采取正确的刷牙方法及其他保持口腔卫生的措施，如牙线的使用。

2. 让患者了解牙龈炎不及时治疗会发展为牙周炎，增强患者的防病意识。

二、牙周炎患者的护理

【概述】

牙周炎（periodontitis）是牙齿支持组织的炎症性破坏性疾病。如治疗及时可终止病变，保留牙齿及功能，反之会造成牙齿缺失。

其发病原因包括以下几个方面：

1. 局部因素

（1）细菌和菌斑　牙周炎是细菌感染性疾病，与其相关的致病菌主要有：牙龈卟啉单胞菌、伴放线杆菌、福赛坦氏菌、中间普氏菌等。菌斑是细菌生存的复杂生态环境，黏附于牙齿表面，不能被水冲去或漱掉。根据其所在部位，分为龈上菌斑和龈下菌斑。

（2）牙石　牙石是沉积在牙面或修复体上的已钙化的或正在钙化的菌斑和沉积物，由唾液或龈沟液中的矿物盐逐渐沉积而成。牙石对牙周组织的危害主要来自表面黏附的菌斑。

（3）食物嵌塞　是指在咀嚼过程中，食物被咬𬌗压力楔入相邻两牙的牙间隙内，称为食物嵌塞。嵌塞物的机械刺激作用和细菌的定植，可引起牙周组织的炎症、损伤、牙龈退缩、牙槽骨吸收等。

（4）牙齿位置异常和错𬌗畸形　可导致菌斑堆积和食物嵌塞。

（5）不良修复体　充填体悬突和全冠修复体不密合的龈下边缘为牙周致病菌的附着提供了环境。

（6）𬌗创伤　咬𬌗关系不正常或咬𬌗力不协调，可引起牙周组织的损伤。

（7）不良习惯　口呼吸、吐舌习惯、不正确刷牙、咬硬物等均会导致牙周组织损伤。

2. 全身因素　全身因素与牙周炎的发生和发展密切相关。大量研究显示，宿主对致病菌的反应因人而异，宿主免疫反应不足或过度都可以导致疾病程度加重。

（1）遗传因素　可增加宿主对牙周炎的易感性。例如，侵袭性牙周炎患者往往有明显的家族史。Down综合征、掌跖角化－牙周破坏综合征等遗传性疾病大大增加了牙周炎的易感性。

（2）性激素　牙龈是性激素的靶器官。在青春期、月经期、妊娠期，患者的牙周组织对致病菌的敏感性增加，加重牙龈的炎症。

（3）吸烟　研究证实，吸烟是牙周炎尤其是重度牙周炎的高危因素，其导致牙周病发病的机制尚未明了。

（4）系统性疾病　糖尿病、艾滋病、骨质疏松症等均为增加牙周炎危险的疾病。

【护理评估】

1.健康史　询问患者的身体状况、口腔卫生习惯等，是否有易感牙周炎的全身性因素。

2.身体状况

（1）牙龈炎症　牙龈充血、水肿，颜色呈鲜红或暗红色，点彩可消失，牙龈易出血。

（2）牙周袋形成　由于牙周组织破坏，结合上皮向根方增殖移位形成牙周袋（图 13-12）。牙周袋内细菌感染，可呈化脓性炎症改变，轻压牙周袋外壁，有脓液溢出，称为牙周袋溢脓。如果脓液引流不畅或机体抵抗力降低时，可发生牙周脓肿。

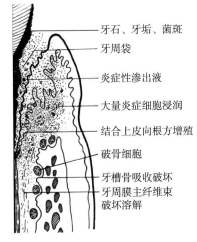

图 13-12　牙周袋

（牙石、牙垢、菌斑／牙周袋／炎症性渗出液／大量炎症细胞浸润／结合上皮向根方增殖／破骨细胞／牙槽骨吸收破坏／牙周膜主纤维束破坏溶解）

（3）牙槽骨吸收　X 线片显示牙周炎的骨吸收初期表现为牙槽嵴顶的硬骨板模糊或消失，晚期牙槽骨高度降低（图 13-13）。

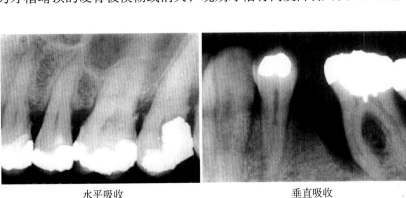

水平吸收　　　　　垂直吸收

图 13-13　牙槽骨吸收

（4）牙齿松动和移位　由于牙周袋的形成、牙槽骨的吸收，进而出现牙齿松动，导致咀嚼功能下降或丧失。

3.辅助检查　X 线片显示牙槽骨吸收，硬骨板模糊，骨小梁疏松，牙周膜间隙增宽等情况。

4.心理－社会状况　牙周炎晚期由于牙周组织破坏严重，出现牙齿松动、脱落，严重影响咀嚼功能和人际交往，易产生自卑心理，导致患者十分焦虑及担忧。护士应全面了解患者的心理状态及年龄、性别、文化程度、经济水平、卫生习惯等，以便提供适当的护理措施。

5.治疗要点　牙周病的治疗目的在于消除病变，恢复牙周组织的生理形态和功能，为患者创造自身维护的条件。强调综合治疗，一般牙周治疗分四个阶段进行。

（1）基础治疗　目的是去除牙周刺激，控制牙周炎症。

（2）**手术治疗**　目的是消除牙周袋，修补骨缺损，清除刺激物和病变组织，恢复牙周组织的正常形态和功能。

（3）**修复治疗**　包括缺失牙修复，食物嵌塞矫治，牙周夹板的制作等。

（4）**疗效维护**　定期复诊，间隔不宜超过6个月。内容包括牙菌斑的控制，牙龈、牙周状况，牙松动度及咬𬌗功能等。

【 常见的护理诊断 / 问题 】

1. 口腔黏膜改变　与牙龈组织炎症造成牙龈充血、水肿、色泽改变有关。

2. 自我形象紊乱　与牙齿缺失、口臭影响正常的社会交往有关。

3. 疼痛　与牙周脓肿有关。

4. 知识缺乏　缺乏口腔卫生知识、牙周病的防治知识。

【 护理措施 】

1. 心理护理　热情接待患者，让其了解牙周炎早期治疗可以控制或延缓病情发展，延长牙齿使用时间。消除患者的心理压力，增强自信心，以良好的心态配合治疗。

2. 治疗护理

（1）**去除局部刺激因素**　同牙龈炎章节。

（2）**手术消除牙周袋**　经过局部治疗，牙周袋仍不能消除者，可进行牙周手术以清除牙周袋。常用的手术方法有牙龈切除术和牙周翻瓣术。

①术前护理：准备手术器械及局麻器械、牙周塞治剂等，各类器械消毒后备用。用0.1%氯己定液漱口，消毒口周皮肤，铺消毒巾。备局麻药进行术区麻醉。

②术中护理：术中牵拉口唇、协助止血、传递手术器械，用生理盐水冲洗创面，吸去冲洗液，用纱布拭干术区，保持术野清晰。医生缝合时协助剪线。缝合完毕，调拌牙周塞治剂，置于创面，用棉签蘸水轻轻加压，使其覆盖术区，保护创面。

③术后护理：嘱患者注意保护创口，24小时内不能刷牙漱口，进软食，按医嘱服抗生素。术后5～7天拆线，6周内勿探牙周袋，以免影响愈合。

【 健康教育 】

1. 指导患者采取正确有效的刷牙方法及其他口腔保健措施。

2. 建议患者戒烟，均衡饮食，以增强牙周组织的抵抗力。

3. 让患者认识到维持牙周炎治疗效果的重要性，要定期复查，预防复发。

思考题

1. 龋病的定义、发病原因及治疗要点。

2. 急性牙髓炎的疼痛特点及应急处理要点。

3. 牙周炎的表现及护理措施。

4.男性患者，40岁，主诉：2周来右侧上后牙咬物不适，冷水引起疼痛。近2日来，夜痛影响睡眠，并引起半侧头面部疼痛，疼痛不能定位。检查时右侧上后牙未见明显异常，仅右上第二前磨牙浅楔状缺损，但右下第二磨牙远中邻面龋洞深，内塞满食物残屑，叩诊（＋），右下第一磨牙咬殆面龋洞中深，叩诊（－），右下第三磨牙前倾阻生，颊侧龈轻红肿。

（1）该患者的主诉牙为哪颗？诊断为何病？

（2）该患者当日应如何处理？

（3）除主诉牙外，还有什么其他疾病？

（4）给该患者制定1个全面的治疗和护理计划。

第十四章　口腔黏膜疾病患者的护理

📖 学习目标

1. 掌握复发性阿弗他溃疡、口腔白斑患者的常见表现、护理诊断、护理措施和健康教育方法。

2. 熟悉口腔单纯疱疹和扁平苔藓患者正确的护理方法、治疗和预防方法。

3. 了解口腔念珠菌病患者的主要表现和健康指导方法。

第一节　复发性阿弗他溃疡患者的护理

【概述】

复发性阿弗他溃疡（recurrent aphthous ulcer，RAU）又称复发性口疮，是一种常见的口腔黏膜溃疡性损害，类似于中医的口疮。具有反复发作的特征，病程呈自限性，一般 7～10 天可自愈。

病因目前尚不清楚，其发病原因可能包括以下几个方面：

1. 免疫因素　近年来的研究证实，复发性阿弗他溃疡患者多存在免疫异常。

2. 遗传因素　复发性阿弗他溃疡的发病有明显的遗传倾向。

3. 系统性疾病因素　临床发现复发性阿弗他溃疡与消化道溃疡、肝胆疾病、月经紊乱、糖尿病等有关。

4. 环境因素　临床常见患者在精神紧张、情绪波动、考试前及周围环境急剧变化时出现复发性阿弗他溃疡。

5. 其他　复发性阿弗他溃疡还可能与感染、微量元素缺乏、微循环障碍等因素有关。

【护理评估】

1. 健康史　询问患者有无消化道疾病、糖尿病、过度疲劳、精神紧张等诱因，有无家族史，既往有无口腔溃疡病史及治疗情况。

2. 身体状况　复发性阿弗他溃疡一般表现为反复发作的圆形或椭圆形溃疡，具有"红、黄、凹、痛"的特征，即溃疡周围绕有红晕带，表面覆盖淡黄色假膜，中央凹陷，灼痛感明显。临床主要表现为三种类型：轻型、重型和疱疹样复发性阿弗他溃疡。

（1）轻型复发性阿弗他溃疡　在复发性口疮中最常见，约占 RAU 的 80%。好发于唇、颊、舌、软腭等无角化或角化较差的黏膜。初起为局灶性黏膜充血，疼痛明显，进而形成圆形或椭圆形浅表溃疡，7~10 天溃疡痊愈，不留瘢痕，易复发（图 14-1）。

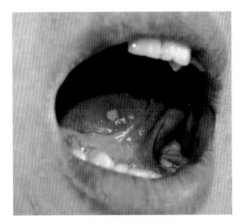

图 14-1　轻型复发性阿弗他溃疡

（2）重型复发性阿弗他溃疡　又称腺周口疮。溃疡大而深，似"弹坑"，可深达肌层，直径可 > 1cm，周围组织红肿微隆起，基底微硬，表面有黄灰色假膜或灰白色坏死组织。病程长达 1~2 个月或更长，溃疡数目少，通常 1~2 个。疼痛剧烈，愈后可留有瘢痕。对于长期不愈的，要做病理检测，排除癌变。

（3）疱疹样复发性阿弗他溃疡　多见于成年女性。好发部位和病程与轻型相似。溃疡直径较小，约 2mm，数目多，可达十几个或几十个，散在分布，似"满天星"，黏膜充血发红，疼痛较重，唾液分泌增多。可伴有头痛、低热、病损局部的淋巴结肿痛等症状（图 14-2）。

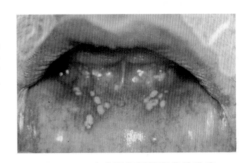

图 14-2　疱疹样复发性阿弗他溃疡

3. 辅助检查　免疫学和免疫组化检查可协助疾病诊断。

4. 心理 – 社会状况　溃疡反复发作，疼痛，治疗效果欠佳，患者痛苦且焦虑，求治心切。了解患者的心理状态、年龄、性别、生活习惯、情绪变化，以便给予耐心的解释及适当的护理措施。

5. 治疗要点　消炎、止痛、促进愈合、减少复发。

（1）局部治疗方法包括药膜、含漱液、腐蚀法、物理疗法、局部封闭等。

（2）全身治疗可给予肾上腺皮质激素、免疫制剂等。

【常见的护理诊断/问题】

1. 疼痛　与口腔黏膜溃烂、食物刺激有关。

2. 口腔黏膜的改变　与黏膜充血、水肿、溃疡有关。

3. 焦虑　与溃疡反复发作，难以根治有关。

4. 知识缺乏　缺乏复发性口腔溃疡的防治知识。

【护理措施】

1.心理护理 关心体贴患者，耐心解释疾病的病情及预后，告知患者本病有自限性，消除患者的焦虑、恐惧心理。嘱患者避免过度紧张和不良精神刺激，保持心情舒畅。

2.治疗护理

（1）遵医嘱给予局部用药。指导患者正确使用治疗药物及注意事项。

（2）溃疡疼痛明显影响进食时，可用局麻药涂布溃疡面以迅速止痛。

（3）对深大溃疡，持久不愈者，可行局部封闭治疗。

（4）对于严重患者，必要时给予全身用药，常用药物有肾上腺皮质激素、免疫增强剂、免疫抑制剂、维生素等。

【健康教育】

让患者了解失眠、疲劳、精神紧张等全身因素可能与口腔溃疡的发生有关，嘱患者进行自我调节，去除诱因，防止复发。

第二节　口腔黏膜感染性疾病患者的护理

一、口腔单纯疱疹患者的护理

【概述】

口腔单纯疱疹（herpes simplex）是由单纯疱疹病毒（herpes simplex virus，HSV）引起的口腔黏膜、口周及颜面等处的感染性疾病。发生在口腔黏膜者称为疱疹性口炎，单独发生在口周皮肤者称为唇疱疹。

本病由单纯疱疹病毒Ⅰ型引起。口腔单纯疱疹病毒感染的患者及无症状的带病毒者为传染源，主要通过飞沫、唾液和疱疹液传播。病毒初次进入人体引起的感染为原发感染，此后病毒常潜伏于人体细胞内，当机体抵抗力下降或存在局部的刺激因素时，病毒可活跃繁殖，导致疱疹复发。

【护理评估】

1.健康史 了解患者近期有无上呼吸道感染、疲劳等导致机体抵抗力下降的因素，是否接触过患有本病的患者。

2.身体状况

（1）原发性疱疹性口炎 好发于6岁以下的儿童，尤其6个月~2岁的婴幼儿多见。发病前常有发热、头痛、乏力、全身肌肉酸痛，甚至咽喉疼痛等前驱症状，患儿烦躁、哭闹、流涎、拒食。经过1~2天以后，口腔黏膜广泛性充血水肿，继而出现成簇针尖大小的透明水泡，并迅速破溃形成表浅溃疡，小溃疡也可融合形成较大溃疡，其表面覆盖黄白色假膜（图14-3），疼痛较重，伴颌下淋巴结肿大压痛。如无继发感染，3~5天病情缓解，7~10天溃疡可自行愈合，不留疤痕。

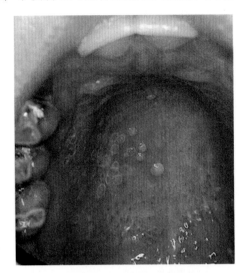

图 14-3　疱疹性口炎

（2）唇疱疹　常见于成年人。好发于唇红黏膜与皮肤交界处。初期患者自觉轻微疲乏不适，局部有发痒、灼热感，继而出现成簇小水疱，直径1~3mm。疱内液体由清变浑，随后破溃、糜烂、结痂。痂皮脱落，局部可有色素沉着。易复发（图14-4）。

3. 辅助检查　病毒分离培养结果阳性。血常规检查白细胞升高，淋巴细胞升高明显。

4. 心理－社会状况　原发性疱疹性口炎由于患儿年龄小，无法用语言表达，常表现为烦躁不安、哭闹拒食，故家长十分焦虑，求治心切。复发性唇疱疹由于反复发作，患者较苦恼、悲观。

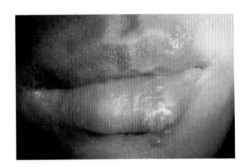

图 14-4　唇疱疹

5. 治疗要点　口腔单纯疱疹的治疗包括全身抗病毒治疗、局部治疗与对症和支持治疗。

（1）全身抗病毒治疗　常选用阿昔洛韦口服、肌注或静脉点滴。必要时可选用抗生素预防与治疗继发感染。

（2）局部治疗　含漱液、散剂、喷剂的使用可减轻局部症状，促进愈合，如0.1%~0.2%氯己定含漱液、养阴生肌散、西瓜霜喷剂等。

（3）对症和支持治疗　病情严重者应卧床休息，进食困难者可通过静脉输液以维持水、电解质的平衡。

【常见的护理诊断/问题】

1. 口腔黏膜的改变　与黏膜充血、水疱、溃烂有关。

2. 疼痛　与疱疹破溃形成溃疡有关。

3. 体温升高　与病毒感染有关。

4. 知识缺乏　缺乏口腔单纯疱疹的防治知识。

【护理措施】

1. 心理护理　热情接待患者，耐心解释疾病的病因、发生、发展、预后及注意事项，消除患者的焦虑心理。

2. 治疗护理

（1）保持口腔卫生：使用 0.1%～0.2%氯己定含漱液、替硝唑溶液漱口。

（2）遵医嘱应用抗病毒药物及抗生素，进食困难者静脉输液，补充维生素 B、维生素 C 等。

（3）检测患者体温，＞38.5℃时遵医嘱给予物理或药物降温。

【健康教育】

1. 保持口腔卫生，尽量避免接触患单纯疱疹的患者。

2. 生活有规律，适当进行体育锻炼，避免过度劳累。

二、口腔念珠菌病患者的护理

【概述】

口腔念珠菌病（oral candidiasis）是真菌 – 念珠菌属感染所引起的急性、亚急性或慢性口腔黏膜疾病，类似于中医的鹅口疮。白色念珠菌是本病最主要的病原菌。

25%～50%的健康人的口腔、阴道、消化道可带有念珠菌，但不发病，在某些致病因素影响下（机体免疫力低下、长期应用抗生素及免疫抑制剂等），白色念珠菌可由芽生孢子型转为菌丝型，具有致病性。

【护理评估】

1. 健康史　了解患者近期有无感染、疲劳等导致机体抵抗力下降的因素，有无其他疾病及其治疗用药的情况。

2. 身体状况

（1）急性假膜型　又称雪口病或鹅口疮，新生儿多发。早期患部黏膜充血明显，出现针头大小的白色小点，似凝乳状，微突起于黏膜表面，很快融合成白色、蓝白色丝绒状斑片，不易剥离，强行撕脱则呈渗血的糜烂面（图14-5）。

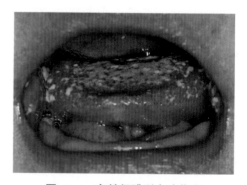

图 14-5　急性假膜型念珠菌病

（2）急性萎缩型　又称抗生素性口炎，多见于成年人。表现为舌黏膜充血糜烂，口干灼痛。

（3）慢性肥厚型　多见于口角内侧，呈结节状或颗粒状，恶变率高于4%。

（4）慢性红斑型　多见于女性戴上颌义齿者，又称义齿性口炎。黏膜呈亮红色水肿，或有黄白色的条索状或斑点状假膜，伴口干和轻度灼痛。

3. 辅助检查　涂片镜检找到真菌菌丝有助于疾病诊断。

4. 心理－社会状况　急性假膜型念珠菌口炎由于患儿年龄小，常表现为烦躁不安、哭闹拒食，故家长十分焦虑，求治心切。其他各型由于口干、灼痛等不适，患者较苦恼、烦躁。

5. 治疗要点

（1）局部治疗为主　常用2%～4%碳酸氢钠溶液涂擦或含漱，也可配合用西地碘、制霉菌素等药物。

（2）全身治疗　对于严重者，可全身应用抗真菌药物，如酮康唑、氟康唑、伊曲康唑等；还可用免疫增强剂，如转移因子、胸腺肽等。

（3）手术治疗　上皮异常增生者行手术切除，尤其是口角区。

【常见的护理诊断／问题】

1. 疼痛　与口干、糜烂有关。

2. 口腔黏膜的改变　与黏膜充血、斑片、斑块形成有关。

3. 知识缺乏　缺乏口腔真菌感染的防治知识。

【护理措施】

1. 心理护理　热情接待患者，耐心解释疾病的病因、发生、发展、预后及注意事项，消除患者的焦虑心理。

2. 治疗护理

（1）保持口腔卫生，使用2%～4%碳酸氢钠溶液漱口。

（2）遵医嘱应用抗真菌药物及抗生素。

【健康教育】

1. 新生儿用具要及时消毒，清洗乳头、奶嘴，保持清洁卫生。

2. 讲解义齿的佩戴和清洁方法。

3. 适当进行体育锻炼，增强机体的抵抗力。

第三节　口腔黏膜斑纹类疾病患者的护理

一、口腔白斑患者的护理

【概述】

口腔白斑（oral leukoplakia，OLK）是指口腔黏膜上以白色为主的损害，不具有其他任何可定义的损害特征，中医也称口腔白斑。一些口腔白斑可转化为癌。口腔各部黏膜均可发生，但以颊、舌部最多。

其发病原因包括以下几个方面：

1. 局部因素 吸烟，牙源性刺激（如残冠、残根、不良修复体等），白色念珠菌感染，其他理化刺激（如饮酒，摄入滚烫、辛辣食物，咀嚼槟榔）等。

2. 全身因素 遗传与免疫因素、微循环障碍、微量元素（如锰、锶、钙、维生素A、维生素E、维生素B_{12}和叶酸）缺乏、梅毒，以及射线均可作为全身因素考虑。

【护理评估】

1. 健康史 了解患者是否吸烟及吸烟量，有无家族史，口腔内有无局部刺激因素，以及有无口腔疾病及治疗情况。

2. 身体状况 口腔白斑多在中年后发病，且随年龄的增加而增加，男性多于女性，比例约为2:1，但近年来女性有增多趋势。白斑分为均质型和非均质型。均质型有斑块状和皱纸状两种；非均质型有疣状、溃疡状和颗粒状三种。

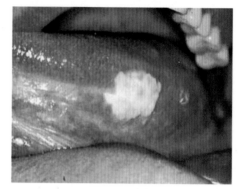

图14-6 白斑

（1）斑块状白斑 舌背、颊、唇及牙龈多见，呈均匀斑块，表面平滑，稍高于黏膜表面，有粗糙感，无压痛，界限清楚，触之柔软（图14-6）。

（2）皱纸状白斑 舌腹和口底多发，病损呈灰白色，边缘清楚，表面突出如皱纹纸状，触之柔软。

（3）颗粒状白斑 好发于口角区黏膜，在充血的黏膜上有小的白色颗粒。多可发现白色念珠菌感染。

（4）疣状白斑 在平滑的黏膜上呈乳白色毛刺状、绒毛状或小结节状突起。

（5）溃疡状白斑 在上述各型的基础上有糜烂或溃疡，伴刺激痛。

3. 辅助检查 组织病理学检测有助于疾病诊断。

4. 心理-社会状况 了解患者的家族史、生活史，向患者讲解本病的诱发因素及潜在危险，鼓励患者积极配合医生的治疗。

5. 治疗要点

（1）去除刺激因素，严禁用烧灼性药物如酚类、硝酸银等刺激白斑。

（2）局部涂维A酸软膏，口服维生素AD或维生素A（5万U/d）。

（3）经久不愈，治疗后不消退者，或白斑区发现皲裂、溃疡或基底变硬、表皮增厚显著等恶变趋向者，应手术切除并活检。

【常见的护理诊断/问题】

1. 口腔黏膜的改变 与病损造成口腔黏膜粗糙、糜烂、灼痛有关。

2. 恐惧 与惧怕癌变有关。

3. 知识缺乏 缺乏口腔白斑的防治知识。

【护理措施】

1. 心理护理 了解患者的心理状况，加强疏导工作。耐心向患者解释病情及治疗情况，消除焦虑、恐惧心理，配合治疗。

2. 治疗护理 遵医嘱给予患者维 A 酸软膏、维生素 AD、维生素 A 等药物。并密切观察用药反应，如出现不良反应，应迅速报告医生并协助医生进行处理。

【健康教育】

嘱患者戒烟，避免辛辣、灼烫等刺激食物，积极治疗口腔局部的刺激性疾病，保持口腔卫生。有癌变倾向者，应定期复查。

二、口腔扁平苔藓患者的护理

【概述】

口腔扁平苔藓（Oral Lichen Planus，OLP）是发生于口腔黏膜上的原因不明的非感染性慢性炎性疾病，类似于中医的口癣。病损可同时或分别发生在皮肤和黏膜。患病率约为 0.51%，好发于中年人，女性多于男性。长期糜烂病损有恶变现象，WHO 将其列入癌前状态。

本病病因尚不明确，可能与下列因素有关。

1. 精神心理因素 50% 左右的口腔扁平苔藓患者有精神创伤史，或生活压力大，或精神空虚史等，导致心情不畅、焦虑。

2. 内分泌因素 调查发现女性口腔扁平苔藓患者的月经期及绝经期的血浆中，性激素含量低于非患病者。

3. 免疫因素 口腔扁平苔藓的发生与免疫关系密切，上皮固有层内可见大量淋巴细胞呈密集带状浸润是其典型的病理表现。

4. 微循环障碍因素 口腔扁平苔藓患者的微血管形态改变明显，血流的流速较正常人减慢。

5. 遗传因素 该病有家族发病倾向。

6. 其他因素 感染、糖尿病、高血压、肝炎、消化道功能紊乱与口腔扁平苔藓发病有关。

【护理评估】

1. 健康史 了解患者的心理状况，有无其他系统疾病，家族有无发病史，有无局部刺激因素等。

2. 身体状况 病变可发生在口腔黏膜的任何部位，大多左右对称，以颊部最多见，其次为舌、唇、牙龈、腭、口底等部位。多无自觉症状，有些患者自觉黏膜粗糙、烧灼感、木涩感、口干，偶有虫爬痒感。遇辛辣、热、酸、咸味刺激时，病损局部敏感、灼痛。病损表现为小丘疹组成的白色条纹，有网状、树枝状、环状或半环状，也可为白色斑块状。病损区黏膜可发生充血、糜烂、溃疡、萎缩或水泡等。病情迁延反复，可同时出现多种病损，并可相互重叠或相互转变。根据病损形态，临床常分为斑纹型、糜烂型和萎缩型。

（1）斑纹型　表现为网状、环状、条纹、斑块、丘疹型白色损害（图14-7）。

（2）糜烂型　在充血的基础上发生糜烂，糜烂周围有白色花纹或丘疹，疼痛较明显。

（3）萎缩型　常见于舌背，舌乳头萎缩导致病损表面光滑，微凹下，可见略显淡蓝色的白色斑块。

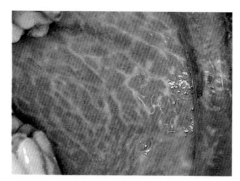

图 14-7　扁平苔藓

3.辅助检查　病理检查有助于本病的诊断。

4.心理 – 社会状况　了解患者的年龄、性别、生活习惯、性格、心理等。

5.治疗要点

（1）心理治疗　加强与患者的沟通，了解其家庭、工作、生活情况，帮助调整心态。同时注意调节全身状况，如月经、糖尿病、高血压、肝炎、消化道等状况。

（2）局部治疗　去除局部刺激因素，消除感染性炎症。可酌情应用维A酸类、肾上腺皮质激素等药物。

（3）全身治疗　适当应用免疫抑制剂或免疫调节剂。

【常见的护理诊断 / 问题】

1.口腔黏膜的改变　与病损造成的口腔黏膜粗糙、糜烂、灼痛有关。

2.恐惧　与惧怕癌变有关。

3.知识缺乏　缺乏口腔扁平苔藓的防治知识。

【护理措施】

1.心理护理　了解患者的心理状况，加强疏导工作。耐心向患者解释病情及治疗情况，消除焦虑、恐惧心理，配合治疗。介绍本病的相关知识和治疗成功的病例，增强其治疗的信心。

2.治疗护理　遵医嘱给予患者免疫抑制剂、免疫调节剂、维生素 A、维生素 E 等药物。并密切观察用药反应，如出现不良反应，应迅速报告医生并协助医生进行处理。

【健康教育】

1.嘱患者保持精神愉快。

2.避免辛辣、粗硬、灼烫饮食，以免刺激口腔黏膜引起疼痛，戒烟酒。

3.保持口腔卫生。

4. 生活有规律，适当进行体育锻炼。

5. 积极治疗全身其他系统的疾病。

思考题

1. 复发性阿弗他溃疡的分型、表现及护理措施。

2. 口腔念珠菌病的分型、表现及护理措施。

3. 口腔白斑及扁平苔藓的致病因素、表现及护理。

4. 女性患者，3岁。4天前高烧，2天前退烧，继发口腔溃疡2天，啼哭，流涎，拒食。体检发现患儿全口牙龈红肿，上腭黏膜可见丛集成簇的针头大小透明水泡，部分已破溃为表浅溃疡，周围黏膜广泛充血、水肿。

（1）本病例的医疗诊断是什么？

（2）本病例感染的病原体是什么？

（3）本病例的护理措施有哪些？

第十五章　口腔颌面部疾病患者的护理

学习目标

1. 掌握智齿冠周炎、颌面部外伤患者的常见表现、护理诊断、护理措施和健康教育方法。

2. 熟悉口腔颌面部肿瘤患者的正确护理方法，治疗和预防方法。

3. 了解口腔间隙感染患者的主要表现和健康指导方法。

第一节　口腔颌面部感染患者的护理

一、智齿冠周炎患者的护理

【概述】

智齿冠周炎（pericoronitis）是指第三磨牙（智齿）萌出不全或阻生时，牙冠周围软组织发生的炎症。以下颌智齿冠周炎最常见。

在人类的进化过程中，出现了颌骨与牙齿不协调，致使第三磨牙不同程度的阻生。阻生的第三磨牙牙冠可部分或全部为龈瓣覆盖，龈瓣与牙冠之间形成较深的盲袋，食物及细菌极易嵌塞于盲袋内。当全身抵抗力下降、局部细菌毒力增强时可引起冠周炎的急性发作。

【护理评估】

1. 健康史　询问患者的发病时间，发病频率，起病的缓急，以及伴随症状等。

2. 身体状况　智齿冠周炎常以急性炎症的形式出现。

（1）急性期　局部肿胀，张口受限；自发跳痛，放射性痛，龈袋处有咸味分泌物溢出；颌下淋巴结肿胀、压痛；全身畏寒、发热、头痛、全身不适、食欲减退及大便秘结；检查发现白细胞总数增高，中性粒细胞比例上升。

（2）慢性期　多无明显症状，仅局部有轻度压痛、不适。

3. 辅助检查　X线片检查可帮助了解未萌出或阻生牙的生长方向、位置、牙根的形态与数目等，还可以对阻力进行分析（图 15-1）。

4.心理-社会状况　发病初期，由于症状轻微，不易引起重视；待严重时，患者常因疼痛、张口受限、影响咀嚼而倍感痛苦；需要手术拔除智齿时，常因惧怕而产生恐惧心理。

5.治疗要点　急性期应以消炎、镇痛、切开引流、增强全身抵抗力的治疗为主。慢性期，若为不可能萌出的阻生牙则应尽早拔除。

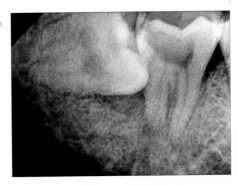

图 15-1　阻生齿

（1）用生理盐水或 1%~3% 过氧化氢冲洗盲袋，以清除食物残渣及脓液，并涂用碘甘油或抗生素药膜等药物。

（2）根据局部症状和全身反应选择抗菌药物及全身支持疗法。

（3）如有脓肿形成，应及早切开引流，促进炎症的恢复。

（4）待炎症控制后，若智齿无阻生，有足够位置萌出，且有对殆牙时可选择冠周龈瓣切除术，以消除盲袋；若阻生应选择拔除智齿，消除病因。

【常见的护理诊断/问题】

1.疼痛　与炎症导致组织充血、肿胀有关。

2.恐惧　与惧怕拔牙有关。

3.潜在并发症　间隙感染、颌骨骨髓炎。

4.知识缺乏　缺乏智齿冠周炎的防治知识。

【护理措施】

1.心理护理　耐心向患者解释病情及治疗情况，消除焦虑、恐惧心理，配合治疗。

2.治疗护理

（1）保持口腔卫生，用温盐水或漱口液漱口，以清除堆积在口腔里的食物残渣及细菌。

（2）遵医嘱给予止痛剂、抗生素等。对于病情严重者给予全身支持疗法，维持电解质平衡。

（3）需手术的患者，做好术前准备，术中配合医生完成手术，术后密切观察患者情况，遵医嘱用药。

【健康教育】

1.指导患者遵医嘱用药，如有病情加剧及时就诊。

2.保持口腔清洁卫生，忌烟酒及辛辣刺激性食物。

3.讲解本病的相关知识，告知患者急性炎症消退后的相关处理的重要性。

二、颌面部间隙感染患者的护理

【概述】

颌面部间隙感染（maxillofacial space infection）又称颌面部蜂窝织炎，是颜面、颌周及口咽区软组织化脓性炎症的总称。由于颌面部各间隙之间相互连通，一旦发生感染，容易扩散蔓延，甚至可沿神经、血管扩散，引起海绵窦血栓性静脉炎、脑脓肿、败血症等严重并发症。

颌面部间隙感染均为继发性，多由牙源性感染，如化脓性根尖周炎、冠周炎、颌骨骨髓炎等所致；也可由腺源性，即面颈部淋巴结炎症扩散所致；损伤性、血源性、医源性感染较少见。感染大多为需氧菌和厌氧菌引起的混合感染。

【护理评估】

1. 健康史 了解患者有无牙痛及面部肿胀史，有无牙病治疗史及治疗效果如何等。

2. 身体状况 一般为急性炎症过程，局部表现为红、肿、热、痛、功能障碍，以及引流区域淋巴结肿痛等典型症状；全身常有体温升高、食欲减退、乏力、全身不适等。根据感染的性质、途径、部位不同而有不同表现。

（1）眶下间隙感染 感染多为上颌尖牙的根尖周炎引起，表现为眶下区肿胀、疼痛、眼睑水肿、睑裂变窄、鼻唇沟消失。

（2）咬肌间隙感染 感染主要是下颌智齿冠周炎和下颌磨牙的根尖周炎扩散所致，表现为以下颌角为中心的咬肌区肿胀、疼痛，伴有不同程度的张口受限。

（3）翼下颌间隙感染 感染为下颌智齿冠周炎、下颌磨牙的根尖周炎所致，患者常先有牙痛史，继而出现张口受限，咀嚼食物及吞咽疼痛，翼下颌皱襞处可见黏膜水肿，下颌支后缘肿胀、压痛。

（4）口底蜂窝织炎 感染多源于下颌牙的根尖周炎、冠周炎，病变位于口底，由于局部水肿导致舌体抬高后退，造成不同程度的进食困难、吞咽困难、语言障碍，甚至呼吸困难，严重者烦躁不安，呼吸短促，口唇青紫、发绀，甚至出现"三凹"征（即呼吸时锁骨上窝、胸骨上窝及肋间隙明显凹陷），有发生窒息的危险。合并腐败坏死菌感染时称腐败坏死性蜂窝织炎，局部红、热不明显，皮肤呈广泛弥漫性水肿、紫红或灰白色、有压痛、无弹性、有明显凹陷性水肿，皮下有气体产生，触之有捻发音，并出现严重的全身中毒症状。

3. 辅助检查

（1）穿刺检查 化脓性感染的脓液呈黄色或粉红色，腐败坏死性感染脓液稀薄、污黑且有恶臭。

（2）血常规检查 可见白细胞计数明显升高。

4. 心理-社会状况 颌面部间隙感染的局部及全身症状较严重，患者较痛苦且对疾病的预后十分担忧，常感到紧张及焦虑，表现为烦躁不安、失眠，此时需要亲人的安慰和医务人员细心的照顾。

5. 治疗要点

（1）一般治疗　患者应适当休息，减少炎症部位的运动，保持水电解质平衡。注意加强营养，同时应给予适当的对症处理。

（2）药物治疗　合理应用抗生素，应尽早检测出感染的病原菌，及时有效地调整抗菌药物的应用。对疑为败血症者，还应在应用抗菌药前做细菌培养和药敏试验。对重症患者，应合理地联合使用抗生素。

（3）手术治疗　脓肿形成后，应尽早切开引流。炎症控制后，应及时清除病灶，如拔除病灶牙。

【常见的护理诊断 / 问题】

1. 疼痛　与感染引起的局部肿胀、组织压迫有关。

2. 吞咽障碍　与炎症累及咀嚼肌或口底等有关。

3. 体温过高　与急性炎症有关。

4. 潜在并发症　败血症、颅内感染、窒息等，与治疗不及时和患者抵抗力下降有关。

5. 知识缺乏　缺乏对口腔颌面部解剖生理特点及颌面部蜂窝织炎的防治知识。

【护理措施】

1. 心理护理　耐心向患者解释病情及治疗计划，减轻其紧张情绪，消除顾虑。

2. 休息与饮食　提供安静舒适的环境，减少不良刺激，让患者充分卧床休息。给予高营养、易消化的流质或半流质饮食，张口受限者采取吸管进食。忌辛辣、油腻及烧烤食物。

3. 病情观察　注意生命体征的变化，严密观察局部及全身症状并及时报告医生。脓肿形成协助医生切开引流。如肿胀严重引起呼吸困难者，应密切观察呼吸，必要时行气管切开术。

4. 治疗护理

（1）保持口腔卫生。用温盐水或漱口液漱口，病情严重者进行口腔护理，用1%过氧化氢溶液或 0.1%～0.2%氯己定溶液清洗，每日3次。

（2）遵医嘱给予止痛剂、镇静剂、抗生素等。对于病情严重者给予全身支持疗法，维持水、电解质平衡。

（3）避免挤压颌面部肿痛处，尤其面部危险三角区，以免引起炎症扩散。

【健康教育】

1. 保持口腔卫生，遵医嘱按时用药。
2. 对龋病、根尖周病应及早治疗，预防和减少口腔颌面部牙源性感染的发生。

第二节 口腔颌面部损伤患者的护理

一、概论

口腔颌面部损伤（oral and maxillofacial trauma）多因交通事故伤、工伤、运动损伤和生活中的意外伤害所致，战争时期以火器伤为主。由于其解剖及生理功能的特殊性，口腔颌面部损伤有其特殊的表现。

【口腔颌面部损伤的特点】

1. 口腔颌面部丰富的血运在损伤时的利弊　由于血液循环丰富，口腔颌面部损伤后出血较多或易形成血肿，组织水肿反应快而重，如位于口底、舌根等部位，可因肿胀而影响呼吸，甚至引起窒息。另一方面，由于血运丰富，组织抗感染与修复能力强，利于伤口的愈合。

2. 牙齿损伤时的利与弊　击断的牙碎块，向邻近组织飞溅造成二次损伤，还可将牙齿上的结石和细菌带入深部组织，颌骨骨折线上的牙齿有时可导致骨创感染，影响骨折愈合。另一方面，牙列移位或咬合关系错乱，是诊断颌骨骨折的重要体征，而恢复正常的咬合关系是治疗颌骨骨折的重要标准。治疗时，常需用牙作结扎固定的基牙。

3. 易并发颅脑损伤　包括脑震荡、脑挫伤、颅内血肿和颅底骨折等，其主要临床特征是伤后有昏迷史。颅底骨折时可有脑脊液经鼻孔或外耳道流出。

4. 有时伴有颈部损伤　要注意有无颈部血肿、颈椎损伤或高位截瘫。

5. 易发生窒息　损伤时可因组织移位、异物阻塞、肿胀等原因堵塞呼吸道而引起窒息。

6. 影响进食和口腔卫生　损伤及伤后的颌间牵引等治疗可能会影响张口、咀嚼、语言或吞咽功能而影响进食和口腔卫生。

7. 易发生感染　口腔颌面部腔窦多，且窦内有大量细菌，如与伤口相通，易发生感染。

8. 易伴其他解剖结构的损伤　易引起腮腺、面神经及三叉神经受损。

9. 面部畸形　伤后常有不同程度的面部畸形，患者思想负担重，治疗时应尽早恢复外形和功能，减少畸形的发生。

【口腔颌面部损伤的急救】

1. 窒息的急救　及早发现和及时处理是防治窒息的关键，根据窒息的原因可分为阻塞性窒息和吸入性窒息两类。

（1）阻塞性窒息　①异物阻塞咽喉部：伤后口内血凝块、呕吐物、碎骨片、游离组织块等可堵塞咽喉部；应及早清除口内异物。②组织移位：上颌横断骨折时，因重力向后下方移位，可堵塞咽腔，压迫舌根而引起窒息；应用压舌板、筷子、木棍等置于上颌双侧前磨牙位置，将骨折块向上悬吊并固定于头部绷带上。下颌骨颏部粉碎性骨折或双发骨折时，由于口底肌肉的牵拉，可使下颌骨前部后下移位及舌后坠而阻塞呼吸道；可在舌尖后约 2cm 处用大圆针和 7 号线或大别针穿过舌的全层，将舌拉出口外。③肿胀与血肿：口底、舌根、咽侧及颈部损伤后，可发生血肿或组织水肿，压迫呼吸道引起窒息；可经口或鼻插入通气导管，以解除窒息，也可行环甲膜穿刺等。

（2）吸入性窒息　主要见于昏迷患者，直接将血液、唾液、呕吐物或其他异物吸入气管、支气管或肺泡内而引起窒息；应立即行气管切开术，通过气管导管，充分吸出进入下呼吸道的血液等，解除窒息，特别注意防治肺部并发症。

2. 出血的急救

（1）压迫止血　这是一种临时的止血方法，对于大血管的出血，还应做进一步的处理。①指压止血：用手指压迫出血部位供血动脉的近心端，作为暂时止血，适用于出血较多的紧急情况，然后再改用其他方法作进一步止血。如在咬肌下端前缘的下颌骨面上压迫面动脉；在耳屏前压迫颞浅动脉等。在口腔、咽及颈部严重出血时，可直接压迫患侧的颈总动脉，用拇指在胸锁乳突肌前缘，环状软骨平面将颈总动脉压迫在第 6 颈椎横突上，但时间不要过长，禁止双侧同时压迫，否则会导致脑缺血。②包扎止血法：可用于毛细血管、小静脉及小动脉的出血。③填塞止血法：用于开放性和洞穿性创口、窦腔出血。一般将纱布块填塞于伤口内，再用绷带行加压包扎。

（2）结扎止血　是常用而可靠的止血方法。口腔颌面部较严重的出血如局部不能有效止血时，可结扎颈外动脉。

（3）药物止血　适用于组织渗血、小静脉和小动脉出血。局部使用的止血药有各种中药、止血粉、止血纱布及止血海绵等。全身使用的止血药物如肾上腺色腙（安络血）、酚磺乙胺、6- 氨基己酸等。

3. 休克的急救　主要为创伤性休克和出血性休克。创伤性休克的处理原则为镇静、镇痛、止血和补液，可用药物协助恢复和维持血压。失血性休克则以补充血容量为根本措施。休克初期可输入低分子右旋糖酐或平衡盐溶液，半小时内输入 1000mL，中度休克者第 1 小时可输血 1000mL 左右，重度者要在 10 ~ 30 分钟内输血 1500mL。

4. 颅脑损伤的急救　颅脑损伤包括脑震荡、脑挫裂伤、颅内血肿、颅骨骨折和脑脊液漏等。正确处理的关键在于对伤情的全面判断，充分估计并判断颅脑损伤的可能性，而不是急于进行专科手术。如鼻孔或外耳道有脑脊液漏出，表明颅前窝底或颅中窝底有骨折。处理原则为禁止作耳道与鼻腔填塞，以减少引起颅内感染的可能。

5. 防治感染　有条件时，应尽早进行清创缝合术；无清创条件时，应尽早包扎创口。伤后应及早使用广谱抗生素预防感染，注射破伤风抗毒素预防破伤风。动物咬伤应预防狂犬病的发生。

6. 包扎　包扎可起到压迫止血；暂时性固定骨折段；保护并缩小创口，减少污染或唾液外流的作用。包扎颌面部时应注意松紧度适当，不要压迫颈部以免影响呼吸。常用的包扎方法有：四尾带包扎法和交叉十字绷带包扎法。

7. 运送　运送患者时应注意保持呼吸道通畅。昏迷患者可采用俯卧位，额部垫高，使口鼻悬空，有利于唾液外流和防止舌后坠。一般患者可采取侧卧位或头偏向一侧，避免血凝块及分泌物堆积在口咽部。搬动可疑颈椎损伤的患者时，应多人合作，一人稳定头部并加以牵引，其他人以协调的力量将伤员平直整体移动到担架上，颈下放小枕，头部两侧加以固定，防止头的摆动。

二、口腔颌面部损伤的分类与护理

口腔颌面部损伤包括软组织损伤和硬组织损伤，可单纯软组织损伤，约占颌面部损伤的 65%，也可与颌骨骨折同时发生。

【病因与发病机理】

口腔颌面部损伤多因交通事故造成，另外工伤、运动损伤和生活中的意外伤害也是其发生的原因，战争时期多由弹片伤所致。

【护理评估】

1. 健康史　询问患者的受伤情况、既往史、家族史及药物过敏史。

2. 身体状况　评估患者的一般情况，如营养、心肺肝肾功能、血象、凝血、血型等。口腔颌面部损伤因损伤类型和部位的不同而有不同的表现。

（1）软组织损伤　根据有无开放性创口分为开放性损伤和闭合性损伤。根据损伤原因和伤情的不同分为：①擦伤：特点是皮肤表层破损。治疗主要是清洗创面，去除附着的异物，防止感染。②挫伤：皮下及深部组织遭受挤压损伤而无开放创口。主要特点是局部皮肤变色、肿胀和疼痛。治疗主要是止血、止痛、预防感染、促进血肿吸收和恢复功能。③刺、割伤：刺伤的创口小而伤道深。治疗应行早期清创术。④撕裂或撕脱伤：被较大的机械力将组织撕裂或撕脱。撕脱伤的伤情重，出血多，疼痛剧烈，易发生休克。⑤咬伤：彻底清创，复位缝合，预防狂犬病。

（2）硬组织损伤　即表现为骨折的共性，如出血、肿胀、疼痛、移位、感觉异常及功能障碍等。颌骨骨折与身体其他部位骨折又大不相同，最大的不同是上下颌骨形成咬合关系，若骨折时处理不当，影响咀嚼。

①牙槽突骨折：多见于上颌前部。临床上，常伴有唇和牙龈的肿胀、撕裂、牙松动、牙折或牙脱落、咬合错乱。摇动损伤区某牙时，可见邻近数牙及骨折片随之移动。

②下颌骨骨折：好发部位为正中联合、颏孔区、下颌角、髁突颈部。表现为：因咀嚼肌的牵拉为主要因素造成的骨折段移位，咬合错乱，骨折段异常动度，下唇麻木；因疼痛和肌痉挛引起的张口受限（图 15-2）。

③上颌骨骨折：常分为 Le Fort Ⅰ、Ⅱ、Ⅲ型

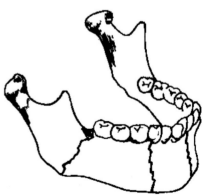

图 15-2　下颌骨骨折好发部位

骨折。表现为：因外力和重力作用引起的骨折块移位；咬合关系错乱；眶内及眶周常伴有组织内出血水肿，形成特有的"眼镜症"，表现为眶周淤斑，睑、球结膜下出血，或有眼球移位而出现复视等；常伴发颅脑损伤或颅底骨折，出现脑脊液漏等（图15-3）。

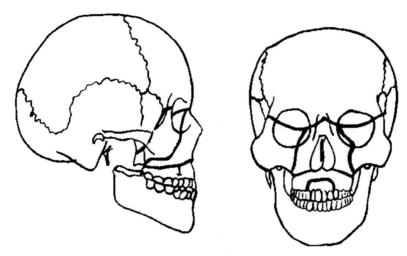

图 15-3　上颌骨骨折类型

④颧骨及颧弓骨折：骨折后骨折块的移位方向主要取决于外力作用的方向，多发生内陷移位。在伤后早期，可见颧面部塌陷；随后，由于局部肿胀，塌陷畸形并不明显，易被误认为单纯软组织损伤；由于骨折块发生内陷移位，压迫颞肌和咬肌，阻碍喙突运动，导致张口疼痛和张口受限；颧骨骨折移位后，可因眼球移位，外展肌渗血和局部水肿以及撕裂的眼下斜肌嵌入骨折线中，限制眼球运动等原因而发生复视；颧骨眶壁骨折时，眶周皮下、眼睑和结膜下出现出血性淤斑；眶下神经损伤，致使该神经支配区有麻木感；面神经颧支损伤，则发生眼睑闭合不全。

3. 辅助检查　X线平片和CT检查可辅助疾病诊断。

4. 心理 - 社会状况　口腔颌面部损伤往往造成颜面不同程度的损害，患者一方面担心手术的痛苦和风险，另一方面又担心自己的容貌。这种复杂心理造成患者紧张、恐惧和忧虑，年轻人尤甚。

5. 治疗要点

（1）**软组织损伤**　如有窒息、出血、休克等症状应优先处理，待病情稳定后进行清创缝合。

（2）**硬组织损伤**　颌骨骨折应先进行全身检查与急救，再将骨折处复位、固定。

【常见的护理诊断 / 问题】

1. 疼痛　与外伤有关。

2. 张口受限　与外伤累及咀嚼肌和颌骨有关。

3. 恐惧　与突发外伤和手术有关。

4. 潜在并发症 窒息、出血、感染等。

5. 知识缺乏 缺乏对损伤性疾病相关知识的了解。

【护理措施】

1. 心理护理 耐心向患者解释病情及治疗计划，减轻紧张情绪，消除顾虑。

2. 休息与饮食 提供安静舒适的环境，减少不良刺激，让患者充分卧床休息。给予高营养易、消化的流质或半流质饮食，张口受限者采取吸管进食。

3. 病情观察 注意生命体征的变化，严密观察局部及全身症状，并及时报告医生。

4. 治疗护理

（1）清创缝合术 ①冲洗创口：细菌在进入创口6～12小时以内，多停留在损伤组织的表浅部位，且尚未大量繁殖，容易通过机械的冲洗予以清除。用1%～3%过氧化氢和大量的生理盐水冲洗创口，尽量洗净创口内的细菌、组织碎片及异物。②清理创口：冲洗创口后，创口周围皮肤消毒、铺巾，进行清创处理。原则上尽可能保留颌面部受伤组织。除确已坏死的组织外，一般仅将创缘略加修整即可。唇、舌、鼻、耳及眼睑等重要部位的撕裂伤，即使大部分游离或完全离体，只要没有感染和坏死的情况，也应尽量保留，争取缝回原位。③缝合：由于口腔颌面部血运丰富，组织再生力强，在伤后24～48小时之内，均可在清创后行严密缝合；甚至超过48小时，只要创口无明显化脓感染或组织坏死，在充分清创后，仍可行严密缝合。

（2）骨折复位、固定 骨折后如患者生命体征平稳，应尽早复位。如无开放性创口，可选手法复位或牵引复位，牙弓夹板固定；如有开放性创口，可选坚固内固定。如生命体征不稳，应先对症处理，待稳定后再选相应的处理方法。坚固内固定由于其稳定的固位，可明显缩短患者的住院时间和骨折愈合时间，及早恢复患者的容貌和功能，尽早参与学习与工作，现已成为颌骨骨折治疗的首选方法。

（3）其他 术前术后遵医嘱给予止痛剂、镇静剂、抗生素等。对于病情严重者给予全身支持疗法，维持水、电解质平衡。

【健康教育】

保持口腔清洁，提前告知患者术后伤口红肿及体温偏高属正常现象，以减少患者的心理负担。鼓励患者及早下床活动，但要避免牵拉伤口。

第三节　口腔颌面部肿瘤患者的护理

肿瘤（tumor）是在内在和外界致病因素长时间的作用下，人体正常的组织细胞的遗传物质——脱氧核糖核酸（DNA）产生突变，对细胞的生长和分裂失去控制而发生异常增生和功能失调的一种疾病。口腔颌面部肿瘤按其生长部位、组织来源和生物学特性分为良性肿瘤和恶性肿瘤两大类。良性肿瘤以牙源性及上皮源性肿瘤多见。恶性肿瘤以上皮组织来源最多，尤其是鳞状上皮细胞癌最为常见，约占口腔颌面部恶性肿瘤的

80%以上；其次为腺源性上皮癌及未分化癌；肉瘤发生于口腔颌面部者较少。

【病因及发病机理】

肿瘤的发生一般认为是外来和内在的多种致病因素综合作用的结果。

1. 外来因素

（1）物理因素　如热、损伤、紫外线、X线及其他放射性物质，以及长期慢性的刺激等因素。

（2）化学因素　煤焦油、吸烟及酒精等，是引起肿瘤最早受到重视并被证实的因素。

（3）生物因素　某些恶性肿瘤也可以由病毒引起，如鼻咽癌、恶性淋巴瘤与 EB 病毒有关。

（4）营养因素　与口腔癌的发生有关的维生素主要是维生素 A、维生素 B 和维生素 E 类缺乏；在微量元素方面发现人体内硒（Se）、锗（Ge）、铜（Cu）、锌（Zn）等的含量与比值，以及胡萝卜素类化合物均与癌瘤的发生、发展有一定关系。

2. 内在因素

（1）精神心理因素　包括严重的精神创伤、不正常的精神状态等，导致精神过度紧张，心理平衡遭到破坏，造成人体功能失调，可能是肿瘤发生发展的重要因素。

（2）内分泌因素　内分泌功能紊乱可引起某些肿瘤。例如患乳腺癌及宫颈癌后，发生口腔及口咽癌的机会大大增加。有报道，女性唾液腺癌患者再发生乳腺癌的危险为正常人的 8 倍，说明内分泌失调对肿瘤的发生和发展也有一定的关系。

（3）机体免疫状态　机体的抗癌免疫反应是通过免疫监视作用来实现的，以细胞免疫为主。口腔颌面部肿瘤患者的免疫功能则下降。

（4）遗传因素　癌症患者可有家族史。

（5）基因突变　癌基因激活，或抗癌基因被抑制（失活）的情况下人体出现肿瘤。

此外，年龄、地区、民族、环境、风俗、生活习惯等内外因素与肿瘤的发生也有密切的关系。

【护理评估】

1. 健康史　询问患者过去和目前的健康状况、家族史、有无烟酒嗜好、生活习惯、职业等，还应了解口内有无锐利的牙尖和边缘、残根残冠、不良修复体等。

2. 身体状况

（1）成釉细胞瘤　是常见的口腔颌面部良性肿瘤，多发生于青壮年。以下颌体及下颌角部为好发部位。生长缓慢，颌骨渐进膨大，按之有乒乓球样感觉。如肿瘤侵犯牙槽突时，可使牙松动、移位或脱落；肿瘤还可以侵入软组织内，影响下颌骨的运动度；当肿瘤压迫下牙槽神经时，患侧下唇及颊部可有麻木感。因肿瘤有局部浸润性生长的特点，术后易复发。

（2）口腔癌　组织学上主要是鳞状细胞癌，其次是腺癌及未分化癌。40～60 岁男性多发。口腔癌中以舌癌多见（图 15-4），其次是牙龈癌、颊癌、腭癌、口底癌、唇

癌、上颌窦癌。舌癌多发生于舌缘，其次为舌尖、舌背。常为溃疡型或浸润型。恶性程

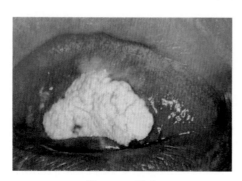

图 15-4 舌癌

度较高，生长快，浸润性较强，常波及舌肌，致舌运动受限。晚期舌癌可蔓延至口底及下颌骨，使全舌固定；向后发展可以侵犯腭舌弓及扁桃体。舌癌常发生早期颈淋巴结转移，且转移率较高，可发生远处转移，多转移至肺部。牙龈癌多为分化度较高的鳞癌，生长较慢，以溃疡型最多见。早期向牙槽突及颌骨浸润，使骨质破坏，引起牙松动和疼痛。颊癌常发生于磨牙区附近，呈溃疡型或外生型，生长较快，向深层浸润，穿过颊肌及皮肤，亦可蔓延至上、

下牙龈及颌骨，引起张口困难。腭癌仅限于硬腭的原发性癌肿，以来自唾液腺者为多，鳞癌少见，向上蔓延可至鼻腔及上颌窦，向两侧发展可侵蚀牙龈。主要向颈深上淋巴结转移。口底癌系指原发于口底黏膜的癌，多为中度分化的鳞状细胞癌，早期常为溃疡型，以后向深层组织浸润，导致舌运动受限，并有吞咽困难及语言障碍。口底癌早期常发生淋巴结转移，转移率仅次于舌癌。唇癌主要为鳞癌，腺癌很少见，多发生于下唇。早期为疱疹状结痂的肿块，或局部黏膜增厚，随后出现火山口状溃疡或菜花状肿块。上颌窦癌以鳞状细胞癌最常见，因位于上颌窦内，早期无症状，不容易发觉；当肿瘤发展到一定程度，出现较明显的症状时才被注意。晚期的上颌窦癌可发展到上颌窦任何部位，以及筛窦、蝶窦、颧骨、翼板及颅底部，而引起相应的临床症状。

（3）多形性腺瘤　又名混合瘤，是唾液腺肿瘤中最常见的良性肿瘤，最常见于腮腺，其次为下颌下腺。发生于小唾液腺者以腭部常见。多形性腺瘤生长缓慢，肿瘤界限清楚，质地中等，扪诊呈结节状，高起处常较软，可有囊性变。一般可活动，但位于硬腭部或下颌后区者可固定而不活动。突然出现生长加速，并伴有疼痛、面神经麻痹等症状时，应考虑恶变。

3. 辅助检查

（1）X 线平片　主要观察骨的破坏程度及范围，胸片还可以观察有无肺部转移。

（2）CT 和 MRI　更清晰地显示肿瘤病损的部位、范围及破坏程度等。

（3）活检　确定病变性质、肿瘤类型及分化程度等。

4. 心理 – 社会状况　当患者一旦被诊断为肿瘤，尤其是恶性肿瘤时，多数表现为恐惧、悲观甚至绝望，同时，因治疗也给家庭带来沉重的心理压力和经济负担，此时需要采取一些疏导措施。

5. 治疗要点　良性肿瘤以手术为主；恶性肿瘤以综合治疗为主，常见的有手术治疗、放射治疗、化学药物治疗、生物治疗、激光、冷冻及营养治疗等。

【常见的护理诊断 / 问题】

1. 疼痛　与肿瘤侵犯神经及手术有关。

2. 恐惧　与诊断为肿瘤和缺乏治疗、预后的相关知识有关。

3. 自我形象紊乱　与术后导致面部组织缺损有关。

4. 潜在并发症　窒息、出血、感染、移植皮瓣坏死等。

5. 营养失调　低于机体需要量，与术后张口受限、咀嚼和吞咽困难有关。

6. 知识缺乏　缺乏对肿瘤相关知识的了解。

【护理措施】

1. 心理护理　耐心向患者解释病情及治疗计划，鼓励患者树立战胜疾病的信心和勇气。

2. 休息与饮食　提供安静舒适的环境，减少不良刺激，让患者充分休息。给予高蛋白、高维生素、高热量、易消化的食物。

3. 病情观察　注意生命体征的变化，严密观察局部及全身症状，并及时报告医生。

4. 治疗护理

（1）术前做好常规准备，如口腔颌面部清洁、消毒，皮瓣供区的备皮，修复体的准备等。

（2）术后严密观察患者的生命体征，保持呼吸道通畅；做好负压引流的护理，防止无效腔的形成，防止感染；做好口腔护理，密切观察移植皮瓣的颜色、温度、皮纹及质地等。

【健康教育】

告知患者出院后的注意事项，适当活动，避免压迫术区，高热量、高蛋白、高维生素饮食，忌辛辣。嘱患者遵医嘱服药，如有特殊情况（呼吸困难、伤口出血、高热、伤口不愈合等）及时返院检查，定期复诊，并告知一些肿瘤的预防性知识。

思考题

1. 男性患者，20岁，主诉：右下颌后牙区疼痛2天。2天前右下颌后牙区开始疼痛，渐进性加重，张口及咀嚼困难，颌下淋巴结肿痛。专科检查：右下第三磨牙低位、近中倾斜；远中部分牙龈覆盖，并且红肿、压痛明显，盲袋内有食物残渣及脓液；X线检查未见异常。

（1）该患者的医疗诊断是什么？

（2）该患者的治疗要点是什么？

（3）该患者如何护理？

2. 智齿冠周炎可引起哪些间隙感染及其临床表现。

3. 口腔颌面部损伤的特点。

4. 口腔颌面部损伤后的急救措施有哪些及其注意事项。

5. 口腔颌面部常见的肿瘤有哪些及其临床表现和护理措施。

第十六章　口腔颌面部先天性发育畸形患者的护理

📖 学习目标

1. 掌握唇裂和腭裂患者的常见表现、护理诊断、护理措施和健康教育方法。
2. 熟悉唇裂和腭裂患者的病因。
3. 了解唇裂和腭裂患者的语音训练。

先天性口腔颌面部发育畸形（congenital developmental deformities of oral and maxillofacial region）以唇裂和腭裂最常见，偶尔可见正中裂、横面裂和斜面裂。

第一节　先天性唇裂患者的护理

【概述】

唇裂（cleft lip）是颌面部最常见的先天性畸形，可造成唇部外形的缺陷和吮吸、咀嚼、语言和吞咽等功能障碍，严重影响患者的身心健康。

唇裂是胎儿发育期间，受到某些因素的影响使一侧球状突和同侧上颌突联合不全或未联合所致。常见的原因有遗传和妇女妊娠期间的营养不调、病毒感染、损伤、药物、物理和烟酒等刺激。

【护理评估】

1. 健康史　了解患儿的全身状况，发育是否正常，有无其他先天性疾病，有无药物过敏史和家族史。

2. 身体状况　患儿因唇部缺隙，吮吸及进食均有一定困难，可致营养和发育不良。唇裂的常见分类如下：

（1）根据裂隙部位　①单侧唇裂：不完全裂、完全裂（图16-1）。②双侧唇裂：不完全裂、完全裂（图16-2）、混合型（一侧完全裂，另一侧不完全裂）。

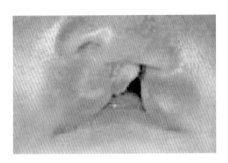

图16-1　单侧唇裂

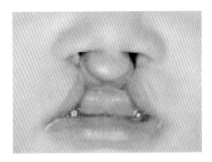

图16-2　双侧唇裂

（2）根据裂隙的程度　①Ⅰ度唇裂：裂隙只限于红唇部。②Ⅱ度唇裂：裂隙由红唇至部分上唇，但未裂至鼻底。③Ⅲ度唇裂：整个上唇至鼻底完全裂开。

3.辅助检查　X线平片可辅助检查患儿有无肺部疾病。

4.心理－社会状况　患儿出生后，往往被父母封闭起来，不与他人接触，怕受到歧视，而父母也有极大的心理创伤。入院后评估患儿家属的心理需求，帮助家长正确认识疾病，树立信心，鼓励他们积极参加社会活动和人际交往。

5.治疗要点　手术治疗是唯一的手段，以封闭裂隙，恢复上唇的形态和功能为目的。一般认为，单侧唇裂整复术的适宜年龄为3~6个月，双侧为6~12个月。

【常见的护理诊断/问题】

1.疼痛　与手术有关。

2.潜在并发症　切口裂开、感染等。

3.知识缺乏　缺乏正确的喂养知识及疾病的相关知识。

【护理措施】

1.心理护理　耐心向患者或家长解释病情及治疗计划，减轻紧张情绪，消除顾虑。

2.休息与饮食　提供安静舒适的环境，让患者充分休息。术前改变喂养方式。

3.治疗护理

（1）术前对患儿进行全面检查，包括体重、营养状况、心肺功能、出凝血时间等。术前3天停止母乳或奶瓶喂养，改用汤匙或滴管喂食，以适应术后的进食方式。术前1天局部备皮，清洗上下唇及鼻部，擦洗口腔，婴幼儿应在术前4小时给予10%葡萄糖溶液或糖水100~150mL口服。

（2）术后患儿清醒前应平卧，头偏向一侧，以免误吸；清醒后可侧卧位，以利于口内分泌物流出。患儿清醒后4小时，可给少量葡萄糖水，若无呕吐，可开始用汤匙或滴管喂乳或流食。术区在术后1天内加压包扎，减少伤口出血；第2天可使唇部暴露，可用生理盐水擦拭，张力较大时可用唇弓固定，防止切口裂开；5~7天拆线。

【健康教育】

术后指导患儿家长学习清洁唇部伤口的方法，术后如仍有畸形，可择期行二期手术修复。进行优生优育宣教。

第二节 先天性腭裂患者的护理

【概述】

腭裂（cleft palate）可单独发生也可与唇裂同时伴发，大部分腭裂患者伴有不同程度的骨组织缺损和畸形，严重影响了口腔的生理功能，也给日常的生活、工作、学习带来不利影响，易造成心理障碍。

腭裂是胎儿发育期间，受到某些因素（如遗传与环境）的影响使两侧侧腭突和前腭突联合不全或未联合所致。

【护理评估】

1. 健康史 了解患儿的全身状况，有无药物过敏史和家族史。

2. 身体状况 根据硬腭和软腭部的骨质、黏膜、肌层的裂开程度和部位，把腭裂分为以下几类（图16-3）：

（1）软腭裂 仅软腭裂开，有时只限于悬雍垂。不分左右。

（2）不完全性腭裂 亦称部分腭裂。软腭完全裂开伴有部分硬腭裂；有时伴发单侧部分（不完全）唇裂，但牙槽突常完整。本型也无左右之分。

（3）单侧完全性腭裂 裂隙自悬雍垂至切牙孔完全裂开，并斜向外侧直抵牙槽嵴，与牙槽裂相连；常伴发同侧唇裂。

（4）双侧完全性腭裂 常与双侧唇裂同时发生，裂隙在前颌骨部分，各向两侧斜裂，直达牙槽突；鼻中隔、前颌突及前唇部分孤立于中央。

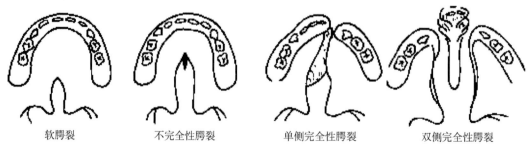

| 软腭裂 | 不完全性腭裂 | 单侧完全性腭裂 | 双侧完全性腭裂 |

图16-3 腭裂分类

3. 辅助检查 X线平片可辅助检查患儿有无肺部疾病。

4. 心理-社会状况 腭裂患者除具有唇裂患者相同的社会心理问题外，由于腭裂语音使患者的语言功能障碍尤为明显，对儿童的心理产生严重的不良影响，使患儿性格孤僻，不愿与人交往。患者及家属对手术效果表示担忧或期望过高。

5. 治疗要点 提倡综合序列治疗，手术治疗是关键，以封闭裂隙，重建腭咽闭合为目的。对于手术年龄目前仍有争议，一种主张早期手术，18 个月为宜，术后可养成正确的发音习惯，为多数学者认可；另一种主张 5 岁后待上颌骨基本发育完成后再施行手术为宜。

【常见的护理诊断 / 问题】

1. 焦虑 与担心手术效果有关。

2. 潜在并发症 切口裂开、出血、感染等。

3. 有窒息的危险 与全麻及术后组织肿胀有关。

4. 语言沟通障碍 与腭裂造成的异常发音有关。

【护理措施】

1. 心理护理 耐心向患者或家长解释病情及治疗计划，减轻紧张情绪，消除顾虑。

2. 休息与饮食 提供安静舒适的环境，让患者充分休息。术前改变喂养方式，以温软食物为主。

3. 治疗护理

（1）术前对患儿进行全面检查，包括体重、营养状况、心肺功能、出凝血时间、血型等。由于手术时间长、出血多，做好输血准备。术前 3 天漱口滴鼻，保持口鼻清洁。裂隙较大者，提前 1 周做好腭护板并试戴，以备术后使用。

（2）术后患儿清醒前应平卧，头偏向一侧，以免误吸；清醒后可取头高卧位，以减轻局部水肿。保持呼吸道通畅，遵医嘱应用抗生素预防感染。术后 2 周拆线，1 个月后可进行语音训练。

【健康教育】

向患儿和家属介绍腭裂的相关知识，帮助其正确认识疾病。术后 2 周内进流食，逐渐过渡，4 周后可进普食。若有不适随诊，对患儿需进行语音训练。

思考题

1. 唇腭裂的发病因素有哪些？针对这些因素该如何预防本病的发生？

2. 唇腭裂的临床分类及临床表现有哪些？

3. 男性患者，6 个月。因"上唇自出生即裂开"来诊。经检查发现：患儿左侧上唇至鼻底完全裂开，上腭自悬雍垂至切牙孔裂开。

（1）该患儿的临床诊断是什么？

（2）患儿的治疗方案是什么？

（3）患儿修复术后的护理要点有哪些？

参考文献

1. 丁淑华. 五官科护理学［M］第9版. 北京：中国中医药出版社，2012.

2. 马晓衡. 眼耳鼻咽喉口腔科护理学［M］. 北京：中国医药科技出版社，2014.

3. 张慧，周旺红. 眼耳鼻喉口腔科学［M］. 北京：北京大学医学出版社，2012.

4. 王斌全，黄健. 眼耳鼻喉口腔科学［M］. 第7版. 北京：人民卫生出版社，2014.

5. 范真. 五官科护理［M］. 上海：第二军医大学出版社，2012.

6. 迟立萍. 眼耳鼻喉咽口腔科护理学［M］. 西安：第四军医大学出版社，2007.

7. 肖跃群. 眼耳鼻咽喉口腔科护理学［M］. 北京：人民卫生出版社，2011.

8. 陈燕. 五官科护理［M］. 北京：中国中医药出版社，2013.

9. 王绍勇. 眼耳鼻咽喉口腔科护理学［M］. 北京：中国医药科技出版社，2013.

10. 陈艳艳. 眼耳鼻咽喉口腔科护理学［M］. 第3版. 北京：人民卫生出版社，2014.

11. 席淑新. 眼耳鼻喉咽口腔科护理学［M］. 北京：人民卫生出版社，2006.

12. 劳樟森. 五官科护理学［M］. 北京：人民卫生出版社，2006.

13. 马涛，叶文忠. 五官科学［M］. 西安：第四军医大学出版社，2011.

14. 王斌全，龚树生. 眼耳鼻喉口腔科学［M］. 北京：人民卫生出版社，2006.

15. 任重. 眼耳鼻咽喉口腔科护理学［M］. 北京：人民卫生出版社，2002.

16. 李凤鸣. 中华眼科学［M］. 北京：人民卫生出版，2005.

17. 惠年延. 眼科学［M］. 第6版. 北京：人民卫生出版社，2005.

18. 褚仁远. 眼病学［M］. 北京：人民卫生出版社，2004.

19. 王勤美. 屈光手术学［M］. 北京：人民卫生出版社，2004.

20. 刘祖国. 眼科学基础［M］. 北京：人民卫生出版社，2004.

21. 李文生. 循证眼科学［M］. 北京：人民军医出版社，2006.

22. 曾庆华. 中医眼科学［M］. 北京：中国中医药出版社，2004.

23. 瞿佳. 眼科学［M］. 北京：高等教育出版社，2010.

24. 张国梅. WHO盲及视力损害分类新标准［J］. 实用防盲技术，2012，7（4）：11.

25. 褚仁远. 眼病学［M］. 北京：人民卫生出版社，2012.

26. 孙兴怀. 眼科手册［M］. 第3版. 上海：科学技术出版社，2003.

27. 田勇泉. 耳鼻咽喉头颈外科学［M］. 第7版. 北京：人民卫生出版社，2008.

28. 丁淑华. 中医五官科学［M］. 北京：中国中医药出版社，2010.

29. 杜晓霞，李秀雅，田梓蓉. 耳鼻咽喉头颈外科护理关键词的提炼和应用［J］. 中华护理杂志，2013，48（11）：1009.

30. 陶朵，陈琪尔，谭坚铃. 突发性聋患者心理健康状况与应对方式的相关性研究［J］. 中华护理杂志，2012，47（2）：150-151.

31. 胡敏，杨继庆，周建学. 现代口腔医疗诊室设计应注意的问题［J］. 中国医学设备，2010，8（7）：53.

32. 樊明文. 牙体牙髓病学［M］. 第4版. 北京：人民卫生出版社，2012.

33. 孟焕新. 牙周病学［M］. 第4版. 北京：人民卫生出版社，2012.

34. 陈谦明. 口腔黏膜病学［M］. 第4版. 北京：人民卫生出版社，2012.

35. 葛立宏. 儿童口腔医学［M］. 第4版. 北京：人民卫生出版社，2012.

36. 张志愿. 口腔颌面外科学［M］. 第7版. 北京：人民卫生出版社，2012.

37. 张震康，俞光岩. 口腔颌面外科学［M］. 第3版. 北京：北京大学医学出版社，2013.

38. 王永钦. 中医耳鼻咽喉口腔科学［M］. 第2版. 北京：人民卫生出版社，2011.